"十四五"职业教育国家规划教材

国家职业教育护理专业教学资源库配套教材

中医护理

（第3版）

主编 赵斐 刘琳

中国教育出版传媒集团

高等教育出版社·北京

内容简介

本书是"十四五"职业教育国家规划教材,也是国家职业教育护理专业教学资源库配套教材、职业教育国家在线精品课程配套教材。

本书依据护士执业资格考试大纲的要求和医院对护理人才的岗位需求,组织理论知识和实训技能内容编写,具体包括绪论、中医基本理论、诊法与辨证、治则与治法、中药与方剂、养生、常用治疗技术,主要论述中医基本理论和中医护理基本技能,重在培养学生的实际操作能力。每节开始设有"学习目标",配有显示重点内容的思维导图;正文中配有二维码,链接国家职业教育护理专业教学资源库的数字资源,便于开展线上线下混合式教学;节末附有"知识小结""护考直击"和"执考模拟题",便于检测学生的学习效果和达标情况。

本书配套建设有数字课程,学习者可以登录"智慧职教"网站(www.icve.com.cn)浏览课程资源,详见"智慧职教"服务指南。教师可以发送邮件至编辑邮箱gaojiaoshegaozhi@163.com获取教学课件。

本书可作为高等职业教育专科、本科及中等职业教育护理和助产专业学生的教学用书,也可作为临床护理人员的业务参考书。

图书在版编目(CIP)数据

中医护理/ 赵斐,刘琳主编. --3版. --北京:
高等教育出版社, 2024.7
　　ISBN 978-7-04-061654-5

　　Ⅰ.①中…　Ⅱ.①赵…②刘…　Ⅲ.①中医学－护理
学　Ⅳ.①R248

　　中国国家版本馆CIP数据核字(2024)第029375号

ZHONGYI HULI
中医护理

策划编辑	陈鹏凯	责任编辑	陈鹏凯	封面设计	王　鹏	版式设计 童　丹
责任绘图	易斯翔	责任校对	马鑫蕊	责任印制	存　怡	

出版发行	高等教育出版社	网　　址	http://www.hep.edu.cn
社　　址	北京市西城区德外大街4号		http://www.hep.com.cn
邮政编码	100120	网上订购	http://www.hepmall.com.cn
印　　刷	北京市密东印刷有限公司		http://www.hepmall.com
开　　本	850mm×1168mm　1/16		http://www.hepmall.cn
印　　张	15.25	版　　次	2015年1月第1版
字　　数	350千字		2024年7月第3版
购书热线	010-58581118	印　　次	2024年7月第1次印刷
咨询电话	400-810-0598	定　　价	43.00元

"智慧职教" 服务指南

"智慧职教"（www.icve.com.cn）是由高等教育出版社建设和运营的职业教育数字教学资源共建共享平台和在线课程教学服务平台，与教材配套课程相关的部分包括资源库平台、职教云平台和 App 等。用户通过平台注册，登录即可使用该平台。

● 资源库平台：为学习者提供本教材配套课程及资源的浏览服务。

登录"智慧职教"平台，在首页搜索框中搜索"中医护理"，找到对应作者主持的课程，加入课程参加学习，即可浏览课程资源。

● 职教云平台：帮助任课教师对本教材配套课程进行引用、修改，再发布为个性化课程（SPOC）。

1. 登录职教云平台，在首页单击"新增课程"按钮，根据提示设置要构建的个性化课程的基本信息。

2. 进入课程编辑页面设置教学班级后，在"教学管理"的"教学设计"中"导入"教材配套课程，可根据教学需要进行修改，再发布为个性化课程。

● App：帮助任课教师和学生基于新构建的个性化课程开展线上线下混合式、智能化教与学。

1. 在应用市场搜索"智慧职教 icve" App，下载安装。

2. 登录 App，任课教师指导学生加入个性化课程，并利用 App 提供的各类功能，开展课前、课中、课后的教学互动，构建智慧课堂。

"智慧职教"使用帮助及常见问题解答请访问 help.icve.com.cn。

《中医护理》(第3版)编写人员

主　编: 赵　斐　刘　琳

副主编: 陈铭佳　刘　鹏　刘　佳

编　者: (以姓氏拼音为序)

阿依加马力·萨力　喀什职业技术学院

陈铭佳　黑龙江护理高等专科学校

代春英　喀什理工职业技术学院

戴奕爽　重庆医药高等专科学校

侯辰阳　山东医学高等专科学校

林雪峰　天津医学高等专科学校

刘　佳　湖南中医药高等专科学校

刘　琳　泰山护理职业学院

刘　鹏　荆州职业技术学院

柳　净　沧州医学高等专科学校

吕　艳　曲靖医学高等专科学校

吴　双　泰山护理职业学院

邬巧玲　中日友好医院

喻　薇　中日友好医院

赵　斐　淄博职业学院

第3版前言

随着"健康中国"战略推进,大健康时代已全面来临。中医药是中华民族的伟大创造,是中国古代科学的瑰宝,也是打开中华文明宝库的钥匙,为中华民族繁衍生息做出了巨大贡献,对世界文明进步产生了积极影响。党的二十大报告指出,要促进中医药传承创新发展。中医护理学是中医学的重要组成部分,是在中医药理论指导下,以研究探讨中医护理理论和护理技术为主的一门学科。

本书是"十四五"职业教育国家规划教材、国家职业教育护理专业教学资源库配套教材、职业教育国家在线精品课程配套教材。本次改版和升级,在内容上体现了职业教育特点,注意把握教材内容的深度与广度,涵盖护士执业资格考试大纲要求的内容,充分体现行业发展需求,根据临床护理的发展,增加新技术、新工艺、新方法,体现教学改革和专业建设最新成果。

本书在编写结构上,每节开始设有"学习目标"和"思维导图",帮助学生梳理知识架构,引导学生学习。正文中间穿插有"知识拓展"模块,增强教材的趣味性和思想性;链接有操作视频,以帮助学生自主学习和课后练习。每节末设有"知识小结""护考直击""执考模拟题",便于学生复习和巩固已学习的知识,实现学习方式多元化。教材集成移动学习、富媒体数字出版和云服务三大领域的前沿技术,学习者通过扫描教材二维码即可获取丰富的学习资源。

本书在国家职业教育护理专业教学资源库配套建设有数字课程,内含丰富的教学资源,以期为线上线下混合式教学改革提供支撑。

本书在编写过程中,各编者所在单位给予了大力支持和鼓励,在此表示诚挚的谢意。

为了保证质量,使教材更能满足临床护理岗位和护士执业资格考试大纲的要求,编者进行了反复的斟酌与修改,但由于时间与水平有限,书中难免存在不足之处,恳请广大师生和护理界同仁谅解并予以批评指正。

赵 斐

2024 年 2 月

第 2 版前言

中医护理学是中医学的重要组成部分，是在中医药理论指导下，以研究探讨中医护理理论和护理技术为主的一门学科。党的二十大强调，促进中医药传承创新发展，为中医护理学的发展指明了方向。

本教材是国家职业教育护理专业教学资源库配套教材。本次改版和升级，以党的二十大精神为指引在内容上体现了高职教育特点，对基本理论和基本知识的要求是"实用为先、够用为度"，注意把握教材内容的深度与广度。教学方法上推荐采取"任务驱动、项目导向"及"教学做"一体化的模式组织教学，力求满足学科、教学和社会三方面的需求。在编写体例上，通过临床典型病例、知识拓展注重培养学生独立思考问题的能力和创新意识。

本教材具有三大特色：一是以互联网＋教育资源共享平台构建数字化教材，充分利用护理专业教学资源库，将教学资源与教材内容紧密融合；二是集成了移动学习、富媒体数字出版和云服务三大领域的前沿技术，学习者通过扫描教材二维码即可获取丰富的学习资源；三是将最新教研教改成果融入教材编写，及时更新和完善了教学资源。

为了保证质量，使教材更能满足临床护理和护士执业资格考试的要求，编者进行了反复的斟酌与修改，但由于时间与水平有限，书中难免存在不足之处，恳请广大师生和读者谅解并予以批评指正。

赵 斐
2023 年 6 月

第1版前言

国家职业教育护理专业教学资源库配套教材《中医护理》，是在全国高职高专医药类专业教学资源建设专家委员会领导下统一组织编写的。《中医护理》是在中医药理论指导下，以研究探讨中医护理理论和护理技术为主的一门学科。

为保证教材的编写质量，高等教育出版社于2011年8月在浙江嘉兴召开高职高专护理专业资源库配套教材启动大会，确定了整套教材的编写思路。2011年10月在福建泉州成立教材编写委员会，提出了具体的编写要求。本教材的编写是根据《国家中长期教育改革和发展规划纲要(2010—2020年)》的精神，为满足经济社会对高端技能型人才的需要，遵从医学院校高等职业教育课程开发与教学改革的主流趋势，本着"精理论、强实践、精基础、强临床，培养实用技能型人才"的指导思想，在充分体现"三基"(基本理论知识、基本思维方法、基本技能实践)，"五性"(思想性、科学性、先进性、启发性、适用性)，确定专业面向和就业岗位，构建基于护理职业岗位的课程设置和教材体系，立足高职"教学做"一体化的教学特色，设计资源库和教材内容，将教材内容与资源库素材相匹配，打造立体化、能适应自主学习的新型教材。在内容上体现了高职教育特点，对基本理论和基本知识的要求是"实用为先、够用为度"，注意把握教材内容的深度与广度。教学方法上推荐采取"任务驱动、项目导向"及教学做一体的模式组织教学，力求满足学科、教学和社会三方面的需求。

本教材引用大量临床典型疾病案例及临床情景化任务等方式，拉近理论与实践的距离，注重培养学生独立思考问题的能力和创新意识。正文内容循序渐进，重点突出，文中穿插知识拓展，旨在提供相关背景知识及拓展内容，以提高护理专业学生的综合素质，并将中医养生、食疗、常用中成药物编入教材，使本教材内容更加丰富、实用。

在本书编写过程中，得到了各编者所在院校的大力支持，得到了同行专家的指导和帮助，对此我们深表谢忱。同时，在编写过程中，我们还参考了众多报刊、书籍、相关教材和有关网站的资料，特致以衷心感谢。

本教材的内容难免有疏漏或不当之处，恳请广大师生、读者及同行专家批评指正。

耿 杰
2014年6月

目　录

绪论 ……………………………………… 1

一、中医护理的发展概况 ……………… 2
二、中医护理的基本特点 ……………… 5

第一章　中医基本理论 …………… 10

第一节　阴阳学说 …………………… 10
一、阴阳的概念及属性 ……………… 11
二、阴阳学说的基本内容 …………… 12
三、阴阳学说在中医学中的应用 …… 15
第二节　五行学说 …………………… 19
一、五行的概念 ……………………… 19
二、五行学说的基本内容 …………… 22
三、五行学说在中医学中的应用 …… 23
第三节　藏象学说 …………………… 27
一、五脏 ……………………………… 28
二、六腑 ……………………………… 35
三、奇恒之腑 ………………………… 37
四、脏腑之间的关系 ………………… 38
第四节　精气血津液学说 …………… 43
一、精 ………………………………… 44
二、气 ………………………………… 45
三、血 ………………………………… 47
四、津液 ……………………………… 48
五、精、气、血、津液的关系 ……… 50
第五节　病因学说 …………………… 55
一、六淫 ……………………………… 56
二、疠气 ……………………………… 62
三、七情内伤 ………………………… 64

四、饮食劳逸 ………………………… 66
五、痰饮、瘀血 ……………………… 69
六、外伤、虫兽伤 …………………… 70
第六节　病机 ………………………… 73
一、发病 ……………………………… 74
二、基本病机 ………………………… 76

第二章　诊法与辨证 ……………… 83

第一节　诊法 ………………………… 83
一、望诊 ……………………………… 84
二、闻诊 ……………………………… 94
三、问诊 ……………………………… 95
四、切诊 ……………………………… 102
第二节　辨证 ………………………… 107
一、概述 ……………………………… 107
二、八纲辨证 ………………………… 108

第三章　治则与治法 ……………… 114

第一节　治则 ………………………… 114
一、防止传变 ………………………… 115
二、治病求本 ………………………… 116
三、扶正祛邪 ………………………… 117
四、调整阴阳 ………………………… 117
五、三因制宜 ………………………… 118
第二节　治法 ………………………… 120
一、汗法 ……………………………… 121
二、吐法 ……………………………… 121
三、下法 ……………………………… 121

四、和法 ················ 121
五、温法 ················ 122
六、清法 ················ 122
七、消法 ················ 122
八、补法 ················ 122

第四章 中药与方剂 ················ 125

第一节 中药 ················ 125
一、中药的性能 ················ 126
二、中药的禁忌 ················ 128
三、中药的煎服法 ················ 129
四、中药的外治法 ················ 130
第二节 方剂 ················ 133
一、方剂的组成原则 ················ 134
二、方剂的常用剂型 ················ 134
三、常用中成药 ················ 135

第五章 养生 ················ 143

一、养生的基本原则 ················ 144
二、养生的主要方法 ················ 145

第六章 常用治疗技术 ················ 156

第一节 经络 ················ 156
一、经络概念及组成 ················ 157
二、十二正经 ················ 157
三、奇经八脉 ················ 160
四、经络的生理功能及临床应用 ················ 160
第二节 腧穴 ················ 163
一、腧穴的分类 ················ 164
二、腧穴的作用 ················ 164
三、腧穴的定位方法 ················ 165
四、常用腧穴 ················ 167
第三节 推拿疗法 ················ 179
一、推拿疗法的适应证 ················ 179

二、推拿疗法的禁忌证 ················ 179
三、常用推拿手法 ················ 180
第四节 艾灸疗法 ················ 188
一、艾灸疗法的概述 ················ 188
二、艾灸疗法的分类及操作 ················ 189
三、艾灸疗法的临床应用 ················ 193
第五节 刮痧疗法 ················ 195
一、刮痧疗法的用具 ················ 196
二、刮痧疗法的操作步骤 ················ 196
三、刮痧疗法的补泻手法 ················ 196
四、刮痧疗法的注意事项 ················ 197
第六节 拔罐疗法 ················ 198
一、拔罐疗法的用具 ················ 199
二、拔罐疗法的操作方法 ················ 200
三、拔罐疗法的临床应用 ················ 200
四、起罐手法 ················ 201
五、拔罐疗法的注意事项 ················ 201
第七节 毫针刺法 ················ 203
一、毫针的结构、规格与修藏 ················ 204
二、练针法 ················ 205
三、针刺前的准备 ················ 206
四、针刺方法 ················ 206
五、针刺异常情况 ················ 211
第八节 穴位注射法 ················ 215
一、穴位注射法的适应证和禁忌证 ················ 216
二、穴位注射法的操作方法 ················ 216
三、穴位注射法的注意事项 ················ 218
第九节 耳穴疗法 ················ 219
一、耳穴疗法的特点 ················ 220
二、穴位全息律 ················ 220
三、耳廓部表面解剖 ················ 220
四、耳穴的分布 ················ 221
五、常用耳穴的定位、功效及主治 ················ 221
六、耳穴疗法的操作方法 ················ 223
七、耳穴疗法的注意事项 ················ 224

参考文献 ················ 227

绪论

学习目标

知识目标

掌握中医护理的基本特点。

熟悉中医学理论体系形成的四部经典著作。

了解中医护理学的内涵及中医护理发展简史。

能力目标

能够背诵中医护理基本特点,并解释其特点。

能够讲述中医护理发展简史。

素养目标

培养爱党爱国信念和国际视野,倡导学生胸怀大局观。

树立大医精诚的理念和廉洁意识。

本章思维导图

中医学是中国的传统医学,历史悠久。中医护理学是中医学的重要组成部分,是中华民族在长期生产、生活和同疾病作斗争实践中的经验积累与总结,是以中医理论为指导,以研究、探索中医护理理论和护理技术为主的一门学科。

中医护理的形成和发展,经历了漫长的历史阶段,是伴随着千百年来中医学的发展而不断发展起来的。由于中医学在其发展过程中长期保持着医、药、护不分的状态,因此,中医护理一直融汇在中医学之中,而关于中医护理的方法则散见于历代医学著作中,成为中华民族在长期生产、生活及医疗实践中宝贵经验的总结。

一、中医护理的发展概况

我们的祖先为了生存和生活,在与疾病的斗争中,逐步积累了不少护理知识,并有目的地大胆地去实践和研究。远古时期,祖先为了生存,在寻找食物的同时,进行医疗活动,发现并认识了治病的草药,如古籍《淮南子·修务训》曾记载:"神农……尝百草之滋味,水泉之甘苦,令民知所辟就。当此之时,一日而遇七十毒",生动地反映了我们的祖先在觅食的过程中发现药物的艰辛。随着劳动工具的发明,渔猎生活使人们能够获得较多的肉类食物,由此发现了某些动物药,如用动物的骨骼、甲壳等治病。由于火的应用,有了"炮生为熟"的实践,熟食易于消化吸收,减少了胃肠疾病的发生。在用火的同时,发现身体某一部位烤火后感到舒服,疼痛减轻,逐渐形成"烫法""灸法"。新石器时代,石器成为人类改造征服自然强有力的工具,同时也创造了治疗疾病的器械,开创了最初的"砭石"疗法,逐渐发展了石针、骨针等针刺技术。当皮肤有伤时,人们会用舌头舔或涂抹唾液,或用苔藓、草茎涂敷伤口;不慎骨折时,就用树枝固定等。当人们在生活实践中有目的地实施这些方法时,这就是医疗和护理的萌芽。

(一)春秋战国时期

春秋战国时期,社会的变革、科学文化的迅猛发展,为中医学理论体系的形成奠定了社会文化基础,是中医学理论体系形成的奠基时期,也是中医护理学的初步形成阶段。

这一时期的《黄帝内经》是我国现存最早和影响最大的一部医学典籍,它确立了中医学的基本理论体系,也奠定了中医护理学的基础。《黄帝内经》简称《内经》,约成书于战国至秦汉时期,东汉至隋唐仍有修订和补充,全书包括《素问》和《灵枢》两部分,共18卷,162篇。《内经》从整体出发,系统阐述了人体的结构、生理、病理、疾病的诊断与治疗、预防与养生等内容。在生活起居方面,《内经》提出了"人与天地相应也""夫四时阴阳者,万物之根本也,所以,圣人春夏养阳,秋冬养阴,以从其根"的思想,提醒人们生活起居要顺应四时气候的变化,避免疾病的发生,至今都具有重要的指导意义。在饮食护理方面,《内经》指出:"肾病毋多食咸""热病少愈,食肉则复,多食则遗",为后世中医临证饮食护理提供了依据。《内经》对情志护理也予以高度重视,指出"怒伤肝、喜伤心、忧伤肺、思伤脾、恐伤肾""怒则气上""喜则气缓""悲则气消""恐则气下""惊则气乱""思则气结"等,认为情志过极可伤及内脏,导致脏腑功能紊乱,诱发或加重疾病。说明人们已认识到情志与疾病的关系,过极可导致致病的发生。作为中医学理论的经典著作,其现代医学价值更体现于它的养生理念,尤其是"不治已病治未病"被奉为养生治疗的经典原则,引导人们从生活起居、饮食、运动及生活环境等方面关注养生(图绪-1)。

(二)汉唐时期

这一时期伴随着医疗学科的形成和完备,中医护理也随
之得到了进一步的充实,相关经典著作的相继问世,标志着
中医学理论体系的形成,同时也为中医护理学的发展奠定了
理论基础。

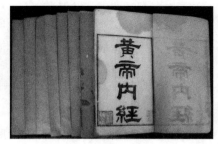

图绪-1

《难经》原名《黄帝八十一难经》,作者与成书年代历来
有不同的看法,一般认为其成书不晚于东汉。该书用假设问答、解释疑难的方式,阐述了人体生
理、病理、诊断、治疗及经络针灸等内容。对脉学特别是"寸口脉诊"有较为详细的论述和创见;
对经络、针灸及脏腑学说中的"命门""三焦"的论述,则在《内经》的基础上有所发扬。该书与
《内经》同为指导后世临床实践的重要理论性著作。

《神农本草经》简称《本经》或《本草经》,是我国现存最早的一部中药学专著。该书总结了
汉代及汉以前的药物学知识,共收载中药 365 种,根据药物功效和有毒无毒,分为上、中、下三品:
上品药无毒,主益气;中品药或有毒或无毒,主治病、补虚;下品药有毒,主除病邪、破积聚。将药
物根据性能分为寒、凉、温、热四性及辛、甘、酸、苦、咸五味,为后世中药理论体系的形成和发展奠
定了基础。

《伤寒杂病论》成书于东汉末年,是我国现存最早的一部临床医学巨著,由"医圣"张仲景所
著。后经晋代王叔和整理成为《伤寒论》和《金匮要略》两部分。该书不仅奠定了中医辨证论治
理论体系的基础,也开创了临床辨证施护的先河。张仲景非常重视药物的煎法、服法及服药后的
观察。如书中记载服桂枝汤后,要"啜热稀粥一升余,以助药力""凡服汤发汗,中病即止,不必尽
剂也",这都为服药护理及药后观察提供了依据。书中提出的汗、吐、下、和、温、清、消、补八法是
医疗和护理的重要原则。在急救护理方面,书中记载了抢救自缢、溺死患者的具体操作过程,从
而成为世界上最早开展急诊复苏护理的典范。在饮食护理方面,书中提出了四时食忌、五脏病食
禁、妊娠食忌等内容。另外,该书还记载了多种中医护理操作技术,如熏洗法、灌肠法、坐浴法、含
咽法等,充分反映了东汉时期的护理水平。

【知识拓展】

医圣张仲景

张仲景,名机,字仲景,东汉南郡涅阳县(今河南南阳)人。张仲景生活的东汉末年,是中国
历史上一个极为动荡的时代,当时疫疾广泛流行,其宗族中有三分之二的人因患瘟疫而死亡,其
中死于伤寒者竟占十分之七。面对瘟疫的肆虐,张仲景痛下决心,潜心研究伤寒病的诊治,终于
写成了一部名为《伤寒杂病论》的不朽之作。这是继《黄帝内经》之后,又一部最有影响的医学
典籍,总结了东汉以前众多医家的临床经验,以六经论伤寒,以脏腑论杂病,提出了理、法、方、药
为一体的辨证论治原则,奠定了中医辨证论治的临床医学理论体系,也开创了临床辨证施护的先
河。这是中国第一部从理论到实践、确立辨证论治法则的医学专著,是中医学的灵魂所在,也是

学习中医学必读的经典著作。《伤寒杂病论》序中有这样一段话："上以疗君亲之疾,下以救贫贱之厄,中以保生长全,以养其身",表现了张仲景作为医学大家的仁心仁德。该书被奉为"方书之祖",后人尊称张仲景为"医宗之圣"。张仲景写成该书后仍专心研究医学,直到与世长辞。公元285年,晋武帝司马炎统一天下后,张仲景的遗体才被后人运回故乡安葬,并在南阳修建了医圣祠和仲景墓,以此来纪念这位奠定中医治疗学基础的伟大医学家。

东汉末年的名医华佗,首创的麻沸散是世界上最早的外科手术麻醉剂,被后人尊称为"外科鼻祖"。他创造的"五禽戏",总结前人模仿虎、鹿、猿、熊、鸟五种动物的姿态动作,将体育与医疗、护理三者结合起来,开创了康复护理的先河,从而成为保健体操的创始人。

晋至隋唐时期,中医学在已建立的学术理论体系指导下,进入了经验性的实践应用和发展阶段,临证医药著作激增。晋代王叔和编纂的《脉经》是我国第一部脉学专著,分析了各种杂病及妇女、小儿的脉证,同时改进了寸、关、尺的诊脉方法。晋代葛洪著的《肘后备急方》集中医急救、传染病及内、外、妇、儿、骨伤各科之大成,尤其对急症的治疗有较高认识,堪称中医第一部临床救急手册。隋代巢元方等编撰的《诸病源候论》,总结了隋代以前的医学成就,是我国现存最早论述病因病机理论与临床证候学的专著,阐述了病因、病机、证候学,同时论述了多种疾病的护理知识。唐代"药王"孙思邈所著的《备急千金要方》和《千金翼方》。两书详尽地记载了唐以前主要著作的医论、医方、诊法、治法、食疗、养生和导引等多方面内容,堪称我国最早的医学百科全书,具有很高的医学成就,丰富了中医护理的内容。孙氏非常重视医德修养,书中专门撰写了"大医精诚"篇,明确提出医者的职业道德包括技术精湛和品德高尚两方面,是论述医德的重要文献,开辟了中国医学伦理之先河。他重视妇幼保健,专门阐述了妇儿病的诊治和护理,论述了小儿养护的原则和方法,对古代妇科、儿科的确立和发展产生了重要影响。孙思邈还首创了"细葱管导尿术",标志着护理技术渐臻成熟。药物学方面如唐代的《新修本草》,反映了此时的药物学已经达到了很高的水平。

(三) 宋金元时期

宋金元时期,随着科学文化的发展,中医学也有了长足的进步。医家们在前代理论和经验的基础上,结合自己的实践经验,提出了许多独特的见解,成为中医史上承前启后的时代。

南宋陈言(字无择)著有《三因极一病证方论》,简称《三因方》,提出了"三因学说",把复杂的病因归纳为外因、内因、不内外因三大类,对后世病因学的发展有着深远的影响。

这一时期"百家争鸣",出现了多个医学流派,其中最著名的四大学派,被称为"金元四大家"。对后世影响较大者包括刘完素、张从正、李杲,朱震亨,为中医护理学充实了许多新的内容。其中刘完素倡导"火热论",强调了火热在致病中的重要性,治疗以清热通利为主,被称为"寒凉派"。张从正提出"攻邪论",认为人体之所以发病都是邪气侵袭的结果,并擅用汗、下、吐三法攻治,被称为"攻邪派"。朱震亨提出"相火论",其学术观点为"阳常有余,阴常不足",临床多用滋阴降火之剂,被称为"滋阴派"。李杲提出"脾胃论",认为"内伤脾胃,百病由生",治疗上善用温补脾胃之法,被称为"补土派"。李杲将内伤脾胃的原因概括为饮食不节、劳逸过度、情志刺激三方面,而精神因素常常起着先导作用。他主张无病亦要保护脾胃功能,患病时更应在服药前后注意调理,勿使脾胃受损。同时还强调了情志护理,指出患者应当保持心情平静、精神愉快。这些不同医学观点极大丰富了中医护理学的内容,对后世医学的发展产生了很大的影响。

(四)明清时期

明清医学承袭宋金元时期的基础,在社会经济发展的推动下,快速发展至鼎盛时期。

明代著名医药学家李时珍,以毕生精力,历时二十七年著成《本草纲目》,记载药物1892种,药方一万余首,是一部医药学巨著,为我国和世界医药的发展做出了杰出的贡献,同时也发展了药物护理的内容。

温病学术体系的确立,是明清医学史上的重大成就,其中代表人物是明代杰出医学家吴有性,著有《温疫论》,创造性地提出引起"疫病"的特殊病因是"戾气",侵入途径是自口鼻而入,致病具有传染性,说明他已预见了病原微生物的存在。清代叶天士著有《温热论》,创立了温热病的卫气营血辨证理论,阐明了温热病发生发展的规律,对清代温病学说的发展起着承前启后的作用。清代钱襄著有我国最早的中医护理专著《侍疾要语》,充分体现了中医护理学历史久远。

(五)近代及现代

1840年鸦片战争以后,中国逐步沦为半殖民地半封建社会。西方医学在我国广泛传播和渗透,使中医学受到了很大的冲击,中医界的思想出现了空前动荡。民国政府曾采取了一系列手段限制中医的发展,致使我国传统医学事业停滞不前。

新中国成立后,国家高度重视中医,使中医药事业得以飞速发展,而中医护理工作也逐渐独立开展。中医护理学以其自身特有的理论、方法和奇特的效果,深受广大患者的喜爱,成为护理学不可或缺的组成部分。

近几十年来,中医护理学已日趋成熟,并逐步走向科学化和现代化。1985年由卫生部中医司下发了《中医护理常规技术操作规程》,此后进行了多次修订,要求全国中医医院及有关单位和部门遵照执行,为中医临床护理标准化打下了良好的基础。2000年,山东中医药大学开始招收护理学本科生,至2007年,全国有22所高等中医药院校招收护理本科学生;2003年,南京中医药大学率先开始招收中西医结合护理学硕士研究生。2016年,中华护理学会开展了第一届创新发明奖的评审工作,中医护理工作受到极大重视。中医护理学正影响着现代护理学的发展,为中华民族和世界各民族的繁衍昌盛做出积极的贡献。

二、中医护理的基本特点

中医护理秉承了中医基本理论的特点,从整体出发,对人体生理功能、病理变化进行观察分析,探求其内在机制,再通过辨证来确定护理原则和方法。因此,中医护理的基本特点主要包括整体观念和辨证施护。

(一)整体观念

整体是指统一性、完整性以及相互联系性。所谓整体观念,是指机体自身的完整性及其与自然和社会环境的统一性。中医学认为，人体是一个有机的整体，脏腑之间、脏腑与各组织器官之间，结构上不可分割，功能上相互协调、相互为用，病理上相互影响；同时也认识到，人与自然环境、社会环境是密切相关的。整体观念贯穿于中医学的生理、病理、诊治、护理、养生防病等各个方面。

1. 人体是一个有机的整体　中医学认为人体是以五脏为中心的有机整体。其结构上不可分割，生理上密切联系，病理上相互影响，故在诊断、治疗和护理疾病时必须从整体出发。

（1）生理上的整体性：中医学认为人体由五脏、六腑、形体、官窍等组织器官构成，这些组织器官虽具有不同的生理功能，但通过经络系统的联络作用，组成了以心、肝、脾、肺、肾为中心的五大生理系统。人体正常的生命活动，一方面要靠脏腑组织器官发挥各自的功能作用，另一方面还要靠五个生理系统之间相辅相成的协同作用和相反相成的制约作用，从而维持着协调平衡。

（2）病理上的整体性：由于人体是一个内外紧密联系的整体，功能上彼此为用，因而在病理上也会互相影响。内脏的病变，可通过经络反应于相应的形体官窍，即所谓"有诸内，必形诸外"，如肝火上炎，可见目赤肿痛；心火上炎，可见口舌生疮等。体表形体官窍受邪也会通过经络内传于脏腑，如外感风寒内传于肺，出现咳嗽、胸痛等症。脏腑之间在病理情况下也会相互影响，如肝的病变常影响到脾的运化功能，临床上既可出现肝功能失常的表现，又可出现脾的运化功能失常而致的脘腹胀满、不思饮食等症。

（3）诊断上的整体性：由于脏腑、形体、官窍在病理上相互影响，因而中医学在认识和分析疾病时也着眼于整体，采用"察外知内"的方法。通过观察五官、形体、舌脉等外在的病理表现，推测内在脏腑的病理变化，从而作出正确的诊断，即所谓"视其外应，以知内脏，则知所病矣"。如察舌就可测知内脏功能和气血的盛衰，这是因为人体内脏的功能状态、气血盛衰都能反映到舌。同样，望色、观神、切脉等都是由外察内的诊病方法。

（4）治疗、护理上的整体性：由于局部的病变常是整体病理变化在局部的反映，因此，治疗和护理应从整体出发，不能只看局部，要在探求局部病变与整体病变内在联系的基础上确立正确的治疗原则和方法，全面整体地护理患者。如对心火上炎所致口舌生疮的治疗和护理，应用清心泻火的方法，心火得泻，口舌生疮自愈；对肝火上炎所致的目赤肿痛，又当清泻肝火。

2. 人与自然环境的统一性　自然界存在着人类赖以生存的必要条件，如水、阳光、空气、温度、生物圈等。人类生活在自然界中，必然会直接或间接地受到自然环境变化的影响。故《内经》说"人与天地相应也"，即天人合一。

（1）季节气候的变化对人体的影响：一年中气候变化的规律一般是春温、夏热、秋凉、冬寒。自然界的生物顺应气候的规律性变化，发生着春生、夏长、秋收、冬藏相应的适应性变化，同样人体的生理也出现相应的适应性调节。如冬季天气寒冷，为了保温，人体则腠理闭合，出汗少，多余的水液从小便排出；夏季天气炎热，人体开泄腠理，通过出汗散热来适应。而当四时气候发生异常变化时，常可发生一些季节性多发病和时令性流行病。如中暑发于夏天；燥咳多发于秋季等。此外，一些慢性疾病也往往由于气候突变或季节更替而发作或加重。如关节疼痛的病证，常在寒冷或阴雨天气时加重。

（2）昼夜阴阳的变化对人体的影响：一日之内昼夜阴阳的变化对人体的生理、病理也有不同影响。如人体的阳气白天趋于体表，脏腑机能活动较为活跃；夜间阳气潜于内里，人需要休息睡眠,这就是人体的生理随昼夜阴阳的变化而出现的适应性调节。正如《素问·生气通天论》所说:"故阳气者,一日而主外,平旦人气生,日中而阳气隆,日西而阳气已虚,气门乃闭。"而昼夜阴阳的变化对疾病也有影响,一般的病证,中午之前,由于人体的阳气随自然界阳气的渐生而渐旺,故病趋于减轻;午后至夜晚,由于人体的阳气随自然界阳气的渐退而渐衰,故病趋于加重。所以,临床上加强夜间病情观察非常重要。故《内经》中说:"夫百病者,多以旦慧昼安,夕加夜甚。"

(3) 地域环境对人体的影响:地域气候的差异,地理环境和生活习惯的不同,在一定程度上影响着人体的生理机能,形成不同地域人群的不同体质特点。如我国江南地区,气候温暖湿润,故人体的腠理多疏松;北方地区,气候寒冷干燥,故人体的腠理多致密。居住环境加上长期的饮食习惯造就了一个地方人的体质,一旦异地而居,多感不适甚至患病。另外,某些地方性疾病的发生与地域环境也密切相关。

由于自然环境的变化时刻影响着人体的生理活动和病理变化,故在疾病的治疗和护理过程中,要遵循因时、因地制宜的原则,根据不同季节、不同地理特点来选择用药,做好生活起居及饮食护理。在养生防病方面,要倡导人们顺应自然规律,与自然环境保持协调统一。

3. 人与社会环境的统一性　人生活在复杂的社会环境中,社会环境的变化必然会影响制约着人体。政治、经济、文化、宗教信仰、婚姻及人际关系等社会因素,都能影响人体的生理、心理活动和病理变化。而人也在认识世界和改造世界,促进社会发展的过程中维持着生命活动的稳定、平衡、协调,此即人与社会环境的统一性。

人所在的社会环境和社会背景不同,造就了个人不同的身心机能。社会的变迁,特别是社会的安定与动乱、社会经济与文化的发展,以及人们社会地位的变动都会给人们的生活条件、生活方式、思维意识和精神状态带来相应的变化,从而影响人体身心机能的改变。一般而言,良好的社会环境、和谐的人际关系,可使人心情舒畅,抗病能力强,有利于人的身心健康,人类的寿命也会随着社会的进步而延长。反之,动荡的社会环境、家庭纠纷、复杂的人际关系,则使人精神压抑、紧张、焦虑,抗病能力下降,危害人的身心健康,各种疾病就容易发生。另外,人的社会地位、经济条件的骤变,现代社会的激烈竞争等都可影响人体生理和心理的协调与稳定,导致疾病发生。

(二) 辨证施护

辨证施护是中医护理学认识疾病和护理疾病的基本原则。中医在治疗和护理疾病时,强调辨证论治和辨证施护,同时又讲究辨证与辨病相结合。

病、证、症三者既有区别又有联系。症是病和证的基本要素,疾病和证候都由症状和体征构成。病和证虽然都是对疾病本质的认识,但病的重点是全过程,而证的重点是现阶段。有内在联系的症状和体征组合在一起就构成了证候;各阶段的证候贯穿起来,便是疾病的全过程。

辨证,即辨别、确立证候。就是将四诊(望、闻、问、切)所得到的病情资料进行综合分析,辨清疾病的原因、部位、性质及邪正之间的关系,最后判断为某种证候的过程。施护,就是在辨证的基础上,确定相应的护理原则和措施。辨证是中医治疗和护理的前提和依据,治疗和护理是辨证的延续和目的,也是对辨证是否正确的实践检验。

中医诊断疾病强调辨证与辨病相结合。一般采用"以辨病为先,以辨证为主"的诊断原则。

例如,临床见恶寒发热、头痛、鼻塞、流涕、咳嗽等症,可初步诊断为感冒——病,然后根据恶寒发热的孰轻孰重、流涕的清浊、咳痰的颜色与稀稠、口渴与否、舌象及脉象等情况辨别出是风寒感冒还是风热感冒——证。风寒感冒宜采用辛温解表的治疗、护理方法;风热感冒宜采用辛凉解表的治疗、护理方法。所以,辨证论治、辨证施护不是头痛医头、见痰治痰的对症治疗和护理,也不是不分主次、不分阶段仅针对病的治疗和护理。

同一种疾病,由于发病的时间、地域不同,或所处疾病的阶段不同,或患者的体质不同,所表现出的"证"就不同,因而治疗和护理方法也就不同,这就是"同病异治""同病异护"。如麻疹,由于病变发展的阶段不同,其治疗、护理方法也各异:初起病位在表,宜发表透疹;中期热毒蕴肺,宜清热解毒;后期阴液被伤但余热未退,则宜养阴清热。不同的疾病在其发展过程中,可出现基本相同的证候,因而可采用相同的治疗和护理方法,这就是"异病同治""异病同护"。如胃下垂、子宫脱垂、脱肛这三种不同的疾病,因辨证都属于中气下陷证,故都可用升提中气的治疗方法。这种针对疾病过程中不同本质而采用不同方法来治疗的法则,是辨证论治、辨证施护的思想精髓。

总之,"整体观念""辨证施护"这两个基本特点,是中医护理的重要指导原则和措施。

知识小结

《绪论》自我检验单

姓名:	专业:	班级:	学号:
中医护理学的概念			
中医护理发展概况			
中医护理的基本特点			

护考直击

1. 中医护理学的概念。
2. 中医学理论体系形成的四部经典著作。
3. 金元四大家的代表人物。
4. 中医护理的基本特点。

执考模拟题

扫码练一练

（林雪峰）

第一章　中医基本理论

第一节 阴阳学说

学习目标

知识目标
掌握阴阳的概念、属性、阴阳学说的基本内容。
了解阴阳学说在中医学中的应用。

能力目标
能够区分事物的阴阳属性。
能够说出阴阳学说的基本内容。

素养目标
具有继承并热爱中华优秀传统文化的情怀。
树立文化自信。

阴阳学说是古人用以认识自然和解释自然的世界观和方法论,是中国古代朴素的对立统一理论,属于我国古代唯物论和辩证法的范畴。阴阳学说认为世界是物质的,物质世界是在阴阳二气的相互作用下资生、发展和变化着的。因此,阴阳二气的相互作用是一切事物生成、发展、变化和消亡的根本原因。

　　我国古代医家将阴阳学说应用于医学领域,借以阐明医学中的诸多问题以及人与自然界的关系,并用以指导临床的诊断和治疗,形成了中医理论的阴阳学说。但是,由于历史条件的制约,阴阳学说的唯物论和辩证法思想尚不能与现代科学的唯物辩证法等量齐观,为此,我们必须客观地对待,取其精华,弃其糟粕,使它更好地为医疗实践服务。

一、阴阳的概念及属性

(一)阴阳的概念

　　阴阳是中国古代哲学的一对基本范畴,是对自然界相互关联的事物或现象对立双方属性的概括。阴和阳既可代表相互对立的事物或现象,又可用以分析一个事物或现象内部所存在着的相互对立的两个方面。

　　阴阳的最初涵义是很朴素的,指日光的向背,向日为阳,背日为阴。后来引申为方位的上下、左右、内外,气候的冷暖,运动状态的动与静,昼夜的变化等。在长期的生活实践中,凡是人们遇到的种种对立现象,都会不断地引申其义,用阴阳加以概括。

　　在中医学中,阴阳范畴成为基本的医学概念,既标示两种对立特定的属性,如寒与热、表与里、虚与实等,又标示两种对立的特定的运动趋向或状态,如动与静、升与降、内与外、迟与数等。

(二)阴阳的属性

　　1. 阴阳的普遍性　　阴阳是一个抽象的概念,是从具体事物和现象中抽出共同的、本质的属性,因此,它不特指某一具体事物或现象,其本身也无实物可言,只是具有普遍意义的概念。"阴阳者,有名而无形"(《灵枢·阴阳系日月》)。凡属相互关联、相互对立的事物或现象,或同一事物内部两个对立的方面,都可以用阴阳来概括,分析其各自的属性。如水与火,水具有寒冷、幽暗、趋下的特点,可归于阴;火具有温热、明亮、向上的特点,则归于阳。一般来说,凡是运动的、上升的、外向的、温热的、明亮的、无形的、兴奋的均属阳;相对静止的、下降的、内守的、寒冷的、晦暗的、有形的、抑制的均属阴。

　　2. 阴阳的关联性　　任何事物,虽然均可以用阴阳的属性来区分,但必须指出,用阴阳来概括或区分事物的属性,必须是相互关联的一对事物,或是一个事物的两个方面,才具有实际意义。阴阳的关联性指阴阳所分析的事物或现象,应是在同一范畴、同一层次,即相关的基础之上,如天与地、昼与夜、寒与热等。如果不具有这种相互关联性的事物,并不是统一体的对立双方,不能构成一对矛盾,就不能用阴阳来说明。

3. 阴阳的相对性 事物的阴阳属性,并不是绝对的,而是相对的。一方面,在一定条件下,阴和阳之间可以发生相互转化,即阴可以转化为阳,阳也可以转化为阴。如从四季气候变化来看,秋凉发展到冬寒之极点,就是向温热转化的起点,即冬寒之极点是阴(秋冬)转化为阳(春夏)的条件。另一方面,阴阳具有无限可分性,即阴中有阳,阳中有阴,阴阳之中复有阴阳,不断地一分为二,以至无穷。如昼为阳,夜为阴,而上午与下午相对而言,上午为阳中之阳,下午为阳中之阴;前半夜与后半夜相对而言,前半夜为阴中之阴,后半夜为阴中之阳。

由此可见,自然界任何相互关联的事物都可以概括为阴和阳两类,任何一种事物内部又可分为阴和阳两个方面,而每一事物中的阴或阳的任何一方,还可再分阴阳。这种阴阳属性的相对性,既说明了事物或现象阴阳属性的规律性、复杂性,又说明了阴阳概括事物或现象的广泛性,即每一事物或现象都包含着阴阳,都是一分为二的。

二、阴阳学说的基本内容

阴阳学说认为,世界是物质性的整体,宇宙间一切事物不仅其内部存在着阴阳的对立统一,而且其发生、发展和变化都是阴阳二气对立统一的结果。

中医学把阴阳学说应用于医学,形成了中医学的阴阳学说,促进了中医学理论体系的形成和发展,中医学的阴阳学说是中医学理论体系的重要组成部分,是理解和掌握中医学理论体系的一把钥匙。

(一)阴阳交感

阴阳交感是阴阳二气在运动中相互交合感应的过程。天气下降,地气上升,天地阴阳二气相互作用,交感合和,产生宇宙万物,并推动着它们发展和变化。正如《周易》所说:"天地氤氲,万物化醇;男女构精,万物化生。"阴阳交感是产生新事物新个体的前提。

(二)阴阳对立制约

阴阳的对立制约是指处于一个统一体的矛盾双方,即阴阳双方的相互排斥、相互斗争与相互制约。阴阳双方的对立是绝对的,万事万物都是阴阳对立的统一。

对立是阴阳二者之间相反的一面,统一则是阴阳二者之间相成的一面。阴阳两个方面的相互对立,主要表现为其中任何一方对另一方均可起到约束、抑制和排斥的作用。正是由于阴与阳相互制约和相互斗争,才使事物取得了统一,即取得了动态平衡。没有对立就没有统一,没有相反也就没有相成。只有维持这种关系,事物才能正常发展变化,人体才能维持正常的生理状态;否则,事物的发展变化就会遭到破坏,人体就会发生疾病。

如春、夏、秋、冬四季有温、热、凉、寒的气候变化,春夏之所以温热,是因为春夏之阳气上升抑制了秋冬寒凉的阴气;秋冬之所以寒冷是因为秋冬之阴气上升抑制了春夏温热的阳气。四季的交替变换,是阴阳双方对立统一中的此消彼长的过程。夏季本来是阳热盛,但夏至以后阴气却渐次以生,用以制约火热的阳气,阳气逐渐下降,至冬季则阴气盛极,阳气伏藏;而冬季本来是阴寒盛,但冬至以后阳气却随之而复,用以制约严寒的阴,阴气逐渐下降,至夏季则阳气盛极,阴气伏藏。所以说,"是故冬至四十五日,阳气微上,阴气微下;夏至四十五日,阴气微上,阳气微下"(《素问·脉要精微论》)。如此循环,年复一年。

在人体,以人体功能状态为例,兴奋属阳,抑制属阴。白天阳气亢盛,以兴奋为主;夜晚阴气盛大,机体受其影响,则以抑制为主,故进入休息睡眠状态。同样,白天因人体得阳气相助,机体以动为主,而夜晚则得阴气相助,机体以静为主。正是由于阴阳的相互对立与制约,使兴奋和抑制取得了协调统一,从而维持人体生命活动的正常进行。如果阴阳的对立斗争激化,动态平衡被打破,出现阴阳胜负、阴阳失调,均会导致疾病的发生。

(三)阴阳互根互用

阴阳的互根是指阴阳之间相互依存,互为根据和条件,任何一方都不能脱离另一方而单独存在。阴阳双方均以对方的存在为自身存在的前提和条件。如上为阳,下为阴,没有上也就无所谓下,没有下也就无所谓上。寒为阴,热为阳,没有寒则无所谓热,没有热同样则无所谓寒,等等。因此,阳根于阴,阴根于阳,无阳则阴无以生,无阴则阳无以化,每一方都以对方的存在为自己存在的条件。《素灵微蕴》曰:"阴阳互根……阴以吸阳……阳以煦阴……阳盛之处而一阴已生,阴盛之处而一阳已化。"阴阳互根深刻地揭示了阴阳两个方面的不可分离性。中医学用阴阳互根的观点,阐述人体脏与腑、气与血、功能与物质等在生理病理上的关系。就个体的生理活动而言,在物质与功能之间、物质与物质之间、功能与功能之间,均存在着阴阳互根的关系。如物质属阴,功能属阳,物质是功能的基础,功能则是物质的反映。脏腑功能活动健全,就会不断地促进营养物质的化生,而营养物质的充足,才能保证脏腑活动功能的平衡。所有相互对立的阴阳两个方面都是如此相互依存的,任何一方都不能脱离开另一方而单独存在。如果双方失去了互为存在的条件,有阳无阴谓之"孤阳",有阴无阳谓之"孤阴"。"孤阴不生,独阳不长",一切生物也就不能存在,不能生化和滋长了。

阴阳的互用是指阴阳双方相互资生、促进和助长的关系。如气属阳,血属阴,血的正常运行要靠气的推动和统摄,气的正常运行要以血为其载体。阳根于阴,阴根于阳,无阳则阴无以生,无阴则阳无以化,如果阴阳双方失去了互为存在的条件,即"孤阴"和"孤阳",也就不能再生化和滋生了。《素问·阴阳应象大论》说:"阴在内,阳之守也;阳在外,阴之使也",指阴精在内,靠阳气的固守;阳气在外,靠阴精的化生,说明的就是阴阳互用的关系。

(四)阴阳消长平衡

阴阳之间的对立制约、互根互用,并不是处于静止的和不变的状态,而是始终处于不断的运动变化之中,即此盛彼衰、此增彼减、此进彼退的运动变化之中。消长,即增减、盛衰之谓。阴阳消长的主要原因在于阴阳之间存在着对立制约和互根互用的关系。阴阳对立制约关系导致的消长变化主要表现为阴阳的互为消长;阴阳互根互用关系导致的消长变化主要表现为同消同长。阴阳双方在彼此消长的动态过程中保持相对的平衡,从而使人体保持正常的运动规律。

阴阳的消长平衡,符合事物的运动是绝对的,静止是相对的;消长是绝对的,平衡是相对的规律。也就是说,在绝对的消长中维持着相对的平衡,在相对的平衡中又存在着绝对的消长。如四时气候的变迁,寒暑的更替,实际上是反映了阴阳消长的过程,即"阴消阳长""阳消阴长",但从一年的总体来看,气候的变化还是处于相对的动态平衡状态,一旦出现破坏这种平衡状态的极端气候,则会对自然界包括人产生莫大的危害。就人体而言,阴阳双方在一定范围内的消长,体现了人体动态平衡的生理活动过程。如果人体阴阳某一方面偏盛或偏衰,人体生理动态平衡就会遭到破坏,疾病则由此而生。所以《素问·阴阳应象大论》说:"阴胜则阳病,阳胜则阴病;阳胜则热,阴盛则寒"。阴阳的同消同长,或表现为此消彼消,或表现为此长彼长。如人在饥饿时,由于阴精不足,阳气无以化生,则会出现气力不足,即阳气不足,此属阳随阴消;反之,则属阳随阴长。

世界上的事物千变万化,十分复杂,因此,各类事物中的阴阳关系也各有侧重。有些事物中的阴阳关系以互根互用为主,如人体之气与血;有些事物中的阴阳关系则以对立制约为主,如水与火。因此,一旦出现阴阳失调,前者以阴阳同消同长变化为主,而后者则以阴阳的此消彼长的变化为主。总之,自然界和人体所有复杂的发展变化,都包含着阴阳消长的过程,是阴阳双方对立制约、互根互用的必然结果。

(五)阴阳相互转化

转化即转换、变化之意。阴阳的相互转化,是指阴阳对立的双方,在一定条件下可以向其相反的方向转化,阴可以转化为阳,阳也可以转化为阴。事物的发展变化,表现为由量变到质变,又由质变到量变的互变过程。如果说"阴阳消长"是一个量变过程,那么"阴阳转化"便是在量变基础上的质变。当阴阳双方的消长运动发展到一定阶段,事物内部阴阳的比例产生了颠倒现象,于是事物的属性发生了转化,即由量变发展为质变,所以说阴阳的相互转化是阴阳消长的结果。

阴阳的相互转化是事物运动变化的基本规律。但必须指出的是,阴阳的相互转化是有条件的,这种条件中医学称之为"重"或"极",即事物变化的"物极"阶段,正所谓"物极必反"。因此,《素问·阴阳应象大论》说:"重阴必阳,重阳必阴""寒极生热,热极生寒",阴阳之理,极则生变。《素问·天元纪大论》又云:"物生谓之化,物极谓之变"。也就是说,事物由小到大的发展阶段,称之为"物生谓之化";而事物发展到极点,由盛到衰,向其反面转化的阶段,称之为"物极谓之变"。由此可见,任何事物在发展过程中都存在"物极必反"的规律。阴阳在相互转化的过程中表现为两种形式,即"渐变"与"突变"。如昼夜气温的变化,大都以"渐变"为主,而"六月飞雪"则表现为"突变"。

从四季气候变迁看,由春温发展到夏热之极点,就是向寒凉转化的起点,便是由阳转化为阴;而秋凉发展到冬寒之极点,则是向温热转化的起点,便是由阴转化为阳。在人体生命活动过程中,物质与功能之间的新陈代谢过程即体现了阴阳的相互转化,即营养物质(阴)不断地转化为功能活动(阳),功能活动(阳)又不断地转化为营养物质(阴)。在疾病的发展过程中,由阳转阴,由阴转阳的变化也是极为常见的。如邪热壅肺的患者,出现高热、面赤、烦躁、脉数有力等阳证、热证、实证的表现,一旦疾病发展到严重阶段,即"物极"阶段,由于热毒极重,大量耗伤正气,可突然出现面色苍白、精神萎靡、四肢厥冷、脉微欲绝等一派阴、寒、虚证之危象。这种病证的变化属于由阳转阴。又如寒饮中阻的患者,本为阴证,但因迁延日久,寒极生热,阴证则可以转化为阳证。明确这些转化,不仅有助于认识病证演变的规律,而且对于疾病的治疗有着极为重要的指导意义。

阴阳学说是中国古代朴素的辩证唯物论哲学的二元论思想。阴阳作为哲学概念,首见于《周易》,如《周易》说:"易有太极,太极生两仪,两仪生四象,四象生八卦。""两仪"即阴阳。故《管子·四时篇》指出:"是故阴阳者,天地之大理也;四时者,阴阳之大经也。"《吕氏春秋·知分篇》则说:"凡人物者,阴阳之化也;阴阳者,造乎天而成者也。"可以看出,阴阳是从复杂的事物或现象的观察中,抽象出来的两个基本范畴。阴阳的对立统一是一切事物发展变化的根源和规律。故《类经·阴阳类一》说:"道者,阴阳之理也。"

三、阴阳学说在中医学中的应用

阴阳学说贯穿于中医理论体系的各个方面,用来说明人体的组织结构、生理功能、病理变化,并指导着临床诊断和治疗。

(一)说明人体的组织结构

根据阴阳对立统一的观点,中医学认为人体是一个有机整体,是一个极为复杂的阴阳对立统一体,人体内部充满着阴阳对立统一关系。即人体一切组织结构,既是有机联系的,又可以划分为相互对立的阴、阳两个方面。故《素问·宝命全形论》说:"人生有形,不离阴阳。"

一般来说,人体上部为阳,下部为阴;体表为阳,体内为阴;胸腹为阴,后背为阳;四肢外侧为阳,四肢内侧为阴。按脏腑功能特点分,五脏属里,藏精气而不泻,故为阴;六腑属表,传化物而不藏,故为阳。五脏之中,心、肺居于人体上部为阳,肝、脾、肾位于人体下部为阴。若具体到某一脏腑,则又有阴阳之分,如心有心阴、心阳,肾有肾阴、肾阳等。因此,《素问·金匮真言论》说:"夫言人之阴阳,则外为阳,内为阴。言人身之阴阳,则背为阳,腹为阴。言人身之脏腑中阴阳,则脏者为阴,腑者为阳。"人体经络亦有阴阳之分,经属阴,络属阳。而经之中有阴经与阳经,络之中又有阴络与阳络。人体气血亦分阴阳,血为阴,气为阳;在气之中,营气在内为阴,卫气在外为阳,等等。总之,人体上下、前后、内外、表里各组织结构之间,以及每一组织结构本身,无不包含着阴阳对立统一的关系。

(二)说明人体的生理功能

中医学认为人体的正常生命活动,是阴阳两个方面保持着对立统一的协调关系的结果,提出了维持人体阴阳平衡的理论。健康的机体,阴阳两个方面保持着动态的平衡,这种平衡包括机体内部以及机体与环境之间的阴阳平衡。

人体生理活动的基本规律可概括物质(阴精)和功能(阳气)的矛盾运动。营养物质(阴精)是产生功能活动(阳气)的物质基础,没有阴精则阳气无以化生;而功能活动又是营养物质的能量表现,没有功能活动,就不可能化生营养物质。如此,物质与功能、阴与阳共处于相互对立、依存、消长和转化的统一体中,维持着物质与功能、阴与阳的相对的动态平衡,维持生命活动的正常进行。

若人体内的阴阳两个方面不能相互为用，从而发生分离，即阴阳离决，人的生命活动也就终止了。人体与外在环境之间也应保持阴阳的动态平衡，如天寒地冻之时，外在环境中阴气厚重，而人体为了抵御阴寒，须添衣加被以提升阳气，从而达到阴阳的动态平衡。

（三）说明人体的病理变化

阴阳是互根互用的，又是互为制约消长的，所以人体阴阳失调就会导致阴阳的偏盛偏衰，从而产生疾病。因此，机体阴阳平衡是健康的标志，平衡的破坏意味着生病，即阴阳失调是疾病发生的基础。

1. 阴阳偏盛　即阴盛或阳盛，是指阴阳双方中任何一方高于正常水平的病变。《素问·阴阳应象大论》指出：“阴胜则阳病，阳胜则阴病。阳胜则热，阴胜则寒。”阳盛是指阳邪亢盛而表现出来的热的病变，如暑热之邪侵入人体可造成人体阳气偏盛，出现高热、汗出、面赤、口渴、脉数等热性病的表现，所以说“阳胜则热”。同时，人在高热、汗出、面赤、脉数的同时，必然出现阴液损耗而导致口渴的现象，也就是说阳盛往往可导致阴液的损伤，阳长则阴消，故曰“阳胜则阴病”。阴盛是指阴邪亢盛而表现出来的寒的病变，如过食生冷可导致机体阴气偏盛，出现泄泻、腹痛、形寒肢冷、舌淡苔白、脉沉等寒性病的表现，所以说“阴盛则寒”。同时，人在泄泻、腹痛、舌淡苔白、脉沉的同时，必然出现阳气耗伤而形寒肢冷的现象，也就是说阴盛往往可以导致阳气的损伤，阴长则阳消，故曰“阴胜则阳病”。“阳盛则热”“阴盛则寒”，符合阴阳相互消长的规律，其中，以“长”为主，以“消”为次。

2. 阴阳偏衰　即阴虚或阳虚，是指阴阳双方中任何一方低于正常水平的病变。《素问·调经论》指出：“阳虚则外寒，阴虚则内热。”在阴阳相互消长过程中，阴阳双方保持着动态的平衡，一旦出现一方不足的现象，必然导致另一方相对的亢盛。阳虚是指人体阳气虚损，不能制约体阴，导致阴相对偏盛而表现出寒的病变，如机体阳气虚弱，可导致面色苍白、神疲倦卧、畏寒肢冷、脉微等虚寒病证的表现，所以说“阳虚则寒”。阴虚是指人体的阴液不足，不能制约体阳，导致阳相对偏亢而表现出热的病变，如久病伤阴，可导致人体出现五心烦热、潮热、盗汗、口舌干燥、脉细数等虚热病证的表现，所以说“阴虚则热”。“阳虚则寒”“阴虚则热”，符合阴阳相互消长的规律，其中，以“消”为主，以“长”为次。

根据阴阳互根的原理，机体的阴或阳任何一方虚损到一定的程度，必然会导致另一方的不足。当机体阳虚至一定的程度时，则阴液无力化生，机体会出现阴虚的现象，称为“阳损及阴”。同样，当机体阴虚至一定程度时，则阳气无以化生，机体会出现阳虚的现象，称为“阴损及阳”。“阳损及阴”或“阴损及阳”，若不能及时得到调整，最终会导致“阴阳两虚”，即阴阳双方均处于低于正常水平的病理状态。

3. 阴阳转化　人体阴阳失调而出现的病理变化可以在一定的条件下各自向相反的方向转化，即阴证可以转化为阳证，阳证也可以转化为阴证。因此，《素问·阴阳应象大论》提出“重寒则热，重热则寒”“重阴必阳，重阳必阴”。由于阴阳互根互用，阴中有阳，阳中有阴，虽然阴证和阳证是对立的，有显著的差别，但这种对立又互相渗透，阳证之中还存在着阴证的因素，阴证之中也存在着阳证的因素，所以阳证和阴证之间是可以相互转化的。

另外,中医学认为,疾病的发生发展取决于两方面的因素:一是邪气,即各种致病因素的总称;二是正气,泛指人体的机能活动,与邪气相对,包括人体的抵抗力等。正气与邪气均可以用阴阳来区分其属性,正邪之间相互作用、相互斗争的情况,皆可用阴阳的消长失调,即偏盛偏衰来概括说明。正气有阴精和阳气之别;邪气有阴邪(如寒邪、湿邪)和阳邪(如风邪、火邪)之分。疾病的发生、发展也就是正邪交争的结果,正气胜则不发病或疾病好转,直至痊愈,即阴阳重新达到平衡;邪气胜则发病,或疾病加重,甚至导致死亡,即阴阳失调未能及时得到调整,甚至加重。

(四) 用于指导疾病的诊断

阴阳失调是疾病发生的根本原因,所以任何疾病不管其临床表现如何错综复杂,均可用阴阳来加以概括和说明。故曰:"善诊者,察色按脉,先别阴阳。"(《素问·阴阳应象大论》)

在临床辨证中,只有分清阴阳,才能抓住疾病的本质,做到执简驭繁。如八纲辨证中,表证、热证、实证属阳,里证、寒证、虚证属阴。所以辨别阳证、阴证是诊断的基本原则,在临床上具有重要的意义。在脏腑辨证中,尽管脏腑气血阴阳失调可表现出许多复杂的证候,但不外乎阴阳两大类,如在虚证分类中,心有气虚、阳虚和血虚、阴虚之分,气虚、阳虚属阳虚范畴,血虚和阴虚属阴虚范畴。同样,阴阳学说是分析中医四诊资料的纲目,如望诊时,患者皮肤色泽鲜明者属阳,色泽晦暗者属阴;闻诊时,患者语声高亢洪亮者属阳,低微无力者属阴;问诊时,患者喜食生冷者属阳,喜食热饮者属阴;切脉时,患者脉浮、数、洪、滑等属阳,脉沉、迟、细、涩等属阴。总之,由于阴阳偏盛偏衰是疾病过程中病理变化的基本规律,所以阴阳辨证被列为八纲辨证之首。故《景岳全书·卷之一·传忠录》说:"凡诊病施治,必须先审阴阳,乃为医道之纲领。"

(五) 用于指导疾病的防治

调整阴阳,保持阴阳的协调平衡,达到阴平阳秘,是防治疾病的基本原则。

中医学十分重视对疾病的预防。在养生防病方面,阴阳学说认为:人体的阴阳变化与自然界四时阴阳变化应协调一致,方可延年益寿。如主张顺应自然,春夏养阳,秋冬养阴,饮食有节,起居有常,精神内守,做到"法于阴阳,和于术数"(《素问·上古天真论》),借以保持机体内部及机体内外环境之间的阴阳平衡,达到防病强身的目的。阴阳学说在指导疾病治疗方面,一是确定治疗原则,二是分析和归纳药物的性能。

1. **确定治疗原则** 由于阴阳失调是导致疾病的根本原因,因此调整阴阳是治疗的基本原则。阴阳失调即阴阳出现偏盛或偏衰。阴阳偏盛形成的是实证,乃有余之证,因此其治疗原则是损其有余,实者泻之。阳偏盛而阴不虚,则属实热证,宜用寒凉药以制其阳,治热以寒,即"热者寒之"。阴偏盛而阳不虚,则属实寒证,宜用温热药以制其阴,治寒以热,即"寒者热之"。若在调整阴阳时,存在另一方偏衰的情况,则应在"损其有余"的同时,配合扶阳或益阴之法。阴阳偏衰,即阴或阳的虚损不足,或为阴虚,或为阳虚,出现的是虚证。其治疗原则是补其不足,虚者补之。阴虚不能制阳而致阳亢者,属虚热证,治疗当滋阴以抑阳,"壮水之主,以制阳光"(《素问·至真要大论》王冰注),一般不能用寒凉药直折其热。《黄帝内经》称这种治疗原则为"阳病治阴"。若阳虚不能制阴而造成阴盛者,属虚寒证,治疗当扶阳制阴,采用"益火之源,以消阴翳"(《素问·至真要大论》王冰注)的方法,即扶阳益火,一般不宜用辛温发散药以散阴寒。《黄帝内经》称这种治疗原则为"阴病治阳"。当阴阳互损,导致阴阳两虚时,应采用阴阳双补的治疗原则,即在充分补阳的基础上补阴(补阳配阴),或在充分补阴的基础上补阳(补阴配阳)。

2. 分析和归纳药物的性能　治疗疾病,不仅要有正确的诊断和治疗方法,同时还必须熟练地掌握药物的性能。只有治疗方法适宜,用药适宜,才能收到良好的疗效。药物的性能,一般来说,主要靠其气(性)、味和升降浮沉来决定,而药物的气、味和升降浮沉又皆可用阴阳来归纳和说明。

寒、热、温、凉四种药性,又称"四气",其中寒、凉属阴,温、热属阳。热证用药以寒凉药物为主,如黄芩、栀子等;寒证用药则以温热药物为主,如附子、干姜等。酸、苦、甘、辛、咸,俗称药物的"五味",尽管有些药物具有淡味或涩味,即实际上不止五种,但习惯上仍称"五味"。其中,辛、甘、淡属阳;酸、苦、咸属阴。《素问·至真要大论》说:"辛甘发散为阳,酸苦涌泄属阴,咸味涌泄为阴,淡味渗泄为阳。"升降浮沉是指药物在体内发挥作用的趋向。药物质轻,具有升浮作用的属阳,如桑叶、菊花等;药物质重,具有沉降作用的属阴,如龟板、赭石等。

总之,治疗疾病,就是根据病证的阴阳偏盛偏衰情况,确定治疗原则,选用相应的药物,从而达到治疗疾病的目的。

知识小结

《阴阳学说》自我检验单

姓名:	专业:	班级:	学号:
阴阳的概念			
阴阳的属性			
阴阳学说的基本内容			
阴阳学说在中医学中的应用			

1. 阴阳的概念。

2. 阴阳的交感、对立制约、互根互用、消长平衡、相互转化。

执考模拟题

扫码练一练

（刘　琳）

第二节 五行学说

学习目标

知识目标

掌握五行的概念、特性，五行归类表。

了解五行学说在中医学中的应用。

能力目标

能够背诵五行的特性。

能够画出五行的生克乘侮的次序图。

能够说出事物属性的五行归类表。

素养目标

环保从身边做起，培养环保意识。

本节思维导图

一、五行的概念

（一）五行的基本概念

"五"是指构成世界的五种基本物质，即木、火、土、金、水，"行"是指运动和变化之意。"五行"是指木、火、土、金、水五种物质及其运动变化。

（二）五行各自的特性

五行的特性虽然来自木、火、土、金、水，但又超越这五种具体事物本身的特性，具有更抽象的特征和更广泛的涵义。

木的特性："木曰曲直"，"曲"，屈也；"直"，伸展。"曲直"，指树木的枝条具有生长、柔和、能曲又能直的特性。因此，引申为凡是具有生长、升发、条达、舒畅等特性的事物或现象都归属于木（图1-1）。

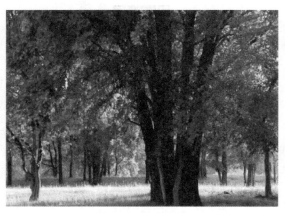

图1-1　木的特性

火的特性："火曰炎上"，"炎"，焚烧、燃烧、热烈之义；"上"，上升。"炎上"，指火具有温热、上升、升腾的特性。因此，引申为凡是具有温热、向上等特性的事物和现象都归属于火（图1-2）。

土的特性："土爰稼穑"，"爰"，通"曰"；"稼"，即种植谷物；"穑"，即收获谷物。"稼穑"，指人类种植谷物和收获谷物的农事活动。因此，引申为凡是具有生化、承载、受纳等特性的事物和现象都归属于土（图1-3）。

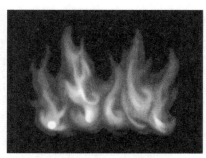

图1-2　火的特性

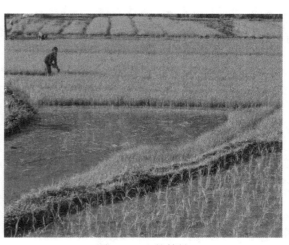

图1-3　土的特性

金的特性："金曰从革"，"从"，由也，说明金的来源；"革"，即变革。"从革"即说明通过变革而产生，绝大多数金属都是由矿石经过冶炼而产生的。金的质地沉重，常用于杀戮。因此，引申为凡是具有收敛、下降、肃杀、清洁等特性的事物和现象都归属于金（图1-4）。

水的特性："水曰润下"，"润"，即滋润、濡润；"下"，即向下，下行。"润下"，是指水滋润下行的特点。因此，引申为凡是具有寒凉、滋润、下行、闭藏特性的事物和现象都归属于水（图1-5）。

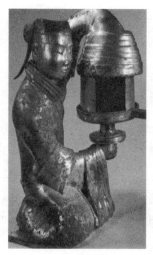

图1-4　金的特性

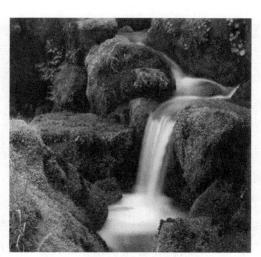

图1-5　水的特性

（三）事物属性的五行归类（表1-1）

表1-1　事物属性的五行归类表

自然界							五行	人体						
五音	五味	五色	五化	五方	五季	五气		五脏	五腑	五官	形体	情志	五华	五液
角	酸	青	生	东	春	风	木	肝	胆	目	筋	怒	爪	泪
徵	苦	赤	长	南	夏	暑	火	心	小肠	舌	脉	喜	面	汗
宫	甘	黄	化	中	长夏	湿	土	脾	胃	口	肉	思	唇	涎
商	辛	白	收	西	秋	燥	金	肺	大肠	鼻	皮	悲	毛	涕
羽	咸	黑	藏	北	冬	寒	水	肾	膀胱	耳	骨	恐	发	唾

【知识拓展】

取象比类法和推演络绎法的相关概念

1. 取象比类法　"取象"，即是从事物的形象（形态、作用、性质）中找出能反映本质的特有征象。"比类"，即是以五行各自的抽象属性为基准，与某种事物所特有的征象相比较，以确定其五行归属。如以方位配五行，日出东方，与木升发特性相似，故东方归属于木，其他以此类推。

2. 推演络绎法　即根据已知的某些事物的五行归属，推演归纳其他相关的事物，从而确定这些事物的五行归属。如已知肝属木，由于肝合胆、主筋、其华在爪、开窍于目，因此可推演络绎胆、筋、爪、目皆属于木，其他以此类推。

二、五行学说的基本内容

（一）五行相生与相克

1. 五行相生　指木、火、土、金、水之间存在着有序的依次递相资生、促进和助长的关系（图1-6）。

五行相生的次序是：木生火、火生土、土生金、金生水、水生木。在相生关系中，任何一行都有"生我"和"我生"两种关系，《难经》比喻为"母子"关系，"生我"者为"母"，"我生"者为"子"。以火为例，由于木生火，故"生我"者为木；火生土，故"我生"者为土。这样，木为火之"母"，而土为火之"子"。

2. 五行相克　指木、火、土、金、水之间存在着有序的间隔递相克制和制约的关系（图1-6）。

五行相克的次序是：木克土、土克水、水克火、火克金、金克木。在相克关系中，任何一行都有"克我"和"我克"两方面的关系。由于五行之间存在着相生相克的关系，所以对五行中的任何一行来说，都必然存在"生我""我生""克我""我克"四个方面的联系。

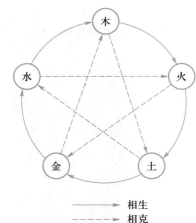

图1-6　五行相生与相克

（二）五行制化

五行制化指五行之间相互生化、相互制约，以维持平衡协调的关系。五行制化是自然界运动变化的一般规律，相生相克能促进事物生化不息。五行中的生克关系，是自然界一切事物不可分割的两个方面。没有生，就没有事物的发生和成长；没有克，就不能维持事物的正常协调和发展。生中有克，克中有生。如在相生关系中，"生我"和"我生"两者之间还存在着相克关系，以"木"为例，"生我"者为水，"我生"者为火，而水能克火。在相克的关系中，"克我"和"我克"两者之间又存在着相生的关系，仍以"木"为例，"克我"者为金，"我克"者为土，而土能生金。

（三）五行相乘与相侮

1. 五行相乘　指五行中的某一行对其所胜一行的过度克制，超过正常制约范围而出现的异常相克现象。相乘次序与相克次序是一致的（图1-7），但相克为生理现象，相乘为病理现象。引起相乘的原因主要有两个："太过"和"不及"。"太过"指五行中任何一行本身过于强盛，对被其克制一行克制太过，使被克一行虚弱。如木气亢盛，过度克制土，导致土的不足，即为"木乘土"，即以强凌弱。"不及"指五行中的任何一行本身过于虚弱，使克制它的一行乘虚侵袭，使其本身更加虚弱。如因土本身的不足，使木气相对亢盛，对土的克制相对增强，导致土更加虚弱，即为"土虚木乘"，即乘虚侵袭。

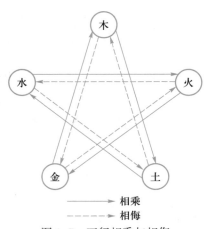

图1-7　五行相乘与相侮

2. 五行相侮　即欺负、侮弄之意，这里指"反侮"，指五行之中的某一行对其所不胜一行的反向克制。因此，相侮的次序与相克的次序相反（图1-7）。形成相侮的原因也主要有两个方面："太过"和"不及"。"太过"指五行中的任何一行过于强盛，对原来克它的一行进行"反克"。例如，在正常情况下，金克木。若木气亢盛，不仅不受金的克制，反而对金反克，称为"木侮金"。"不及"指五行中的任何某一行本身过于虚弱，不仅不能克制应克的一行，反而受到其反克。例如，在正常情况下，金应克木，若金气虚弱，不仅不能克木，反而受到木的反侮，称为"金虚木侮"。

三、五行学说在中医学中的应用

（一）说明五脏的生理功能与相互关系

1. 说明五脏的生理功能　五行学说将人体五脏分别归属于五行，以五行的特性来说明五脏的生理功能及其相互关系以及与其他组织结构的关系。如肝喜条达而恶抑郁，具有疏泄的功能，木的特性可曲可直，枝叶条达，有生发的特性，故肝属木；心阳具有温煦的作用，火性温热，其性上炎，故心属火；脾具有运化水谷精微，营养五脏六腑、四肢百骸的功能，为气血生化之源，土有生化万物的特性，故脾属土；肺性清肃，肺气以肃降为顺，金具有清肃、收敛的特性，故肺属金；肾主藏精、主水，有滋润周身的作用，水具有滋润下行的特性，故肾属水。

2. 说明五脏之间的相互联系　五脏的功能活动不是孤立的，而是相互联系的。既相互资生，又相互制约，这种相互联系的关系就是利用五行学说的生克制化理论来说明的。如肝木藏血以济心，肾水藏精以滋养肝脏，心火之热可以温养脾土，脾土之谷以养肺，肺金肃降以助肾水。此即五脏相互资生的关系。又如，肝的疏泄功能可抑制脾土的壅滞，脾运化水湿的功能可制约肾水的泛滥；肾水上济于心以防心火的偏亢；心阳的温煦功能可抑制肺的清肃太过；肺气的肃降功能可抑制肝气的升发太过。此即五脏相互制约的关系。

（二）说明五脏病变的相互影响

五脏在生理上相互联系，病理上相互影响。一脏有病，可以传至他脏，病理上的这种相互影响称为"传变"。用五行学说来说明五脏疾病的传变，其传变规律，可以分为相生关系的传变和相克关系的传变。

1. 相生关系的传变　在相生关系中，每一行都存在着"生我"和"我生"两种关系，因此相生关系的传变又包括"母病及子"（疾病由母脏传于子脏）和"子病及母"（疾病由子脏传于母脏）两个方面。

2. 相克关系的传变　在相克关系中，每一行都存在着"克我"和"我克"两种关系，因此相克关系的传变包括"相乘"和"相侮"两个方面。

（三）指导疾病的诊断

人体是一个有机整体，当内脏有病时，其功能活动的异常变化可以反映到体表相应的组织器官，出现色泽、声音、形态、脉象等方面的异常变化。综合分析望、闻、问、切四诊所搜集的资料，依据事物属性的五行归类和五行生克乘侮的变化规律，可确定五脏病变部位，推断病情进展和判断疾病的预后。

1. 确定五脏病变部位　以本脏所主之色、味、脉来诊断本脏之病和以他脏所主之色、味、脉来确定五脏相兼病变。如面见青色，喜食酸味，脉见弦象，可诊断为肝病；面见赤色，口味苦，脉见洪象，是心火亢盛之病。若脾虚患者，而面见青色，为木乘土，多见于肝气犯脾；心脏病患者，而面见黑色，为水乘火，多见于肾水上凌于心等。

2. 推断病情的轻重顺逆　由于内脏疾病皆可以从面部色泽的变化中表现出来，因此，我们可以根据"主色"和"客色"的变化，以五行的生克关系为基础，来推测病情的顺逆。"主色"是指五脏的本色，"客色"为应时之色。"主色"胜"客色"，其病为逆；反之，"客色"胜"主色"，其病为顺。

应当指出的是，疾病的表现千变万化，要做出正确的诊断，必须坚持"四诊合参"的原则，切不可拘泥于五行理论的推断，以免贻误正确的诊断和有效的治疗。

（四）指导疾病的治疗

1. 控制疾病传变　疾病的发生是人体脏腑、气血等功能失调的结果，而功能失调必然导致内脏生克关系失常。疾病的传变，多见一脏病变，波及他脏而导致疾病发生，也可他脏有病传给本脏。因此，在治疗时，除对所病脏进行治疗外，还应根据五行的生克乘侮规律，来调整各脏腑之间的相互关系，其太过者，泻之；不及者，补之，控制其传变。正如《难经》所论述的："见肝之病，则知肝当传之于脾，当先实脾。"意思是当肝气亢盛，可致木旺乘土，传病于脾，故在泻肝的同时要补脾，以防止其传变。

2. 指导脏腑用药　五脏、六腑、五体、五官和药物的五色、五味在五行的分类归属上有一定的联系。根据"同气相求"的理论原则，认为同一行的具有某种色、味的药物，常常与同一类的脏腑组织存在着某种亲和关系，并能调整该类脏腑组织的功能失调状态。如青色、酸味入肝，白芍、山茱萸味酸入肝以补肝；黄色、甘味入脾，白术味甘入脾补气；白色、辛味入肺，石膏入肺清肺泄热等。

3. 确定治则和治法　五行学说可根据相生和相克关系的不同，以确定治疗原则和治疗方法。

（1）中医根据五行"相生"规律，提出"虚则补其母，实则泻其子"的治疗原则：

1）补母：主要用于母子关系的虚证，在针灸疗法中，凡是虚证，可以补其所属的母经或母穴，如治疗肝虚证时，选取肾经合穴阴谷。此即虚则补其母，补母则子安。

2）泻子：主要用于母子关系的实证。在针灸疗法中，凡是实证，可泻其所属的子经或子穴。如肝实证可取心经荥穴少府，或本经荥穴行间治疗。此即实则泻其子，泻子则母安。

（2）根据母子相生的关系，提出以下治疗原则：

1）滋水涵木法：即滋养肾（水）阴以养肝（木）阴的方法，适用于肾阴亏损而导致的肝阴不足之证。

2）益火补土法：即温肾阳（火）以补脾（土）阳的方法，适用于肾阳衰微而导致的脾阳不振之证。在五脏配属五行中，火指心，但自命门学说兴起，对机体的温煦多指为命门之火的作用，即肾阳的作用。

3）金水相生法：即滋养肺（金）肾（水）阴虚的治疗方法，适用于肺虚不能输布津液以滋肾，或肾阴不足,精气不能上滋于肺,而致肺肾阴虚者。

4)培土生金法,即补脾(土)益气而达到补益肺(金)气的方法,适用于脾胃虚弱,不能滋养肺而致肺虚脾弱之证。

(3)中医根据五行"相克"规律,提出以下治疗原则:

1)培土制水法:适用于脾虚不运,水湿泛滥而致水肿胀满之证。土和水,指脾肾两脏,培土制水,指温运脾阳,或温肾健脾,以治疗水湿停聚为病,又称温肾健脾法。若肾阳虚不能温脾阳,则肾不主水,脾不制水,水湿不化,治当以温肾为主,兼顾健脾。

2)抑木扶土法:适用于肝的疏泄太过,木旺乘土之证。木和土,乃肝脾两脏。抑木扶土,即疏肝健脾以治疗肝旺脾虚,又称疏肝健脾法、平肝和胃法、调理肝脾法。

3)泻南补北法:适用于肾阴不足,心火偏旺,水火不济,心肾不交之证。心主火,火属南方;肾主水,水属北方。泻南补北法,即泻心火滋肾水,又称泻火补水法。

4)佐金平木法:适用于肺失清肃,肝火偏盛之证。金和木,乃肺肝两脏。佐金平木,即清肃肺气以抑制肝木,又称清肺泻肝法。

此外,在针灸疗法中,五行生克关系的应用亦有其重要的意义。针灸医家将手足十二经四肢末端的穴位分属于五行,即井、荥、俞、经、合五种穴位,分属于木、火、土、金、水,临床上即可根据不同的病情,运用五行生克乘侮规律而选择穴位,进行治疗。

同样,五行的生克关系,对于精神疗法亦有一定的指导意义。精神疗法主要适用情志失调病证。情志生于五脏,五脏之间有着生克关系,所以情志之间也存在着这种关系。正常生理状态下,人的情志变化有着相互抑制的作用,而在病理状态下人的情志变化和内脏亦有着密切关系,故在临床上即可运用情志的相互制约关系来达到调整情志治疗疾病的目的。

总之,临床上依据五行的生克规律指导和进行治疗,确有一定的实用价值。但是,五行学说毕竟存在一定的机械性,不可盲目套用,必须依据具体病情进行辨证论治,分别处理。

知识小结

《五行学说》自我检验单

姓名:	专业:	班级:	学号:
五行的基本概念			
五行的特性			

事物的五行归类	
五行学说主要内容	
五行学说在中医学中的应用	

扫码练一练

（赵 斐）

第三节 藏象学说

学习目标

知识目标

掌握五脏、六腑、奇恒之腑的主要功能。

熟悉五脏的生理联属。

了解脏腑之间的关系。

能力目标

能够背诵五脏、六腑、奇恒之腑的主要功能。

能够说出五脏的生理联属。

能够区分祖国传统医学与现代医学脏腑的异同。

素养目标

培养较强的人际沟通能力。

逐步培养分析问题、解决问题的能力。

本节思维导图

  "藏象"二字，最早见于《黄帝内经》。藏，指藏于体内的内脏。象，即征象、形象。其义有二：一是指脏腑器官的解剖形态，二是指脏腑的生理活动及病理变化表露于外的现象。藏象学说，是通过对人体生理、病理现象的观察,研究人体各脏腑的生理功能、病理变化及其相互关系的学说。

藏象学说的形成,主要有四个方面:一是古代解剖学知识;二是对人体生理、病理现象的观察;三是古代哲学思想的渗透;四是反复的临床实践,从病理现象及治疗效应分析去反证某些生理功能。

脏腑指人体内的内脏,包括五脏(心、肺、脾、肝、肾),六腑(胆、胃、小肠、大肠、膀胱、三焦),奇恒之腑(脑、髓、骨、脉、胆、女子胞)。五脏六腑各自有不同的生理特点,五脏,具有化生和贮藏精、气、血、津液的功能,以藏为主;六腑,具有受纳和腐熟水谷,传化和排泄糟粕的功能,以通为用。奇恒之腑,其形态类似于腑,多为中空的腔性器官,名为腑,但又不与水谷直接接触,其功能类似于脏,贮藏精气而不化生精气,与五脏六腑有异,故称为奇恒之腑。中医学中的脏腑与现代医学的脏腑,虽然解剖名称相同,但其具体的含义,却不完全相同。中医学的脏腑不单纯是一个解剖学概念,更重要的是一个生理、病理学方面的概念。

六腑,以"传化物"为其生理特点。六腑之间的关系,主要体现在饮食物的消化、吸收和排泄过程中的相互联系和密切配合。饮食入胃,经胃的腐熟和初步消化,下传于小肠。小肠受盛胃下移的食糜,再进一步消化,泌别清浊。其清者为精微物质,经脾的转输以营养全身。其浊者为剩余的水液和食物残渣,经肾的气化,水液形成尿液渗入膀胱,排出体外;而糟粕残渣,进入大肠,大肠对其水液再吸收,经传导功能,将糟粕由肛门排出体外。在饮食物的消化过程中,还有赖于胆汁的排泄以助消化。三焦不仅是水谷传化的道路,更重要的是三焦的气化,推动和支持着传化功能的正常进行。因此,人体对饮食物的消化、吸收和排泄,是由六腑分工合作共同完成的。由于六腑传化水谷,需要不断地受纳排空,虚实更替,故有"六腑以通为用""六腑以通为顺"之说。

脏属阴,腑属阳;阳主表,阴主里。一脏一腑,一里一表,一阴一阳相互配合,经脉相互络属,所以脏与腑之间的关系,主要是阴阳表里相互配合关系。

一、五脏

(一) 心

1. 解剖形态　心位于胸腔之左,横膈之上,两肺之间,色红呈尖圆形,似倒垂的莲花,中有孔窍,外有心包络围护。

2. 主要功能

(1) 主血脉:"主"有主宰、管理的意思。血即血液,脉即脉道。心主血脉包括心主血和心主脉两方面。心主血,是指心气具有推动血液在脉中运行的功能。血具有营养作用,血流动不止,运行全身,濡养五脏六腑、四肢百骸、皮肉筋骨等组织器官,从而维持正常的功能活动。而血液的运行主要靠心气的推动,只有心气充足,才能维持正常的心力,血液才能在脉内运行不息,营养全身。心主脉,脉即血脉,为血之府,是血液运行的通道,心与脉相连,脉道的通利与否,直接影响着血液的正常运行。因此,心既主血,又主脉。

综上所述,血液正常运行,必须以心气充沛、血液充盈、脉道通利为最基本的前提条件。

(2) 主神志:又称"心藏神"。中医学理论中"神"的概念,有广义和狭义之分。广义的神,是指整个人体生命活动的外在表现,如人体的征象、面色、眼神、言语、表情、活动姿态等。狭义的神,是指心所主的神志,即精神、意识、思维活动。

心主神志的生理功能与主血脉的生理功能密切相关。因为血液是神志活动的物质基础,心主血脉,输送血液以养全身,也为心的生理功能提供了必要的物质,所以说心血能养心神。只有心气血充盈,才能神志清晰,思维敏捷,精神充沛;若心气血不足,则心神不宁、失眠、健忘、精神萎靡。

3. 生理联属

(1) 在志为喜:《素问·阴阳应象大论》说:"在脏为心……在志为喜。"喜为心之志。一般来说,喜属良性刺激,有益于心的生理功能,如果喜乐过度,可使心神受伤。

(2) 在液为汗:亦称"汗为心之液"。汗是由津液通过阳气的蒸腾气化后,从玄府(汗孔)排出的液体。津液又是血的组成部分,而心又主血,故有"血汗同源"之说。如心气不足,表卫不固,则自汗;心阴虚弱,阴不敛阳,则盗汗。

(3) 在体合脉,其华在面:心合脉,是指全身血脉都归属于心。华,是光彩之义。其华在面,是指由于头面部的血脉极为丰富,心主血脉的生理功能正常与否,可从面部反映出来。心气旺盛,血脉充盈,面色红润有泽;心气不足,心血亏少,面色淡白无华。

(4) 在窍为舌:在窍,即是开窍。心经的别络上行于舌,舌为心之外侯,又称舌为"心之苗",由于心的气血上荣于舌,以保持舌的主司味觉和语言表达的生理功能。心的功能正常与否,可以从舌面上反映出来。心气血充足,舌体红活荣润,柔软灵活,味觉灵敏,语言流利。心血不足,舌质淡白;心血瘀阻,舌质紫暗或有瘀斑等。

【知识拓展】

心 包 络

心包络,简称心包,又称"膻中",是包在心外面的包膜,具有保护心的作用。在经络学说中,手厥阴经属于心包络,与手少阳三焦经相为表里,故心包络亦称为脏。但藏象学说认为,心包络是心之外围,有保护心的作用,所以外邪侵袭于心,首先心包络受病。因此,在外感热病中出现的神昏、谵语等症,称为"热入心包"或"蒙蔽心包"。

(二)肺

1. 解剖形态　肺位于胸腔,左、右各一,上连气道,与喉相通。因其覆盖其他脏腑,是五脏六腑中位置最高者,故称"华盖"。又因肺叶娇嫩,不耐寒热,易被邪侵袭,故又称"娇脏"。

2. 主要功能

(1) 主气,司呼吸:是指肺具有主持呼吸之气和一身之气的功能。

肺主呼吸之气,是指通过肺呼吸运动,吸入自然界的清气,呼出体内的浊气,以进行体内外气体交换的功能。肺主呼吸之气的功能正常,则气道通畅,呼吸调匀。若病邪犯肺或他脏疾病,影响肺的呼吸功能,可出现胸闷、咳嗽、喘促、呼吸不利等症状。肺主一身之气,是指一身之气都归属于肺,即肺具有主持、调节全身之气的作用。肺主一身之气的功能正常,则各脏腑之气旺盛。

反之,肺主一身之气的功能异常,必然影响宗气的生成和全身之气的升降出入运动,表现出少气不足以息、声低气怯、肢倦乏力等症状。

(2) 主宣发肃降,通调水道:宣发,即宣布、发散,指肺气向上的升宣和向外周布散的功能;肃降,即清肃、洁净和下降,是指肺气清肃和向下通降以保持呼吸道洁净的作用。

肺主宣发,主要体现在三个方面:一是通过肺的呼吸运动排出体内的浊气;二是将脾转输的津液和水谷精微布散到全身和外达皮毛;三是宣发卫气,调节腠理开合,将代谢后的津液变为汗液,排出体外。若肺气失宣,则呼吸不利、胸闷、咳嗽、鼻塞、无汗。

肺主肃降,主要体现于三个方面:一是吸入自然界的清气;二是将吸入的清气及由脾转输至肺的津液和水谷精微向下布散;三是肃清肺和呼吸道内的异物,保持呼吸道的洁净。肺失肃降,则呼吸短促或表浅,咳痰、咯血。

通调水道:通,即疏通;调,即调节;水道是指水液运行和排泄的通路。肺通调水道的功能,是通过肺宣发和肃降对体内水液输布和排泄起着疏通和调节的作用。肺气的宣发,不但将津液和水谷精微布散到全身,而且调节汗液的排泄;肺气的肃降,将水液不断地向下输送,经肾和膀胱的气化作用,生成尿液排出体外。如肺失通调,则水液停聚而生痰、成饮,甚则形成水肿等病变。

(3) 朝百脉、主治节:朝,朝向、聚会之意。肺朝百脉,是指全身的血液通过血脉流注而汇聚于肺,通过肺的呼吸,进行体内外气体的交换,然后输布到全身。所以肺朝百脉的生理作用是助心行血。主治节,是指治理和调节之意。其功能主要体现于以下四个方面:一是肺主呼吸,调节人体呼吸有节律地进行;二是治理和调节全身的气机;三是调节气的升降出入运动,辅助心脏,推动和调节血液的运行;四是通过肺的宣发肃降,治理和调节津液的输布、运行和排泄。

3. 生理联属

(1) 在志为忧(悲):忧愁和悲伤均属于非良性刺激,易耗气,由于肺主气,所以悲忧易伤肺。

(2) 在液为涕:涕是鼻腔黏膜分泌的黏液,可润泽鼻窍。肺的病变,可反映于涕。肺寒,鼻流清涕;肺热,鼻涕黄浊;肺燥,鼻干、少涕。

(3) 在体合皮,其华在毛:皮毛,包括皮肤、汗腺、毫毛等组织,是一身之表。肺有宣发卫气、输精于皮毛的功能。肺气宣发,则皮肤致密,毫毛光泽,抗御外邪能力较强;若肺气虚弱,不能输精于皮毛,则皮毛憔悴枯槁,肌表不固,抗御外邪侵袭能力低下,可见自汗出,易外感。

(4) 在窍为鼻:鼻与喉相通而连于肺,是呼吸的门户,故有"鼻为肺之窍""喉为肺之门户"之说。鼻、喉的通气功能,鼻的嗅觉和喉的发音,都与肺气的功能密切相关。肺气和,则呼吸通利,嗅觉灵敏,声音能彰。

(三) 脾

1. 解剖形态　脾位于腹腔上部,膈膜之下,左季肋的深部,附于胃的背侧左上方,是一个形如刀镰,扁平椭圆弯曲状的器官。

2. 主要功能

(1) 主运化:运,即转运输送;化,即消化吸收。脾主运化,是指脾具有把水谷精微转输至全身各脏腑组织的功能。脾的运化功能,包括运化水谷和运化水液两个方面。

运化水谷：水谷，泛指各种饮食物。脾运化水谷，是指脾对饮食物的消化和吸收作用。饮食入胃，经胃的初步消化，小肠的进一步消化和吸收，必须依赖脾的运化功能，将水谷化为精微，再经过脾的转输和散精功能，将水谷精微"灌溉四旁"和布散全身。若脾失健运，则机体的消化吸收功能失常，可出现腹胀、便溏、纳呆、倦怠和气血不足等病理变化。所以脾胃为"后天之本""气血生化之源"。

运化水液：也可称"运化水湿"，指脾对水液的吸收、转输和布散的作用。脾在运化水谷精微的同时，也运化水液。脾能将水液上输于肺，通过肺的宣发和肃降，将水液输送到全身，使其得到水液的滋润和濡养，剩余的水分则转输至肺和肾，经肺、肾的气化功能，化为汗液和尿液排出体外。因此，脾的运化水液功能强盛，可防止水液在体内停滞。若脾运化水液功能减退，必然导致水液停滞，产生痰、湿、饮等病理产物，出现便溏、水肿等。

脾运化水谷和运化水液两方面的作用，是相互联系、相互影响的，一方面功能失常，可导致另一方面的功能失常。

（2）主升清：指脾的运化功能，以"升清"为主。"升"，指上升输布和升举；"清"，指水谷精微等营养物质。脾主升清，是指脾将水谷精微等营养物质吸收并向上转输于心、肺、头目，并通过心肺的气化作用化生气血，以营养全身。其运化特点是以上升为主，故说"脾气主升"。脾的升清功能正常，水谷精微等营养物质才能正常吸收和输布，气血充盛，人体生机盎然，内脏各安其位。若脾气不能升清，则水谷不能运化。气血生化无源，则神疲乏力、头目眩晕、腹胀、泄泻等。脾气下陷，则久泄脱肛，内脏下垂。

（3）主统血：统，即统摄、控制，指脾有统摄和控制血液在经脉中运行，防止逸出脉外的功能。脾统血的作用是通过气摄血作用来实现的。由于脾为气血生化之源，气为血帅，血随气行，因此脾的运化功能健旺，则气血充盈，气旺固摄功能亦强，则血液不致外逸。气的固摄功能减退，可导致出血，称为脾不统血。

3. 生理联属

（1）在志为思：思，即思考、思虑，是人精神意识思维活动的一种状态。正常的思考，对机体的生理活动无不良影响，若思虑过度，所思不遂，则主要影响气的正常运行，导致气滞和气结，从而影响脾的运化和升清，表现为不思饮食、脘腹胀闷、头目眩晕等。

（2）在液为涎：涎为口津，唾液中较清稀的称为涎，可润泽口腔，助吞咽和消化。在正常情况下，涎上行于口，但不溢于口外。若脾胃不和，涎分泌增多，口涎自出，故说脾在液为涎。

（3）在体合肌肉，主四肢：由于脾主运化，为气血生化之源。全身的肌肉、四肢都要靠其运化的水谷精微来营养，才能使肌肉丰满、健壮。四肢是人体之末，又称"四末"，同样需要脾胃运化的水谷精微营养。脾气健运，则肌肉丰满、壮实，四肢活动有力；脾失健运，则肌肉瘦削、痿软，四肢倦怠无力甚或痿废不用。

（4）在窍为口，其华在唇：脾的运化功能与食欲、口味有密切关系。脾气健运，口味正常，食欲旺盛；脾失健运，口淡乏味，食欲缺乏；湿邪困脾，口腻、口甜。口唇的肌肉由脾所主，其色泽能反映全身气血状况。脾气健运，气血充足，营养良好，口唇红润光泽；脾失健运，气血虚少，营养不良，口唇淡白无华。

（四）肝

1. 解剖形态　肝位于腹部,横膈之下,右胁下而稍偏左,其色紫赤,为分叶脏器,左右分叶。

2. 主要功能

（1）主疏泄:疏,即疏通、疏导;泄,即发泄、升发。肝主疏泄,指肝具有疏通、舒展、条达、升发的特性。肝的疏泄功能,主要与肝为刚脏、性喜条达、主升主动的生理特点有关,最主要的表现是调畅人体气机,其具体作用表现为以下五个方面:

1）调畅气机:肝主疏泄直接影响气机调畅。气机,是指气的升降出入运动形式。机体的各脏腑、组织器官的运动全赖于气的升降出入。肝的生理特点是主动、主升,因此对气机的疏通、升发、调畅,都起着重要的作用。只有气机调畅,才能维持气的正常运行。气行则血行。肝气舒畅条达,气机调畅,血液得以运行,脏腑功能正常。肝失疏泄,气机不调,必然影响气血的正常运行。气机阻滞,则胸胁、两乳或少腹胀痛不适。气滞而血瘀,则胸胁刺痛,经行不畅,痛经、经闭,甚至癥积、肿块。肝气升发太过,气机上逆,则面红耳赤,头目胀痛,烦躁易怒;血随气逆,则吐血、咯血,甚而薄厥。

2）促进津血运行:肝主疏泄,在调畅气机的同时,也促进了津液的输布和血液的循行。即所谓"气行则血行,气行则水行"。病理上,疏泄太过,导致血随气逆,则可见各种出血之症。而疏泄不及,气机郁滞,一方面可导致津行障碍,水液异化为痰湿等内生之邪,如痰气互结而成痰核,或气血水停滞搏结而成臌胀;另一方面则可影响血液循行而致血瘀,产生瘕积、肿块及妇女闭经等。

3）促进消化吸收:肝的疏泄功能对消化吸收的作用主要是通过两个方面来实现的。其一,协调脾胃气机的升降。胃主受纳,脾主运化;胃气主降,脾气主升,共同完成脾胃的消化功能。肝的疏泄功能是维持脾胃升降协调的重要条件。肝失疏泄,脾胃升降失常,除肝气郁结的症状外,还可出现胃气不降的呕逆、嗳气、脘腹胀痛等肝胃不和的症状,又可出现脾气不升的腹胀、泄泻等肝脾不调之证。其二,调节胆汁的分泌和排泄。胆汁来源于肝,为肝之余气所化,而胆汁泄注于小肠,又有赖于气机的调畅。因此,胆汁的分泌和排泄,实际上取决于肝主疏泄的功能。肝的疏泄功能正常,则胆汁排泄通畅,有助于饮食物的消化吸收;若肝失疏泄,就影响胆汁的分泌与排泄,则胆汁量少而稠,排泄不畅,易出现胁肋胀痛,口苦纳呆,甚则黄疸等。

4）调畅情志:情志活动除由心所主外,与肝的疏泄功能亦密切相关。肝的疏泄功能正常,气机调畅,气血和调,则精神愉快,心情舒畅;肝的疏泄不及,肝气郁结,则心情易于抑郁,沉闷不乐;肝的升发太过,肝阳上亢,则精神亢奋,烦躁易怒等。

5）调节生殖功能:男女的生殖功能,尤其是男子的排精、女子的排卵和月经来潮,与肝的疏泄功能密切相关。男子精液的正常排泄,是肝、肾二脏相互协调的结果。肝疏泄功能正常,则精液排泄通畅有度;肝失疏泄,则排精不畅。女子月经及排卵亦受肝主疏泄功能的影响。肝疏泄功能正常,则月经周期正常,经行通畅;若肝疏泄功能不及,则月经周期紊乱,经行不畅,甚或痛经。

（2）主藏血:肝藏血是指肝具有贮藏血液和调节血量的功能。

贮藏血液:血液来源于水谷精微,生化于脾而藏于肝。故有肝主"血海"之称。肝内贮存一定的血液,既可以濡养自身和制约肝的阳气,而维持肝的阴阳平衡,又可防止出血。因此,肝不藏血,不仅可以出现肝血不足,阳气升腾太过,而且还可以导致各种出血。

调节血量:在正常的生理情况下,人体各部所需血量常随着不同的生理需要而改变。由于肝对血液有贮藏和调节作用,所以人体各部分的生理活动都与肝有密切关系。肝藏血功能失常,既可出现两目干涩、昏花或夜盲、筋脉拘急、肢体麻木、月经量减少,甚至闭经等肝血不足之症,又可出现吐血、女子月经量过多甚至崩漏等。

3. 生理联属

(1) 在志为怒:怒属于一种不良的精神刺激,可使气血上逆,阳气升泄。因肝主疏泄,肝气有升发的特性,故在志为怒。大怒易致肝气升发太过,所以"怒伤肝"。反之,肝的阴血不足,阳气失于制约,升泄太过,则易发怒。

(2) 在液为泪:泪自目出,在正常情况下,泪可濡润、保护眼睛而不外溢。因肝开窍于目,故称泪为肝之液。当肝功能失常时,可见泪液分泌异常。肝的阴血不足,泪液分泌减少,则两目干涩;肝经湿热,则目眵增多等。

(3) 在体合筋,其华在爪:筋即筋膜,附着于骨而聚于关节,是联结关节、肌肉的一种组织。筋和肌肉的收缩和弛张,可使肢体、关节屈伸或转侧。筋司运动的功能有赖肝血的滋养。爪,即爪甲,包括指甲和趾甲,乃筋之延续,故称"爪为筋之余"。肝血充盈,筋有所养,关节运动灵活有力,爪甲坚韧明亮,红润光泽。肝血不足,筋膜失养,则表现为筋力不健,运动不利,可见手足震颤,屈伸不利,肢体麻木,爪甲软薄,枯而色夭,甚则变形脆裂。

(4) 在窍为目:肝的经脉上联于目系,目的视力有赖于肝气之疏泄和肝血之濡养。肝的功能正常与否,可以从目上反映出来。肝之阴血不足,则两目干涩,视物不清或夜盲;肝经风热,目赤肿痛;肝火上炎,目赤生翳等。

(五) 肾

1. **解剖形态** 肾位于腰部脊柱两侧,左、右各一,外形椭圆弯曲,状如豇豆。

2. **主要功能**

(1) 藏精,主生长、发育和生殖:精的含义有广义和狭义之分。广义的精,泛指构成人体和维持人体生长发育、生殖和各脏腑功能活动的精微物质,包括先天之精和后天之精。狭义的精,是指禀赋于父母而贮藏于肾,具有生殖作用的精微物质,又称生殖之精。肾藏精,指肾对精有封藏作用,使之不无故流失,使精气在体内充分发挥其生理效应,故称肾为"封藏之本"。肾所藏之精,分为"先天之精"和"后天之精"。"先天之精"是禀受于父母的生殖之精,与生俱来,是构成胚胎发育的原始物质。"后天之精"指出生以后,来源于摄入的饮食物,通过脾胃运化功能而生成的水谷之精气,以及各脏腑生理活动所化生的精气,通过代谢平衡后的剩余部分,藏于肾。"先天之精"与"后天之精"来源虽然不同,但同归属于肾,二者相互依存,相互为用,"先天之精"要靠"后天之精"的不断培育和充养,才能充分发挥其生理效应;"后天之精"又依赖"先天之精"的活力资助。两者密切结合而组成肾中的精气。肾精与肾气,一般地说,肾精是有形的,肾气是无形的。肾精散,则化为肾气;肾气聚,则变为肾精。两者在相互转化之中,可分不可离,故往往统称"肾中精气"。

《素问·上古天真论》说："女子七岁,肾气盛,齿更发长;二七,而天癸至,任脉通,太冲脉盛,月事以时下,故有子;三七,肾气平均,故真牙生而长极;四七,筋骨坚,发长极,身体盛壮;五七,阳明脉衰,面始焦,发始堕;六七,三阳脉衰于上,面皆焦,发始白;七七,任脉虚,太冲脉衰少,天癸竭,地道不通,故形坏而无子也。丈夫八岁,肾气实,发长齿更;二八,肾气盛,天癸至,精气溢泻,阴阳和,故能有子;三八,肾气平均,筋骨劲强,故真牙生而长极;四八,筋骨隆盛,肌肉满壮;五八,肾气衰,发堕齿槁;六八,阳气衰竭于上,面焦,发鬓斑白;七八,肝气衰,筋不能动;八八,天癸竭,精少,肾脏衰,形体皆极,则齿发去。"

肾中精气的生理效应,主要有两个方面:一是促进机体的生长发育和生殖机能。人体的生长发育包括先天和后天两部分。人自形成胚胎起,在母体内靠肾中精气的作用,才能得到正常的生长发育,从而形成完整的机体。出生后,人的生、长、壮、老、已均与肾中精气的盛衰密切相关。二是调节机体的代谢和生理功能活动。肾的这一活动是通过肾阳和肾阴来实现的。肾阳和肾阴都由肾中精气所化生,具有促进机体温煦、运动、兴奋和气化功能的称为肾阳,古代医家称之为"真阳""元阳";具有促进机体的滋润、宁静、成形和制约阳热功能的称为肾阴,古代医家称之为"真阴""元阴"。

肾阴肾阳为机体阴阳的根本。二者之间相互制约、相互为用,维持着肾脏本身及各脏阴阳的相对平衡。由于某些原因,这种相对平衡关系遭到破坏而又不能自行恢复时,则可形成肾阴虚或肾阳虚。肾阴虚可见内热、眩晕、耳鸣、腰膝酸软、遗精、舌红少津等证候;肾阳虚可见疲惫乏力、形寒肢冷、腰膝冷痛或痿弱、小便清长或不利或遗尿失禁、舌淡以及性机能减退和水肿等证候。由于肾阴和肾阳均以肾中精气为其物质基础,肾的阴虚或阳虚,实质上均是肾中精气不足的表现。因此肾阴虚到一定程度时可以累及肾阳,肾阳虚到一定程度时也可累及肾阴,发展为阴阳两虚。

(2) 主水:是指肾具有主持和调节水液代谢的重要作用。肾主水的功能,主要依靠肾阳对水液的蒸腾气化作用来实现。在正常情况下,水液是经肺的宣发肃降,通调水道,脾的运化水液,肾的蒸腾气化,以三焦为通道,输送到全身,代谢后的津液,则化为汗液、尿液和气排出体外。所以,肾中精气的蒸腾气化,主宰着整个津液代谢过程。特别是尿液的生成和排泄,与肾中精气的气化直接相关。肾的气化失常,既可引起关门不利,小便排泄障碍而尿少、水肿,又可引起气不化水,而致小便清长、尿多、尿频。

(3) 主纳气:纳,即固摄、受纳。肾主纳气,指肾具有摄纳肺吸入之自然界的清气,防止呼吸表浅的功能。人体的呼吸虽为肺所主,但必须依赖于肾的纳气作用,才能保持一定的深度。《类证治裁·喘症》说:"肺为气之主,肾为气之根;肺主出气,肾主纳气,阴阳相交,呼吸乃和。"肾的纳气功能正常,则呼吸均匀和调。反之,摄纳无权,可见呼多吸少,动则喘甚等。

3. 生理联属

(1) 在志为恐:恐是人们对事情惧怕的一种精神状态,惊恐相似,但惊为不自知而受惊,恐为自知,俗称胆怯。对机体的生理活动来说,恐属于一种不良刺激,可使机体的气机运行紊乱而伤肾,使肾气不固,精气下泄,则二便失禁。故古人云"恐伤肾""恐则气下"。

(2) 在液为唾:口津中较稠厚的称作唾。唾为肾精所化。若多唾或久唾,则易耗伤肾精。

(3) 主骨生髓通于脑,其华在发:肾中精气是促进机体生长发育功能的重要组成部分。肾藏精,精生髓,髓居骨中,滋养骨骼。肾精充足,骨髓充盈,则骨骼发育正常,坚固有力。肾中精气不足,骨髓空虚,则骨软无力,小儿囟门迟闭,老年人骨质脆弱,易于骨折等。

"齿为骨之余"。齿与骨同出一源,也是由肾中精气充养。牙齿的生长与脱落,与肾中精气的盛衰密切相关。肾精充沛,牙齿坚固而不易脱落;肾精不足,小儿牙齿生长迟缓,成人牙齿易于松动脱落。

髓有骨髓、脊髓和脑髓之分,均由肾中精气所化生。脊髓上通于脑,髓聚而成脑,故称脑为"髓海"。肾中精气充盈,髓海得养,脑的发育就健全;反之,肾中精气不足,髓海失养,则脑转耳鸣。

"发为血之余"。发的营养来源于血,但发的生机根源于肾。肾藏精,精能化血,精血旺盛,则毛发润泽,故肾"其华在发"。发的生长与脱落、润泽与枯槁,与肾精盛衰有密切关系。

(4) 在窍为耳及二阴:耳是听觉器官,耳的功能靠肾中精气的充养。肾精充盈,髓海得养,则听觉灵敏;肾精虚衰,髓海失养,则听力减退,或见耳鸣耳聋。

二阴,即前阴和后阴。前阴包括尿道和外生殖器,后阴即肛门。尿液的排泄虽与膀胱有关,但有赖于肾的气化作用;生殖功能由肾所主。大便的排泄虽属大肠的传化功能,但要靠肾的气化作用才能顺利排便。肾气虚衰,在小便方面可见尿频、尿少或失禁;在大便方面,可出现五更泻或便秘。

二、六腑

六腑,即胆、胃、小肠、大肠、膀胱、三焦的总称。它们共同的生理功能是:将饮食物腐熟消化,传化糟粕。饮食物自进入人体至排出体外,要通过七道关隘,《难经》称之为"七冲门"。

【知识拓展】

《难经·四十四难》曰:"七冲门何在?唇为飞门,齿为户门,会厌为吸门,胃为贲门,太仓下口为幽门,大肠小肠会为阑门,下极为魄门,故曰七冲门也。"

(一) 胆

1. 解剖形态 胆与肝相连,附于肝之短叶间,呈中空囊状器官。

2. 生理功能

(1) 贮藏和排泄胆汁:胆汁来源于肝之精气所化生,贮藏于胆。胆内贮藏清净之胆汁,其味苦,色黄绿,浓缩并泄于小肠,有助于饮食物的消化。胆汁的化生和排泄,依赖于肝的疏泄功能。肝气疏泄正常,胆汁排泄畅达,则饮食物消化正常。肝失疏泄,胆汁排泄不利,则消化障碍,可见胁下胀痛,厌食油腻,腹胀腹泻;胆汁外溢,浸渍肌肤,发为黄疸;胆气不利,胆汁上逆,可见口苦、呕吐黄绿苦水。

(2)主决断:胆主决断,指胆在精神意识思维活动过程中,具有判断事物、做出决定的作用。气以胆壮,邪不可干。胆气豪壮之人,剧烈的精神刺激对其所造成的影响不大,且易于恢复。胆气虚弱的人,在受到精神刺激时,易于出现惊悸、虚怯、失眠、多梦等精神情志证候。

胆汁直接助饮食物的消化,故胆为六腑之一。因胆本身并无传化水谷的功能,且藏精汁,故又属奇恒之腑。

(二)胃

1. 解剖形态 胃位于膈下,腹腔上部,外形屈曲。上接食管,下通小肠。

2. 生理功能

(1)主受纳、腐熟水谷:受纳,是接受和容纳的意思;腐熟,是饮食物经胃初步消化,形成食糜之意。饮食物入口,经过食管进入胃中,胃加以接受、容纳,故称胃为"太仓""水谷之海"。饮食物经过胃的腐熟,下传于小肠,其精微经脾之运化而营养全身。胃的受纳和腐熟功能的强弱,取决于胃气的盛衰。胃气强,则能食;胃气弱,则食少等。

(2)主通降:是指胃的气机宜保持通畅下降的特性。饮食物入胃,经胃的腐熟形成食糜,须下行于小肠,进一步消化吸收。所以胃主通降,以降为和。胃降是相对脾升而言,胃的降浊功能是受纳的前提条件。若胃失通降,不仅影响食欲,而且因浊气在上出现口臭,胃脘胀闷或疼痛,大便秘结。甚者胃气上逆,则出现恶心、呕吐、呃逆、嗳气等。

(三)小肠

1. 解剖形态 小肠位于腹中,呈迂曲回环叠积的中空管状。上与胃相通,下连大肠。

2. 生理功能

(1)主受盛和化物:受盛,即接受,以器盛物之意;化物,即变化、消化、化生之意。小肠的受盛功能主要体现于两个方面:一是小肠接受经胃初步消化之饮食物,起到盛器的作用;二是经胃初步消化的饮食物,须在小肠内停留一定的时间,以利于进一步消化吸收。小肠的化物功能,是指小肠将初步消化的食糜,进一步消化吸收,将水谷化为精微。在病理上,小肠受盛功能失调,则气机失于通调,滞而为痛,表现为腹部疼痛等。小肠化物功能失常,可以导致消化吸收功能障碍,表现为腹胀、腹泻、便溏等。

(2)泌别清浊:泌,即分泌;别,即分别;清,即精微物质;浊,即代谢产物。所谓泌别清浊,是指小肠对承受胃初步消化的食糜,作进一步消化的同时,进行分清和别浊的功能。小肠的泌别清浊功能主要体现在三个方面:一是将消化的饮食物分为水谷精微和食物残渣两部分;二是将水谷精微吸收,把食物残渣输送到大肠;三是在吸收水谷精微的同时,也吸收了大量的水液,并将剩余的水液经肾的气化渗入到膀胱,形成尿液。泌别清浊功能正常,则二便正常;泌别清浊功能失调,则清浊不分,混杂而下,可见便溏腹泻、尿短少。由于小肠在泌别清浊过程中参与了水液代谢,故有"小肠主液"之说。

(四) 大肠

1. **解剖形态**　大肠位于腹腔之中，是一个管道器官，呈回环叠积状，上口在阑门处接小肠，下端紧接肛门。

2. **生理功能**　大肠的生理功能是传化糟粕。传化，即传导、变化。大肠接受小肠泌别清浊后的食物残渣，将其中多余的水液再吸收，使之形成粪便，向下传导，经肛门传出体外。大肠传导失常，主要表现为排便异常。大肠湿热，气机阻滞，可见腹痛下痢，里急后重，下痢脓血。大肠虚寒，吸收水分不足，则水谷杂下，肠鸣、泄泻；大肠实热，销铄津液，则肠液干枯而便秘。故大肠有"传导之官"之称。

(五) 膀胱

1. **解剖形态**　膀胱位于下腹部，为中空囊状器官。上有尿管与肾相通，下有尿道，开口于前阴。

2. **生理功能**　膀胱的主要功能是贮藏和排泄尿液。人体的水液在代谢过程中，经利用后的浊液经肾的气化生成尿液，贮存于膀胱，再通过肾和膀胱的气化作用，及时自主地排出体外。膀胱气化不利，可见尿少或癃闭等；气化失约，可见尿频、小便失禁等。

(六) 三焦

1. **解剖形态**　三焦是上焦、中焦、下焦的总称，是藏象学说中的一个特有名称。三焦并非一独具之腑，五脏六腑之中，三焦最大，无与匹配，故称"孤腑"。

2. **生理功能**

(1) 通行元气：元气，是人体最根本的气，是生命活动的原动力，根源于肾，通过三焦而输布于全身，激发、推动各脏腑组织的功能活动。由于元气是脏腑气化功能的动力，因此三焦通行元气的功能关系到整个人体的气化作用。

(2) 疏通水道，运行水液：水液代谢是由诸多脏腑的共同作用来完成的，但必须以三焦为通道才能上腾下达。因此，三焦有疏通水道、运行水液的作用，是水液升降出入的道路。中医学把水液代谢的协调平衡作用，称为"三焦气化"。

三焦的部位划分及其各自的生理特性如下。

上焦：一般将横膈以上的胸部称为上焦，包括心、肺。上焦主宣发卫气，敷布水谷精微和津液，发挥营养和滋润全身的作用，如雾露之溉，故称"上焦如雾"。

中焦：一般将横膈以下，脐以上的腹部称为中焦，包括脾、胃、肝、胆。中焦具有消化、吸收并输布水谷精微和津液，化生气血的作用，如酿酒发酵一样，故称"中焦如沤"。

下焦：一般将脐以下的部位称为下焦，包括小肠、大肠、肾、膀胱、女子胞、阴部等。下焦主要是泌别清浊，排泄糟粕和尿液，有如水浊不断向下疏通，向外排泄一样，故称"下焦如渎"。

三、奇恒之腑

脑、髓、骨、脉、胆、女子胞总称为奇恒之腑。六者之中，胆既属六腑又属于奇恒之腑，在六腑已述。骨、脉、髓已在五脏有关内容中提及,本处只叙述脑、女子胞二者。

(一) 脑

1. 解剖形态 脑,居颅腔之中,由精髓汇集而成,故名"髓海"。

2. 生理功能

(1) 主精神意识:脑具有主精神、意识、思维的功能。脑主精神意识的功能正常,则精神饱满,思维灵敏,意识清楚,记忆力强,语言清晰,情志活动正常。否则,便出现神明异常。

(2) 主感觉运动:人的视、听、言、动等,与脑密切联系。脑主感觉运动功能正常,则视物精明、感觉正常、听力正常、嗅觉灵敏、运动如常。反之,不论虚实,都会表现为听觉失聪、视物不明、感觉异常、嗅觉不灵、运动失常等。

(二) 女子胞

1. 解剖形态 女子胞又称"胞宫",位于小腹正中部,膀胱之后,盲肠之前,下口与阴道相连,呈倒置的梨形,是女性特有的脏器。

2. 生理功能

(1) 主月经:健康女子到 14 岁左右,肾中精气旺盛,产生了一种促进性腺发育成熟和维持生殖功能作用的精微物质,称为"天癸"。在"天癸"的促发下,子宫发育完全,任脉通畅,冲脉旺盛,月经来潮。到 50 岁左右,肾中精气渐衰,"天癸"渐竭,冲、任二脉的气血也逐渐衰少,月经紊乱,乃至绝经。因此,女子胞是女子发育成熟后主持月经的器官。

(2) 孕育胎儿:女子发育成熟,月经来潮,便有了生殖和养育胞胎的能力。受孕之后,女子胞就成为保护和孕育胎儿的主要器官。

四、脏腑之间的关系

人是一个有机的整体。中医理论不仅注重每一个脏与腑各自的生理功能,而且非常重视脏腑之间在生理功能上的相互协调与联系,强调这种协调与联系关系着人的健康与疾病。因此,研究脏腑之间的关系,也是藏象学说的重要内容。

(一) 脏与脏之间的关系

1. 心与肺 心与肺的关系,主要体现在心主血与肺主气,以及血液循环与呼吸之间的相互协调与促进。心主血,推动血液运行,以维持肺的呼吸功能;肺主气司呼吸,朝百脉,能促进、辅助心血运行。另外,心肺居于胸中,宗气亦积于胸中,并有贯心脉和司呼吸的功能。因此,宗气又加强了心与肺之间的联结作用。

2. 心与脾 心与脾的关系,主要体现在血液的生成和运行两方面的相互协调与促进。一方面,心血靠脾气转输的水谷精微化生,而脾的转输功能又赖心血来滋养。脾气健运,化源充足,心血充盈;心血充足,脾得濡养,脾气健运。另一方面,血液在脉中运行,既有赖于心气的推动而不致迟缓,又依靠脾气的统摄不致逸出脉外,心脾协同,血液运行正常。

3. 心与肝 心与肝的关系,主要体现在血液及精神情志两方面的相互协同与促进。心主血,肝藏血。心主血功能健旺,则血运正常,肝才能有所藏;肝贮血充盈,并随着人的动静需求而调节之,心才能有所推动。心肝两脏在血液循行调节方面密切联系,相互协同。其次,心主神明,肝主疏泄而调畅情志,在这方面两脏也相互协调与促进,以维持精神情志活动的正常。

4. 心与肾 心与肾的关系,主要表现为"心肾相交"的关系。心属火,位于上焦;肾属水,位于下焦。心火下降于肾,温煦肾脏,使肾水不寒,肾水上济于心,制约心火,使之不亢,从而使心肾的生理功能协调平衡。心肾之间的这种关系,称为"心肾相交",也称"水火既济"。

5. 肺与脾 肺与脾的关系,主要体现在宗气的生成和水液代谢两个方面。宗气的生成,有赖于肺的呼吸以吸纳清气,和脾的运化以提供水谷精气。水液的代谢,由脾的运化输布、肺的宣降通调,共同参与。故脾、肺两脏的功能协同和协调,是维持体内水液正常代谢的重要环节。

6. 肺与肝 肺与肝的关系,主要体现在对气机的调节方面。肺气以肃降为顺,肝气以升发为调。肺与肝,一升一降,对全身气机的调畅起着重要的作用。

7. 肺与肾 肺与肾的关系,主要体现在水液代谢与呼吸两个方面。肺主通调水道,为水之上源;肾为主水之脏。肺的通调水道功能,有赖于肾阳蒸腾气化;而肾的主水功能,亦有赖于肺气宣发肃降。两脏相互协同,以保证人体水液的正常输布和排泄。此外,肺司呼吸,肾主纳气,在呼与吸过程中两脏协调配合,维持呼吸深度,以共同完成呼吸功能。再者,肺的肃降,利于肾之纳气;肾气摄纳,又有助于肺气肃降。故有"肺出气也,肾纳气也。肺为气之主,肾为气之本"之说。

8. 肝与脾 肝与脾的关系,主要体现在两脏对血液的调控以及消化吸收功能的协同协调方面。一方面,肝主藏血,贮藏血液并调节血流量;脾主统血,使血液在脉管中运行,不逸出于脉外。肝脾协同,保证血液的正常运行。另一方面,肝主疏泄,调畅气机,分泌胆汁,有助于脾的运化功能;脾气健旺,运化功能正常,则有利于肝之疏泄。

9. 肝与肾 肝与肾的关系,主要体现在肝血与肾精、疏泄与封藏以及肝肾阴阳之间的依存协同作用等方面。一是肾藏精,肝藏血。精与血之间存在着相互滋生与转化关系,即肾精有赖于肝血之滋养,肝血有赖于肾精之化生,故有"精血同源"之说。这又称为"肝肾同源"或"乙癸同源。"二是肝主疏泄,使肾之封藏开合有度;肾主封藏,则可制约肝之疏泄太过。二者相反相成、相互制约、相互为用的关系,又称为"藏泄互用"。三是肝肾阴阳息息相通,相互滋生,相互制约,从而维持肝肾阴阳的充盛与平衡。

10. 脾与肾 脾与肾的关系,主要体现在三个方面:一是先后天之间相互滋生,相互促进。肾藏精,源于先天,主生长发育与生殖,为先天之本;脾运化水谷精微,化生气血津液,充养人体,为后天之本。两者相互资生,相互促进,为人体生命活动之根本。二是脾的运化与肾精、肾阳之间的相互依存关系。脾主运化,吸收水谷精微,不断充养肾精;而脾的运化功能,又必须得到肾阳的温煦,才能健运。三是体现在水液代谢方面。脾运化水液,关系到人体水液的生成与输布,又须有肾阳的温煦;肾主水,主持全身水液代谢平衡,又须赖脾气的制约。脾肾相互协同,相互为用,以保证人体水液代谢正常。

(二)腑与腑之间的关系

六腑以"受盛和传化水谷"为其生理功能特点,主要表现在消化、吸收、排泄三个方面。因此,六腑之间的关系,也主要体现为对饮食物的消化、吸收和排泄过程中的相互协作、相互为用的关系。

消化方面,由胃的腐熟,胆汁的参与,小肠的化物作用等来共同完成。吸收方面,由小肠的泌别清浊以吸收精微,大肠的传导以吸收水分来完成。排泄方面,由大肠的传导以排大便,膀胱的气化以排小便来完成。消化、吸收、排泄虽然是三个不同的阶段,但又是相互依赖、相互为用的。三焦是水谷和水液运行的道路,参与了消化、吸收、排泄的整个过程。六腑以通为用,既分工又合作,相互协同,相互为用,共同完成消化、吸收和排泄功能。

(三)脏与腑之间的关系

脏与腑的关系,主要是五脏配五腑的关系。脏属阴,腑属阳;脏为里,腑为表。一脏一腑,一阴一阳,一表一里,相互配合,其间有经络相互络属,从而形成了脏腑之间的密切关系,简称为"脏腑相合"。

1. 心与小肠　心与小肠通过经脉的相互络属,构成了脏腑之间表里关系。生理上心阳之温煦,心血之濡养,使小肠功能得以正常。小肠的分别清浊,将清者吸收,经脾气升清而上输心肺,化赤为血,以养其心。病理上,心火炽盛,移热于小肠,出现尿短赤,尿道热痛,甚或尿血;小肠有热,亦可循经上炎于心,出现心烦、舌赤、口舌生疮。

2. 肺与大肠　肺与大肠通过经脉的相互络属,构成了脏腑之间的表里关系。肺气肃降,有助于大肠的传导;大肠传导功能正常,亦有助于肺的肃降。肺失肃降,津液不能下达,则大便干结;肺气虚弱,推动无力,则大便艰涩难出;大肠实热,腑气不通,影响肺气肃降,肺气上逆,则胸满、喘咳等。

3. 脾与胃　脾与胃通过经脉相互络属,构成了脏腑之间的表里关系。胃主受纳、脾主运化,共为"后天之本""气血生化之源"。脾与胃的关系具体表现在三个方面。

纳运协调:胃主受纳和腐熟水谷,为脾之运化奠定基础;脾主运化,消化水谷,转输精微,为胃继续摄纳提供能量。纳运协调,共同完成饮食物的消化吸收及精微物质的输布。脾失健运,则胃纳不振;胃气失和,则脾运失常,出现纳少脘痞、腹胀泄泻等证。

升降相因:脾胃居中,为气机上下升降之枢纽。脾主升清,胃主降浊。脾气升,则水谷精微得以输布;胃气降,则水谷及其糟粕得以下行。胃受纳腐熟,将初步消化后的饮食水谷下传小肠,从而保持肠胃虚实更替的生理状态。脾主运化,将水谷精微,上输到心肺,化生气血以养全身。故脾胃升降相因,是脾胃的正常生理状态。

燥湿相济:胃属阳,脾属阴,胃喜润恶燥,脾喜燥恶湿,二者燥湿相济,阴阳相合,方能完成饮食物的消化过程。

脾胃在生理上的相互联系,在病理上也是相互影响的。如脾为湿困,运化失职,清气不升,可影响胃的受纳与和降,出现食少、呕吐、恶心、脘腹胀满等症;饮食失节,食滞胃脘,浊气不降,亦可影响脾的运化与升清,而见腹胀、泄泻等症。

4. 肝与胆　肝与胆通过经脉相互络属构成了脏腑之间的表里关系。肝主疏泄,疏畅胆汁;胆主贮藏,排泄胆汁。两者相互配合将胆汁排泄到肠道,以帮助脾胃消化饮食物。肝之疏泄功能正常,胆才能贮藏、排泄胆汁;肝的疏泄失常,则影响胆汁的分泌与排泄;胆汁排泄不畅,亦会影响肝的疏泄,因此常出现肝胆同病。

5. 肾与膀胱　肾与膀胱通过经脉互为络属,构成了脏腑之间表里关系。肾司开合,为主水之脏;膀胱贮藏尿液,排泄小便,是为水腑。膀胱的气化功能依赖于肾的气化,肾气促进膀胱的开合以控制尿液的排泄。肾气充足,固摄有权,膀胱开合有度,则尿液能够正常贮存和排泄。肾气不足,气化不利,小便不利或癃闭;气化失约,则尿频或小便失禁等。

知识小结

《藏象学说》自我检验单

姓名:	专业:	班级:	学号:
藏象的概念及分类			
五脏的功能及生理联属			
六腑的功能			

奇恒之腑的功能	
脏腑之间的关系	

护考直击

1. 藏象的概念、脏腑的分类。
2. 五脏的功能及生理联属。
3. 六腑的功能。
4. 奇恒之腑的功能。

执考模拟题

扫码练一练

（赵　斐）

第四节 精气血津液学说

学习目标

知识目标

掌握精、气、血、津液的概念、生成、功能。

熟悉气的运动及分类。

了解精、气、血、津液之间的关系。

能力目标

能够说出精、气、血、津液的概念、生成、功能。

能够运用精气血津液学说解释疾病。

素养目标

培养口头与书面表达能力。

本节思维导图

　　精、气、血、津液,均是构成人体和维持人体生命活动的基本物质。精,是指体内的精微物质,有广义、狭义及先天、后天之分；气是具有很强活力、肉眼难见的极细微的物质；血是运行于脉中的红色液态样物质；津液是人体内正常水液的总称。人体的脏腑、经络、形体官窍等组织器官的功能活动均赖精、气、血、津液为物质基础;而精、气、血、津液的代谢过程,又须赖脏腑经络的功能活动才能实现。因此,在机体的整个生命过程中,精、气、血、津液与脏腑经络等组织器官之间,始终存在着相互依存、相互为用的密切关系。精气血精液学说,是中医学理论体系中的重要组成部分。

气具有推动、温煦、气化等作用,精、血、津液具有营养、滋润等作用,根据阴阳的属性区分,气属阳,精、血、津液属阴。

一、精

(一) 精的概念

精,指体内的精微物质,是构成人体和维持人体生命活动的基本物质之一。

人体之"精"有广义和狭义之分。广义之精,泛指体内所有的精粹物质,包括人体生命现象和生理活动过程所需的所有物质,如精、气、血、津液等。狭义之精,是指肾所藏的,具有促进生殖功能的精微物质,又称生殖之精,起着繁衍后代的作用。

精,就其生成来源,可有先天之精和后天之精之分。

(二) 精的生成

精的生成,来源于先天和后天两个方面。

先天之精禀受于父母的生殖之精,与生俱来,是生命产生的本源,由于先身而生,故谓先天之精。

后天之精是维持人体生长发育及生命活动的物质基础,主要来源于饮食,常称水谷之精。人出生以后,从饮食中不断地吸取营养,通过脾胃功能,将饮食中的精微物质输布于全身,发挥营养各个脏腑组织的作用。水谷之精转输至脏腑则为脏腑之精,可化生脏腑气血以为用,其盈余者则藏于肾。由于水谷之精是人出生以后才化生的,所以称为后天之精。

可见,精的生成是禀受于父母,充实于水谷。先天之精与后天之精虽然来源不同,但两者之间相互依存,相互促进。先天之精是后天之精化生的前提和基础,后天之精又可不断地培育和充养先天之精。

(三) 精的贮藏与施泄

人体之精分藏于脏腑,但主要集中于肾。后天之精来源于水谷,是由脾胃化生的精微物质,经脾气的转输源源不断地输送至各脏腑组织,化生脏腑之精,各脏腑之精可化生脏腑气血以为用,其剩余部分则输送至肾中贮藏,以充养先天之精。在肾所藏先天之精的基础上,在后天精气的不断充养下,肾中精气逐渐充盛。由于先天之精在后天之精的资助下,可化生为个体生殖之精有度排泄以繁衍生命,因而称肾为"先天之本"。肾的藏精功能主要依赖肾气的封藏作用。肾精化为肾气,肾气的封藏作用使精藏肾中而不妄泄,以保证肾精发挥生理效应。若肾气亏虚,封藏失职,可造成精失的病变。

气的推动作用是精运行和施泄的动力,而气的固摄作用则控制精的运行和施泄,精的藏与泄之间的协调,是气的推动和固摄作用协调统一的结果,也是肝疏泄与肾封藏协调的结果。

(四) 精的功能

人体之精的生理功能主要表现在以下四个方面。

1. 繁衍生殖　藏于肾中的生殖之精,是生命产生的原始物质,具有生殖繁衍后代的作用。精是形成原始胚胎的物质基础,人出生以后,随着自身肾精的逐渐充盛会产生天癸。天癸是肾精隆盛的标志,能促进人体生殖器官发育成熟并具有生殖能力。肾精充足,则生殖能力强盛;肾精不足,生殖能力就会受到影响。临床上对不孕不育等生殖功能低下的病变,常常采用补肾填精的方法进行治疗。

2. 促进生长发育　人体之精具有促进人体生长发育的功能。在胚胎形成直至胎儿出生的整个过程中,先天之精既是人体形体各脏腑组织的物质基础,又是促进胎儿生长发育的重要物质。人出生以后,从婴儿至青壮年时期,随着肾中精气的不断充盛,人体逐渐生长发育乃至成熟;而随着肾中精气的逐渐衰减,人体慢慢步入衰老阶段。精的盛衰变化,可呈现在人体的生、长、壮、老、已的生命活动规律中。人体各个时期的生长发育,都以肾精为主要物质基础。如果肾精不足,就会出现生长发育迟缓、早衰等病变。

3. 生髓化血　髓,有骨髓、脊髓和脑髓之分,三者均由肾精所化。由于肾精是化生髓的物质基础,所以肾精充足,髓的生成就旺盛,骨得髓充则健壮,脑得髓养则可维持正常的生理活动。"齿为骨之余",牙齿亦赖肾精所生之髓以养,故肾精充则齿固而光泽。如肾精不足,髓的生成减少,就会影响骨、脑和牙齿的功能。

4. 濡养脏腑　精是人体脏腑组织赖以滋润濡养的精华物质。脾胃化生的水谷之精输布于周身,给各脏腑组织不断提供营养,以维持人体的生命活动。其剩余部分则归藏于肾,藏以备用,肾所藏之精,既可贮藏,也可施泄,如此生生不息以为用。只有先天之精充盛,脏腑组织得到充养,各种生理功能才能得以正常发挥。

二、气

(一) 气的概念

气是活力很强的不断运动的精微物质,是构成人体和维持生命活动的基本物质。它包括两个方面:一是指构成人体和维持生命活动的基本物质,如呼吸之气,水谷之气等;二是指脏腑组织的生理功能,如经络之气,脏腑之气等。

(二) 气的生成

1. 气的来源

(1) 先天来源:禀受于父母之"先天精气",也叫"真气""元气",是人体最根本、最重要的气。

(2) 后天来源:包括脾胃运化产生的水谷精气和肺吸入的清气。先后天之气结合,便构成了人体之气。

2. 脏腑作用

(1) 肾主生殖作用：先天之气通过肾的生殖作用，将父母生殖之精相结合成为胚胎，成为人体原始之气。

(2) 脾胃运化作用：脾升胃降共同完成食物的消化、吸收。其中水谷精气上输心肺化生气血输布全身，成为人体气的主要来源。

(3) 肺主气司呼吸作用：肺主气司呼吸，吸入清气与水谷之气结合而成宗气，是人体生命活动不可缺少的物质。

（三）气的运动

1. 气机概念　气的运动称为"气机"。人体之气，不断运动且活力很强，全身无处不到，能推动、激发和调节脏腑组织的各种生理活动。

2. 气的运动形式和场所　气运动的基本形式多种多样，《黄帝内经》概括为"升、降、出、入"。正常的生命活动需保证气的运动通畅无阻，升、降、出、入运动之间必须协调平衡，称为"气机调畅"。

气升、降、出、入的运动场所是脏腑、经络等组织器官。气的升、降、出、入运动只有在脏腑、经络等组织器官的生理活动中，才能得到具体体现。但因解剖部位、生理功能以及生理特性之差异，各脏腑组织器官的升、降、出、入运动各有侧重。就五脏而言藏精宜升，因位置的上下不同，在上的宜降，在下的宜升，心脏在上宜降，肝肾在下宜升，脾胃居中，连通上下，是气机升降出入之枢纽；六腑传化物而不藏，以通为用，总体而言，以降为主，降中寓升。脏腑气机升降运动，在生理状态下，有一定的规律，一般可体现出升已而降，降已而升，升中有降，降中有升的特点。由此可见，脏腑功能活动处于气的升、降、出、入运动中。

气的升、降、出、入运动协调平衡，即"气机调畅"，才能维持正常生命活动。若升、降、出、入运动失衡出现气机失调，则易生病。气机失调有气滞、气逆、气陷、气闭、气脱等表现形式。《素问·六微旨大论》说："出入废则神机化灭，升降息则气立孤危。故非出入，则无以生长壮老已；非升降，则无以生长化收藏。"

（四）气的功能

1. 推动作用　指人的生长发育与生殖，各脏腑组织器官的功能活动，血液生成和运行，津液生成、输布和排泄都依赖于气的推动。若气的推动作用减弱，就会影响人体的生长发育和生殖，导致脏腑经络等组织器官功能减退，血液生成不足，运行迟缓，津液代谢障碍等病理变化。

2. 温煦作用　气能维持体温恒定，促进脏腑组织器官功能活动及血、津液等液态物质运行。若阳气温煦作用减弱，则出现体温下降、怕冷、四肢不温、脏腑功能减退，血和津液运行变缓等病变。

3. 防御作用　气具有护卫肌肤、抵御外邪、驱邪外出、自我修复的作用。若防御作用下降，则易生病或病不易痊愈。

4. 固摄作用　气对诸如血液、汗液与尿液、唾液与肠液、精液等液态物质，有防止其妄泄和无故流失的作用，并能维持脏腑位置恒定。若固摄作用减弱，可导致液态物质大量丢失或内脏下垂等病变。

5. 气化作用　是指人体精、气、血、津液等物质新陈代谢及其相互转化,以及脏腑经络等的功能活动所产生的变化。气化作用失常,会产生各种病变;气化作用停止,生命终止。

(五) 气的分类

依据生成来源,分布部位及功能特点的不同,气有不同的名称,主要分为元气、宗气、营气、卫气等。

1. 元气　是形成人体的原始之气、根本之气,是人体生命活动的原动力,又称"原气"。

(1) 生成:源于先天,禀受于父母肾中精气化生,赖脾胃水谷精气充养而保持经常充足。

(2) 分布:元气藏于肾,通过三焦运行全身,无处不到。

(3) 主要功能:① 肾之元气,激发,推动人的生长发育与生殖,固摄精液、尿液及纳气等作用;② 全身之元气,激发、推动全身各脏腑组织器官的功能活动。

2. 宗气　聚于胸中的人体后天根本之气,又名"大气"。

(1) 生成:与脾、胃、肺关系密切,由肺吸入之清气和脾胃运化之水谷精气在胸中结合而成。

(2) 分布:聚于胸中,贯注心肺,上出肺,循喉咙,走息道;下蓄丹田,入气街,下行于足,布散全身。

(3) 功能:① 走息道而司呼吸,关乎呼吸、语言发声;② 贯心脉而行血,与心脏搏动,心行血有关;③ 影响人体各种生理活动,如呼吸,气血运行,视、听、言、动等。

3. 营气　行于脉中而具有营养作用的气,营气与血关系密切,又称"营血"或"营阴"。

(1) 生成:脾胃运化之水谷精气与肺吸入清气结合而生成,运行于脉中。

(2) 分布:出于中焦,经肺入经脉,沿十四经脉周流全身。

(3) 功能:① 化生血液;② 营养全身。

4. 卫气　行于脉外具有保护作用的气,卫气与营气相对而言,营气属阴,卫气属阳,故称"卫阳"。

(1) 生成:脾胃运化之水谷精气与肺吸入清气结合而生成,运行于脉外。

(2) 分布:卫气活动力特强,流动迅速,因此不受脉管约束,运行于皮肤、分肉间,熏于肓膜,散于胸腹。

(3) 功能:① 护卫肌表,防止外邪入侵;② 温养脏腑、肌肉、皮毛等;③ 调节控制腠理开合、汗腺排泄,以维持体温相对恒定等。

三、血

(一) 血的概念

血是运行于血管中具有营养和滋润作用的红色液体,是构成人体和维持人体生命活动的基本物质之一。脉管为"血府",如某些原因使血逸出脉外,则称其为"离经之血",而不具有正常血的生理功能。血与气相对而言,属性为阴,故又称"阴血"。

（二）血的生成

血液由津液和营气构成,其生成分水谷精微化血和肾精化血。因脾胃运化的水谷精微是化生血液的最基本物质,而先天之肾精也要依赖后天水谷精微的充养,所以脾胃运化功能的强弱,在血液生成的过程中发挥着重要的作用。故有"脾胃为气血生化之源"之说。

1. 水谷精微化血　有赖脾胃心肺等脏腑共同作用。脾胃运化的水谷精微(包括营气和津液),传输到心肺,水谷精微与肺吸入之清气结合,经心肺气化而成为红色液态物质,注入脉中,即为血液。

2. 肾精化血　肝藏血,肾藏精,肾精化血与肝、肾关系最为密切。

(1) 肾藏精,精生髓,髓充于骨而化为血。

(2) 肾藏精,肝藏血,肝血充养肾精,肾精化肝血,肝肾精血同源。

(3) 肾阳温煦气化,促进脾胃化生水谷精微,奉心化赤为血。

（三）血的运行

血液沿脉管行于全身各处,运行不止,环周不休。血液的运行受以下因素影响。

1. 脏腑作用　心主血,心气是血行之动力;肺主气,司呼吸,朝百脉而辅助心行血;肝主疏泄,调畅气机促进血行,肝藏血调节血量;脾统血,固摄血液于血管内运行;肾阳温煦气化,促进血行。

2. 气的作用　气的推动、温煦、气化、固摄等作用是血液运行不可或缺的条件。

3. 寒热因素　血液运行离不开一定的温度,过寒过热均不利血的运行。

4. 脉道通畅　也是血液正常运行的基本条件。

总之,血液正常运行,是在心、肺、脾、肝等脏功能的相互配合下,依靠脏腑之气的推动作用和固摄作用相辅相成、协调制约而完成的。若气推动无力,可致血行迟缓,形成血瘀的病理状态;若气的固摄之力不足,则血易于溢出脉外,可导致各种出血病症。

（四）血的功能

1. 营养和滋润作用　血沿着经脉内至五脏六腑,外至皮肉筋骨,环周不休,运行不止,将营养物质送至全身组织器官以发挥营养和滋润作用,从而维持正常生理功能。因此,血液充足,脏腑组织得到营养,则表现为面色红润、皮毛光泽、肌肉丰满壮实、筋骨强劲、感觉和运动灵活。

2. 血是神志活动的物质基础　神志活动由心所主,心主血,血可养神,血营养脏腑,使脏腑功能强盛,神志活动就能产生并维持正常,所以血是神志活动的主要物质基础。人的精力充沛、神志清晰、思维敏捷、情志活动正常等,均有赖于血的充盛,血脉的调和与畅利。无论何种原因引起血虚、血热或运行失常,均可出现神志失常的病症。

四、津液

（一）津液的概念

津液,是体内一切正常水液的总称,包括各脏腑组织器官的内在体液及其正常的分泌物,如胃液、肠液和涕、泪等,是构成人体和维持人体生命活动的基本物质。津液与气相对而言,性质属阴,故常有"阴津""阴液"之称。

津液是津与液的总称,两者在性状、分布和功能等方面有一定的区别,见表1-2。

表1-2 津与液的比较

名称	成分	质地	流动性	分布	功能
津	水分为主	清稀	较大	体表肌肤、肌肉孔窍、血脉等	滋润
液	水分与营养成分	稠厚	较小	骨节、脏腑、脑髓、关节腔等	濡养

津与液虽有一定的区别,但两者同源于水谷,生成于脾胃,随气血运行而流布于经脉内外,并可相互补充,相互转化,故在生理上不予严格区分,常津液并称。但在病理上,却有"伤津"较轻,而"脱液"较重的区别。

(二)津液的生成、输布、排泄

1. 津液生成　津液源于水谷,主要通过脾胃、大小肠等脏腑的气化功能而生成。饮食入胃,胃受纳腐熟水谷,胃中水液充足,"游溢精气"上输于脾,再通过脾之运化及小肠受盛化物、泌别清浊,吸收其中的液态物质而生成津液。大肠在传化糟粕的过程中,也能吸收部分水分,使粪便成形,故大肠主津和小肠主液均归于脾而输于全身。可见,津液的生成取决于两个方面因素:一是有充足的水饮类食物摄入;二是在脾的主导作用下,结合胃、小肠、大肠的功能而共同完成。

2. 津液输布　津液生成之后,在肺、脾、肾、心、肝、三焦等脏腑的协调配合下,完成津液在体内的运行输布。

(1)脾气散精:脾主运化水湿,脾气散精表现在两个方面,一是通过脾的转输作用将津液上输于肺,再经过肺的宣发和肃降,将津液输布全身;二是通过脾直接的散精作用将津液向四周布散至全身,即"灌溉四旁"。

(2)肺主行水:肺之宣降,通调水道,为水之上源。其宣发而输津液于体表,以发挥津液的营养和滋润作用;其肃降,输布津液于脏腑后,将剩液下输肾与膀胱。

(3)肾主津液:肾主水,通过肾气的蒸腾气化作用对津液输布起着主宰作用。肾主津液表现在两个方面。一是肾中阳气蒸腾气化,推动胃的游溢精气、脾的输布散精、肺的通调水道以及小肠的分清别浊等生理功能,从而推动津液的输布;二是由肺下输至肾的津液,在肾的气化作用下,清者蒸腾上升,通过肺而布散全身,浊者下降化为尿液,注入膀胱。肾的升清降浊作用对维持整个水液输布代谢的平衡协调起着至关重要的作用。

(4)心主行血:津液是血液的组成成分,津液输布与心行血相关。

(5)肝主疏泄:调畅气机以助津液运行。

(6)三焦决渎:三焦为"决渎之官",是津液流注、输布的运行通道。

总之,津液在体内的输布主要依赖于肾气的蒸化、脾气的运化、肺气的宣降、肝气的疏泄和三焦的通利。津液的正常输布是多个脏腑生理功能密切协调、相互配合的结果,是人体生理活动的综合体现。

3. 津液排泄　津液输布于周身,被机体利用之后,其剩余水分和代谢废物的排泄,主要依赖肺、肾、膀胱、大肠、三焦等脏腑共同作用,以呼吸、汗、尿、大便的形式排出。

（1）肺主宣发：肺主宣发，外合皮毛，促使津液从皮肤以汗液形式排出和从呼吸道以水分形式被带出。

（2）肾主水：其气化作用后产生的浊液下输膀胱，形成尿液排出体外。

（3）大肠主传导：大便带走一部分水液。

（4）三焦气化：气化作用产生的浊液化成尿液排出体外。

因此，津液的排泄途径包括出汗、呼气、排尿和排便四个方面，其中尿液的排泄又是调节津液代谢动态平衡的主要环节。津液代谢较为复杂，参与脏腑众多，尤以肺、脾、肾三脏所起的作用为主，尤其是肾的功能最为重要，若三脏功能失调，则影响整个津液代谢平衡，出现水、湿、痰、饮等各种病理变化。

（三）津液的功能

1. 滋润濡养　津液为液态物质，含有大量水分和营养物质，能滋润濡养肌表、肌肉和孔窍，使肌肤丰润，毛发光泽，孔窍滋润而内外通达；津液灌注并濡养骨节、脑髓，使关节滑利，屈伸自如，骨骼坚固，脑髓盈满。

2. 参与血液化生　津液经孙脉渗入脉中而化生血液以滋养全身，调节血容量和浓度，调节体内外环境变化以保证津液代谢。

3. 调节阴阳平衡　人体津液的代谢，对调节机体的阴阳平衡起着主要作用。津液属性为阴，津液充足，体内之阴液旺盛，即可制约亢奋之阳热，从而维持体内阴阳寒热的协调平衡。此外，津液可气化为汗，借出汗以散发身热，调节体温。津液代谢常随机体活动与外界环境的改变而做出适应性变化，并通过这种变化来调节阴阳，维持着体内阴阳的相对平衡。

4. 协助废物排泄　津液通过自身的代谢过程，将机体代谢产生的废物以汗、尿等方式不断地排出体外，使机体各脏腑的气化活动正常。若这一作用发生障碍，就会使代谢废物潴留体内，而形成痰、饮、水、湿、毒等多种病理产物。

五、精、气、血、津液的关系

精、气、血、津液都是构成人体和维持人体生命活动的基本物质，虽然四者在性状、分布部位及功能上各有不同特点，但在生理活动中则相互依存、相互为用，发生病变时亦可互相影响，因此存在着极为密切的关系。

（一）气与血的关系

气属阳，无形而善动，主司温煦、推动等作用；血属阴，有形而多静，具有营养、滋润等功效。两者均源于脾胃化生的水谷精微和肾中精气，生理上相互为用、相互资生，共同维系着人体生命活动。气与血的关系，通常概括为"气为血之帅，血为气之母"。

1. 气为血之帅

（1）气能生血：指气参与并促进血液的生成。具体体现在两个方面。一是气为血液化生的动力。营气、津液和肾精等血液生成的物质基础，它们的化生以及转化为血液过程中的每一环节，都离不开脏腑之气的推动。脏腑之气充盈,功能正常,则血液化生充足;反之,则血液化生不足。二是气为化生血液的基本物质之一,如营气是血液的重要组成部分,故在临床治疗血虚病证时,常常配合补气药物,达补气以生血之效。

(2) 气能行血:指气的推动作用是血液运行的动力。血属阴而主静,血不能自行,血的运行有赖于气的推动。气推动血液运行的作用表现为两种形式。一是气直接推动血液运行,如宗气能贯注心脉以助心行血;二是气能促进脏腑功能活动,通过脏腑功能活动推动血液的运行,如心气的推动,肺气的宣发布散,肝气的疏泄条达。所以说气足则血行,气虚则血瘀;气行则血行,气滞则血瘀。故临床上治疗血行失常的病证时,常分别配伍补气、行气和降气、升提等药物,即是气能行血理论的实际应用。

(3) 气能摄血:指气具有统摄血液在血管中运行而不溢于脉外的功能,这主要是脾气统血的作用,是气的固摄作用的具体体现。如果脾气虚而固摄作用减弱,可出现多种出血病证,治疗时常用补气以摄血的方法。

2. 血为气之母

(1) 血能载气:指血液是气的载体,气依附于血而运行,可防止其行散不收。由于气的活力很强,运行较速,极易行而不止,散而不聚,所以必须依附于有形之血,才能正常流通。临床大出血的患者,往往气随之而脱失,形成气随血脱的危证。

(2) 血能养气:指血液可以充养气,使气保持旺盛。各脏腑组织生理功能的维持,均依赖各脏腑组织之气推动、温煦、气化等作用的发挥,而这些过程均会耗气;血液循环流布于周身,能够不断地为气提供营养物质,使其持续地得到补充,保持充足调和,以维持生理活动。同时,与气生成有关的肺、脾、肾等脏,亦需要得到血液的营养,方能使其气化功能保持强盛。

(二) 气与精的关系

1. 气对精的作用

(1) 气可摄精:是指气对精具有封藏作用,可防止其无故丢失。气摄精,实际上是肾气的封藏作用。气聚则精盈,气弱则精失,若肾气亏虚,封藏失职,则表现为早泄、遗精、滑精、生殖功能低下。

(2) 精依气生:是指精的生成有赖于气的运动及气化功能。气是推动各脏腑完成各项功能的动力,只有脏腑正常,人体之精才能正常生化。

2. 精对气的作用

精能化气:精是化生气的物质基础。精藏于肾,可化生为肾之元气,元气为诸气之本,升腾而布达全身,以促进人体的生长、发育和生殖,并推动和调节全身脏腑的功能活动。水谷之精化生营气和卫气,水谷之精和自然界清气结合生成宗气。精盈则气盛,精少则气衰,故精亏之人,每见少气懒言、神疲乏力、面色淡白、脉虚细等气虚表现。

(三) 气与津液的关系

1. 气对津液作用

(1) 气能生津:指气化作用可促进津液的生成。津液来自饮食,依赖脾胃等脏腑的生理功能而化生。脾胃之气充足,气化作用旺盛,消化吸收功能强健,从水饮中化生的津液就充裕;若脾胃之气虚衰,气化作用减弱,消化吸收功能障碍,化生的津液就会不足。

(2) 气能行津:指气能推动津液的输布与排泄。气的升降出入运动是津液输布与排泄的动力,其中肺、脾、肝、肾等脏气推动着津液输布全身,而通过肺、大肠、肾、膀胱的气化作用,又可使机体利用后的剩余水分和代谢废物化为汗、尿等排出体外。若气虚推动无力,或气滞运行不畅,皆可引起津液输布排泄障碍,导致水湿停聚,痰饮内生。

(3) 气能摄津:指气能控制津液排泄,防止其过多的流失。如肺卫之气可控摄汗液,脾肾之气可摄纳唾液,肾和膀胱之气可摄约尿液等。当气虚固摄作用减弱时,势必导致体内津液的异常流失,出现多汗、流涎或多尿等症。

2. 津液对气的作用

(1) 津能载气:是指气必须依附于有形之津液才能存在于体内,输布至全身。津是气运行的载体,气依附于津液运行而不致散失。故有"吐下之余,定无完气"之说。

(2) 津能生气:水谷化生的津液,通过脾气升清散精,上输于肺,再经肺主宣降通调水道,下输于肾与膀胱,在肾阳的蒸腾作用下化为气。

(四) 血与精的关系

精与血均来源于水谷,并经脾胃等脏腑一系列的生理活动而生成,两者之间存在着相互资生和相互转化的关系,所以有"精血同源"之说。

1. 精对血的作用　精能化血:精是化生血液的主要物质基础,其中水谷之精在脾、胃、肺、心的共同作用下化生为血液,肾精生髓也能化生血,所以精足则血旺;如果水谷之精不足或肾精亏损,均可导致血液的生成不足,引起血虚的病变。

2. 血对精的作用　血能化精:人体之精主要藏于肾,肾精首先来自先天,出生以后又依靠后天水谷之精的充养,血液的滋养促进肾精的生成,故血旺则精足,血虚则精亏。因此,血亏之人,男子常见精少,女子常见不孕,故而治疗肾虚精少,常在填精药中兼以养血药。

总之,精与血在生理上可互相化生,在病理上亦可相互影响,如肾精亏损,可导致肝血不足;反之,肝血不足,也可引起肾精亏损。

(五) 血与津液的关系

血与津液同为液态物质,都来源于水谷精微,均有滋润与濡养作用,按其形态、性质均属于阴,故两者相互依存,相互转化,共同完成滋养人体的作用,故有"津血同源"之说。

1. 血对津液的作用　血能化津:两者互生互化,血液行于脉中,通过孙脉渗透于脉外而化为有濡润作用的津液。

2. 津液对血的作用　津能生血:脉外之津液渗入孙脉可化生和补充血液。

血和津液在运行和输布过程中相辅相成,相互交会,相互渗透。当津液大量耗损如大汗、大吐、大泻,或严重烧烫伤时,脉内的血则渗出脉外以补充脉外的津液,从而形成血脉空虚、津枯血燥的病变,故有"夺汗者无血"的说法;反之,失血过多,脉外的津液则渗入脉中以补充血容量,导致脉外津液不足,表现出口渴、尿少、汗少、皮肤干燥等症状,故有"夺血者无汗""衄家不可发汗""亡血家不可发汗"之论。

(六)精与津液的关系

精与津液的关系,主要是指水谷之精与津液之间的关系。水谷之精与津液均来源于水谷,生成于脾胃。饮食物经脾胃的消化吸收功能而生成水谷精微,其中既包含水谷之精,又包含津液,故两者来源一致、同生同化。

知识小结

《精气血津液学说》自我检验单

姓名:	专业:	班级:	学号:
精的概念、生成、贮藏、施泄、功能			
气的概念、生成、运动、功能、分类			

血的概念、生成、运行、功能	
津液的概念、生成、输布、排泄功能	
精、气、血、津液的关系	

执考模拟题

扫码练一练

（吕　艳）

第五节　病因学说

学习目标

知识目标

掌握六淫、七情、瘀血的概念及致病特点。

熟悉疠气、痰饮致病的特点。

了解病因的概念、中医病因学的特点、其他病因的致病特点。

能力目标

能够背诵六淫各自的性质及致病特点。

能够说出疠气、七情、瘀血致病的特点。

能够辨识常见病因。

素养目标

培养分析问题、解决问题的能力。

本节思维导图

病因,是指破坏人体相对平衡状态而导致疾病发生的原因,又称致病因素。导致疾病的原因很多,包括六淫、疠气、七情、饮食、劳逸、外伤、虫兽伤、痰饮和瘀血等。病因学说,就是研究致病因素及其性质、致病特点和临床表现的学说。

中医学病因学说有其自身的特点。特点之一是整体观念。中医学认为,人体是一个有机的整体,各脏腑组织之间以及人体与外界环境之间是一个统一的整体,彼此相互作用,相互影响,维持相对的动态平衡,从而保持人体正常的生理活动,即"阴平阳秘""阴阳协调"。一旦这种动态平衡因某种原因遭到破坏,不能及时自行调节得以恢复,即可导致"阴阳失调",人体就会发生疾病。

第二是相对性。表现在一些致病因素的致病与非致病的相对性,原因与结果的相对性。如风寒暑湿燥火六气、喜怒忧思悲恐惊七情及饮食劳逸等,在正常情况下分别是自然界的气候变化、人体的情志变化及人体的生理需要,并不会致病,但在异常情况下则会成为致病因素而使人发病。在一定的条件下,因果之间可以相互转化。如痰饮和瘀血,是疾病发展过程中某一阶段的病理产物,但反过来又能倒果为因,成为新的致病原因,导致其他病理变化,出现各种症状和体征。

第三是辨证求因。中医学认识病因,主要是以疾病的发生经过和临床表现为依据,通过分析疾病的症状、体征来推求病因,为治疗用药、护理提供依据,这种识别病因的方法称之为"辨证求因""审因论治""审因施护"。这是中医学特有的认识病因的方法。如周身游走性疼痛或瘙痒,因风性善行数变,风胜则动,故确认其病因为"风"邪,此即"辨证求因"。治疗时用相应的"祛风"药物,针灸按摩时选用相应的"祛风"穴位,护理时避免风邪侵袭,即为"审因论治""审因施护"。

一、六淫

六气,指风、寒、暑、湿、燥、火等六种气候变化,是万物生长的条件,正常情况下对人体是无害的,机体可以通过自身的调节机制使其生理活动与六气的变化相适应。

淫有太过、淫乱之意。六淫是风、寒、暑、湿、燥、火六种外感病邪的总称。当气候变化异常、六气发生太过或不及,或非其时而有其气(如春天应温而反寒,冬天应冷而反热等),以及气候变化过于急骤(如暴热、暴冷、急风、骤雨),超过人体的适应能力或在人体正气不足,抵抗力下降,不能适应自然界气候变化时,六气才有可能成为致病因素,侵犯人体而发生疾病。即使在风调雨顺、气候宜人的情况下,也会有人因其适应能力低下而生病。这种情况下的六气,便称为"六淫"。六淫是相对的,所以无论是在气候异常还是正常的情况下,六淫都是客观存在的。在这里起决定作用的因素是人体体质的差异、正气的强弱。由于六淫是不正之气,故又称其为"六邪"。

六淫致病,一般具有以下特点。

1. 六淫致病多与季节气候、居住环境有关。一方面,六淫致病具有明显的季节性,如春季多风病,夏季多暑病,长夏多湿病,秋季多燥病,冬季多寒病等。另一方面,六淫致病常与生活地区和环境密切相关,如西北高原地区多寒病、燥病,东南沿海地区多湿病、温病;久居潮湿环境多湿邪为病,高温环境作业多燥热或火邪为病,干燥环境多燥邪为病等。

2. 六淫邪气既可单独侵袭人体而致病,如寒邪直中脏腑而致泄泻;也可两种以上同时侵犯人体而发病,如风寒感冒、风寒湿痹、湿热泄泻等。

3. 六淫致病在发病过程中,既可相互影响,也可在一定的条件下相互转化。如寒邪入里可以化热,暑湿日久可以化燥伤阴,六淫又皆可化火等。

4. 六淫为病,其受邪途径多从肌表或口鼻而入,或两者同时受邪,故有"外感六淫"之称。六淫所致疾病,又称外感病。

从临床实践看,六淫致病除气候因素外,还包括生物(细菌、病毒等)、物理、化学等多种致病因素作用于机体所引起的病理反应。

此外,在疾病的发展过程中,由于脏腑经络气血津液的功能失常而产生的类似风、寒、湿、燥、火的证候,因为病起于内,又与风寒湿燥火外邪所致病的临床征象类似,为了区别,将其称为内风、内寒、内湿、内燥和内火,统称为内生五邪。

(一) 风

风是自然界大气运动的一种形式,为春季的主气,四时皆有,风与肝木相应。风邪引起的疾病,虽以春季为主,并不限于春季,其他季节均可发生。风邪的性质和致病特点如下。

1. 风为阳邪,其性开泄,易袭阳位 风邪善动不居,具有升发、向上、向外的特点,故为阳邪。"伤于风者,上先受之",故风邪伤人,易侵犯人体的上部和肌表,可使皮毛、汗孔开泄,而出现汗出、恶风等。尤其是出汗后受风,风邪趁机而入,感冒则不可避免。由于风性轻扬、无处不到,故风邪为病,可出现于身体的任何部位。但初起一般多在上部、外部和体表,如感受风邪的感冒,常见头痛、喷嚏、咽痒、咳嗽等头面咽喉症状,以及发热、汗出、恶风等肌表症状。

2. 风性善行数变 "风者,善行而数变",风邪致病,既能在经脉和肌肉之间肆意游走,又能上窜抵达头顶,来去迅速,变化多端,病位游走不定。如风痹引起的关节疼痛,多呈游走性,部位不定,故又称行痹;风疹、荨麻疹之时隐时现,中风、癫痫之猝然昏倒、不省人事等。

3. 风性主动 古人见到空气流动而成风,因此推论风邪致病,其证以动为特征。"风胜则动",意即风邪伤人具有明显动摇不定的特征。临床主要表现为眩晕、震颤、四肢抽搐,甚至角弓反张、口眼㖞斜、猝然昏倒等。如破伤风出现抽搐、痉挛、角弓反张等症状,属于"风胜则动"的表现。

4. 风为百病之长 "风者,百病之始也",意即风为六淫之首,六淫中的寒、湿、暑、燥、热、火等病邪,多依附于风邪侵犯人体,风邪实为外感病证的先导。如与寒合为风寒,与湿合为风湿,与暑合为风暑,与燥合为风燥,与热合为风热,与火合为风火等。所以,临床上风邪常与六淫其他病邪合而为病居多,故有"风为百病之长"之说。

【附】内风

"内风"即肝风内动。指在疾病过程中,或因阳盛,或因阴虚,或因血虚,或因热极伤及营血,以致阴虚不能制阳,阳升无制,或筋脉失其濡养,从而出现动风的病理状态,主要表现为动摇、眩晕、抽搐等特点。内风的形成主要有肝阳化风、热极生风、阴虚风动、血虚生风、血燥生风等。

春 天 防 风

春天的风,夹杂着寒气,寒气借着风的力量,就像刀一样,伤人不见血,如不注意可能会使人患上风寒。"虚邪贼风,避之有时",所以护士在给患者做治疗护理时,对自然界使人致病的外邪要及时躲避,在风邪频繁侵袭人体的春季,更应注意将风邪"拒之门外"。

(二)寒

寒为冬季的主气,与肾水相应,也可见于其他季节气温骤降之时。寒,意味着自然界的气温降低,表现为寒冷、冰冻、凝结的现象。寒邪致病有内寒、外寒之别。外寒指外感寒邪,伤于肌表者,曰"伤寒";直中脏腑者,曰"中寒"。寒邪的性质和致病特点如下。

1. 寒为阴邪,易伤阳气 "阴盛则寒",故寒为阴邪,易伤人阳气而呈现明显寒象。寒邪犯表,卫阳受损,则出现恶寒、无汗、头痛、身痛、发热等。寒邪直中,侵袭脾胃,则中阳受损,或伤及肾阳,出现畏寒、肢冷、腹痛、下利清谷,小便清长等。

2. 寒性凝滞,主痛 "凝滞",即凝结、阻滞、不通的意思。人体气血津液的运行无阻,全赖阳气推动。当寒邪侵袭,或阴寒内盛,皆可导致阳气不振,气血凝结阻滞,运行不畅,脉络不通,不通则痛,因此有"寒主疼痛""寒胜必痛"之说,但"痛非必寒"。疼痛是寒邪致病的重要特征,其痛得温则减,遇寒加重,得温则气升血散,气血运行无阻,疼痛缓解或减轻。寒邪侵犯部位不同,症状各异。如寒邪阻滞经络,可见关节疼痛剧烈、固定不移、得热则舒、遇寒加重,为寒痹(痛痹)。

3. 寒性收引 收引,即收缩牵引之意。寒性收引,是指寒邪侵袭人体,使气机收敛,腠理筋脉收缩而挛急。如寒邪袭于肌表,可使毛孔收缩,卫阳郁闭,出现恶寒、无汗、脉紧等;寒邪侵及经络关节,可使筋脉拘急挛缩,出现关节屈伸不利等。

4. 寒性清澈 寒邪侵袭人体,其分泌物、排泄物稀薄清冷。《素问·至真要大论》说:"诸病水液,澄澈清冷,皆属于寒。"阳气虚,寒从中生,上下所出水液即表现出清冷的特点。水液者,上下所出皆是,包括泪、涕、唾、尿等排泄物。如肺寒之人,唾涕清冷;胃寒之人,多吐清水;脾胃虚寒之人,糟粕不化、便溏尿清等。又如外科疮疡,脓液色淡清稀者,亦为阳虚寒盛之阴证。因此,以排泄物是否清冷来判断证候是否属寒,有重要的临床意义。

【附】内寒

"内寒"是人体机能衰退,阳气不足,因而寒从中生。多因先天禀赋不足,阳气素虚,或久病伤阳,或外感寒邪,过食生冷,损伤阳气,累及脾肾,脾肾阳虚,温煦气化失职所致。临床可见面色苍白,形寒肢冷或筋脉拘挛,肢节痹痛,尿频清长,涕、唾、痰、涎稀薄清冷,或肠鸣泄泻等。

冬 天 防 寒

冬天是藏的季节,冬天储存是为了春天的播种,冬天要把皮肤的"门"即毛孔关上,利于阳气的储藏;冬天寒气袭人,毛孔不能打开,否则寒气就会像剑一样进入人体,影响身体健康。因此,护士一方面要叮嘱患者注意防寒,同时,在冬天应尽量避免给患者刮痧、拔罐,做治疗护理时,注意保暖。

(三) 暑

暑为夏季的主气,暑与心火相应。凡在夏至以后、立秋之前,自然界中的火热外邪,称为"暑邪"。暑病轻者谓伤暑,重者谓中暑、暑湿。暑邪致病具有明显的季节性,暑纯属外邪,无内暑之说。暑邪的性质和致病特点如下。

1. 暑为阳邪,其性炎热　暑为夏季火热之气所化,其性炎热,故为阳邪。暑邪为病,可出现身热、多汗、心烦、口渴饮冷、脉洪数等症状,为伤暑。

2. 暑性升散,耗气伤津　暑为阳邪,阳性升发,故易升易散。暑邪为病,可致腠理开泄而多汗。汗出过多,易伤津液,津伤则出现心烦、口渴喜饮、小便短少而赤等症。在大量出汗的同时,气随津泄可致气虚,见气短乏力,甚至突然昏倒、不省人事,是为中暑,为津气耗伤太过所致。故有"暑必伤津""暑必耗气"之说。

3. 暑多挟湿　"天之暑热下迫,地之热气上蒸"。暑令气候炎热,却又多雨潮湿,所以暑邪伤人,每兼湿邪。临床除见发热、烦渴等症状外,常兼见周身困倦、胸闷呕恶、纳呆、大便溏泻不爽等湿阻症状。虽暑湿并存,但仍以暑热为主,湿浊居次。

【知识拓展】

夏季养阳与防暑

在夏季阳光充足时,护士一方面应根据病情鼓励患者适量到户外活动,迎接太阳的照射,吸收其阳气、精华,补充能量,增强生命力,促进康复;另一方面,可采用各种方法来帮助患者防暑降温,以防止中暑;同时,还要注意保护元气免受伤害。

(四) 湿

湿为长夏的主气,湿与脾土相应。长夏正当夏秋之交,雨量较多,为一年中湿气最盛的时期,故多湿病。外湿伤人,除与季节气候有关外,还与工作、生活环境有关,如涉水淋雨、水中作业、居处潮湿等,都有可能引起外湿病。湿邪的性质和致病特点如下。

1. 湿为阴邪,易阻遏气机,损伤阳气　湿性类水,水属于阴,故湿为阴邪。湿邪侵犯人体,易留滞于脏腑经络,阻遏气机运行,出现胸脘痞闷、小便短涩、大便溏而不爽等症状。湿为阴邪,阴盛则阳病,湿邪为害,易伤人阳气,尤其是脾阳。脾阳不振,运化无权,水湿停聚,发为腹泻、水肿、小便短少等。

2. 湿性重浊　"重",即沉重、重着之意。湿邪侵犯可使人有沉重、重着之感。"浊",即浑浊、秽浊不清之意。湿邪为病,其分泌物和排泄物多秽浊不清。如湿邪袭表,湿困清阳,可见头重如裹、周身困重、四肢酸楚、身热不扬;湿滞经络,流注关节,可见肌肤麻木不仁、关节酸痛重着、活动不利、痛处不移,称为"湿痹"或"着痹";湿浊在上,则面垢、眵多;湿注下焦,则小便混浊不利、大便溏泄,或下痢脓血黏液、妇人黄白带下过多;湿邪浸淫肌肤,则见疮疡、湿疹、脓水秽浊等。

3. 湿性黏滞　"黏"即黏腻,"滞"即停滞,不易除去。湿邪致病具有黏腻停滞的特点。主要表现为症状的黏腻不爽和病程的缠绵。如小便涩滞不畅、大便黏滞不爽、分泌物黏浊和舌苔黏腻等。由于湿性黏滞,湿邪停留,难以化解,故湿邪为病,多病程较长,反复发作,缠绵难愈,如湿疹、湿痹、湿温等。

4. 湿性趋下,易袭阴位　湿性类水,水性趋下,故湿邪为病易侵犯人体的下部。如水肿多以下肢明显,其他如带下、小便浑浊、泄泻等,多为湿浊下注所致。需注意的是,湿邪侵袭上下内外,无处不到,非独人体下部,只是"伤于湿者,下先受之",充分体现湿性趋下的特性。

【附】内湿

"内湿"是湿从内生的病证,多因过食肥甘、嗜酒饮茶成癖或过食生冷之品,或素体肥胖,或喜静少动,或情志抑郁等,使脾失健运,水湿不化所致。此外,湿浊内生亦与肾阳虚,温煦气化失职有关。临床表现常因湿浊阻滞部位不同而异。如湿犯上焦,则胸闷咳嗽;湿阻中焦,则脘腹胀满、呕恶纳呆、口腻或甜、舌苔厚腻;湿滞下焦,则腹胀便溏、小便不利;湿浊留滞经脉之间,可见头昏闷重如裹、肢体重着或屈伸不利;水湿泛溢于皮肤肌腠,则发为水肿。

60

【知识拓展】

长 夏 防 湿

　　长夏是万物生长成熟的时节,此时阳气收敛将退,阴气初生,天气变化无常,时而艳阳高照,时而大雨滂沱,热蒸地气,天气潮湿闷热,人的消化吸收功能下降,饮食无味,食欲明显减退。因此,护士治疗护理时要叮嘱患者,以清热祛湿、健脾和中的饮食为主,在起居环境上注意通风防湿,如早晚尽量避开露水,避免淋雨等。否则,湿邪缠身,难以祛除。

（五）燥

燥为秋季的主气,燥与肺金相应。金秋时节,天气收敛,气候干燥,物体失润,自然界出现一派干燥、枯萎、开裂的现象,燥邪致病具有类似特点,因多见于秋天,故又名"秋燥"。秋燥分温、凉两类:初秋尚热,易感温燥;深秋气凉,易感凉燥。燥邪的性质和致病特点如下。

1. 燥性干涩,易伤津液　干,干燥;涩,涩滞。燥邪侵犯人体最易耗伤人体的津液,造成阴津亏损,使皮肤、孔窍失于滋养而出现各种干燥、涩滞不畅的症状,如鼻燥咽干、口干唇燥、皮肤干涩皲裂、毛发干枯不荣、小便短少、大便干燥等。

2. 燥易伤肺　肺为娇脏,喜润恶燥。肺主气,司呼吸,开窍于鼻,外合皮毛。燥邪伤人,多从口鼻而入,最易犯肺。燥伤肺津,肺失清润,宣降失职,出现干咳少痰,或无痰,或痰中带血,喘息胸痛,无汗或少汗中,鼻干口燥等症状。

【附】内燥

"内燥"多由精血亏损或汗吐下太过,津液耗伤所致,称为"津亏"或"血燥"。临床表现为咽燥、口干、唇焦、鼻干、目涩、少泪、皮肤干燥、毛发干枯不荣、指甲变薄变脆、小便短少、大便干结、舌干无津等。

秋季防燥

秋季天干地燥,阳气日衰,阴寒日生。人体的生理活动也日渐进入"收养"状态,此时宜收敛阳气,为冬季潜藏做准备,为来年阳气升发打下基础。燥者润之,此时护士要叮嘱患者多喝水,避免剧烈运动,以免出汗过多,阳气耗散;同时,可通过在病房内摆放花草等方法增加室内湿度,以改善空气干燥的状况,防止燥邪伤人津液和对呼吸系统造成伤害。

(六) 火

火为热之极,旺于炎热的夏季,没有特定的季节性,为自然界阳气较盛的气候。火为热之源,热为火之性,其本质皆为阳盛,故往往火热并称。火邪有外火、内火之分。外火多因感受温热之邪而致,或从风、暑、湿、燥、寒五气转化而来,即所谓"五气皆可化火",为实火。火邪的性质和致病特点如下。

1. 火为阳邪,其性炎上　阳盛则热,火为热之极,故火为阳邪。火热之邪伤人,可见高热汗出、面红目赤、烦躁不宁、口渴引饮、脉洪大等症状。火热之邪燔灼升腾上炎,故曰火性炎上,侵犯人体多表现为上部症状,如心火上扰,可见口舌生疮;胃火炽盛,可见齿龈肿痛;肝火上炎,可见头痛、口苦、目赤、眩晕等。

2. 易伤津耗气　火热之邪,最易迫津外泄,消灼津液,故火邪致病,除有热象外,还可见口干、渴喜冷饮、舌干少津、小便短赤、大便燥结等伤津耗液之证。火太旺,气反衰,火邪为害,可因伤津而致伤气,或直接损伤人体正气,兼见少气懒言、肢体乏力等气虚之证。

3. 易生风、动血　火热之邪侵犯人体,伤津耗血,使筋脉失其滋养濡润,导致肝风内动,出现四肢抽搐、目睛上视、颈项强直、角弓反张等症状,称为"热极生风"。血遇寒则凝,得温则行,火热之邪为病,则易灼伤脉络,迫血妄行,引起各种出血,如吐血、衄血、尿血、便血、妇女月经过多、崩漏等。

4. 易扰心神　火热与心气相应,心主血脉而藏神。故火热之邪伤人,最易扰乱心神,出现心烦失眠、烦躁不安,甚至神昏谵语等症。

5. 易致肿疡　火热之邪侵入血分,聚于局部,腐蚀血肉而发为痈肿疮疡。"大热不止,热胜则肉腐,肉腐则为脓,故名曰痈。"痈疽原是火毒生,"热毒""火毒"皆是引起疮疡的常见原因,临床以疮疡局部红肿热痛为特征,久则化脓。

【附】内火

"内火"又称"内热",即火热内生,是由于人体阳盛有余,或阴虚阳亢,或病邪郁结,从阳化热化火,或五志过极化火而致。内火可见内热心烦、口渴、尿赤、便结、舌红、脉数等。内火有实火和虚火之分,除上述症状外,实火还可见脉数有力及心、肺、肝、胆、胃等实热证候;虚火可见五心烦热、失眠、潮热盗汗、脉细数等虚热证候。

生理与病理之火

中医学中的火除有外火和内火之分,还有生理与病理之分。生理之火是一种维持生命活动所必需的阳气,藏于脏腑之内,是具有温煦、推动、生化作用的阳气,此有益于人体的阳气称为"少火",即生理之火,如心阳、肾阳等。心阳又称"君火",肾阳又称"命门之火"。还有"相火",其根源发自命门,而寄于肝、胆、膀胱、三焦等脏腑内。相火与君火相对而言,二火相合,以温养脏腑,推动脏腑的功能活动。若心火亢盛,相火妄动,则又属壮火,即病理之火,是阳热亢盛的表现。"壮火之气衰,少火之气壮。壮火食气,少火生气",是说过亢的火使元气衰弱,温和的火使元气壮盛。过亢的火销蚀人的元气,温和的火却能饲养人的元气。因此,温养脏腑的"火"不能太过也不能不及,护士在治疗护理过程中要注意常养患者的生理之火,调节脏腑机能,鼓动病邪外出。

二、疠气

(一)疠气的含义

疠气,即疫疠之气,是一类具有强烈传染性和流行性的致病因素。在中医文献中又称"瘟疫""疫毒""戾气""异气""毒气""乖戾之气"等。疫气与六淫不同,是一种人们的感官不能直接观察到的微小物质。《温疫论》说:"瘟疫之为病,非风非寒,非暑非湿,乃天地间别有一种异气所感。"疠气引起的疾病称"瘟病""疫病"或"瘟疫病"。

(二)疠气致病的特点

1. 传染性强,易于流行　疠气致病多传染性强,易于流行,患病相似。它可以散在发生,也可形成瘟疫流行,导致大面积人群发病,如大头瘟、虾蟆瘟、疫痢、白喉、烂喉丹痧、天花、霍乱、鼠疫等。古人云:"以其为病,长幼相似,一方俱病,如差役之不可免。"故有"五疫之至,皆相染易,无问大小,病状相似"之说。

2. 发病急骤,病情严重　"人感乖戾之气而生病,则病气转相染易,乃至灭门",不仅指出了疠气病邪有传染性,同时也指出了疫疠对人类的严重危害。瘟疫病实际包括现代许多传染病,如西班牙大流感所造成的灾难是流感流行史上最严重的一次,也是历史上死亡人数最多的一次瘟疫,估计全世界患病人数在 7 亿以上,发病率为 20%~40%,死亡人数达 4 000 万~5 000 万。其他瘟疫还有如疯牛病、口蹄疫、非典型性肺炎、禽流感、猪流感、甲型 H_1N_1 流感等。

3. 一气一病,症状相似　疠气种类繁多,每一种疠气所引发的疫病均有各自的临床特点和传变规律。疠气不同,所引起的疫病也就不同,即所谓"一气致一病"。疠气都有一种特异的亲和力,即某种疠气可专门侵犯某脏腑、经络或某一部位而发病,故当某一疠气流行时,其临床症状基本相同。如痄腮,无论患者是男是女,都表现为耳下腮部肿胀;霍乱,都表现为上吐下泻的肠胃病变,即所谓"众人之病皆同"。

4. 传染方式,各有途径 疠气病邪可通过空气传染,从口鼻侵入人体而致病,也可通过接触感染,或通过蚊虫叮咬等途径而致病。如 1918—1919 年导致 4 000 万 ~5 000 万人死亡的西班牙流感病毒很可能源自鸟类,实际上是禽流感的变异;2019 年发生的新型冠状病毒肺炎疫情,是一种因感染新型冠状病毒(COVID-19)而导致的,以发热、干咳、乏力等为主要表现的新的呼吸道传染病,严重者可出现快速进展的急性呼吸窘迫综合征、脓毒症休克。新型冠状病毒肺炎的传播途径主要为直接传播、气溶胶传播和接触传播,其传染性强,病情进展快速。

(三) 疠气的发生与流行条件

疫疠的发生与流行,多与下列因素有关。

1. 气候因素 自然界气候持久或严重的反常变化,如久旱、水涝、酷热、湿雾瘴气等,均可助长疠气滋生传播而导致疫疠的流行。例如,瘴气是湿热环境下由于动植物腐败而产生的一种能使人生病的有毒气体。瘴气发生的环境多气候炎热、多雨潮湿,死亡的动物及植物落叶易于腐烂,再加上山峦叠嶂,树林茂密,空气不通,最终得以为患。

2. 环境和饮食因素 环境卫生不良,如空气、水源污染滋生疠气;食物污染、饮食不当也可引起疫疠的发生与流行。如 1988 年上海市甲型肝炎流行,其主要原因就是受污染的毛蚶短时间大量上市,人们食用后患病并迅速传染,近 1/10 的家庭有两人或两人以上同时发病,导致 31 万余人先后患病。

3. 防治失时 预防隔离是防止疫疠发生、控制其流行蔓延的有效措施,如果防治失时,就会导致疫疠的发生与流行。例如,不经常开展群众性卫生活动,不进行预防传染病的健康教育,不倡导文明健康的生活方式,就难以提高公众对传染病的防治意识和应对能力;不加强环境卫生建设,消除老鼠和蚊、蝇等病媒生物的危害,不按照传染病预防、控制预案,采取相应的预防、控制措施,就不能防止传染病的发生与流行;使用血液和血液制品,如不遵守国家有关规定,就难以防止因输入血液、使用血液制品引起经血液传播疾病的发生;医疗机构如不严格执行国务院卫生行政部门规定的管理制度、操作规范,就难以防止传染病的医源性感染和医院感染;与人畜共患传染病有关的野生动物、家畜家禽,如不经检疫合格后,就出售、运输,其后果的严重性人们至今记忆犹新。

为了预防、控制和消除传染病的发生与流行,保障人体健康和公共卫生,2004 年 12 月 1 日起施行的《中华人民共和国传染病防治法》提出了各种预防隔离措施。2020 年 10 月 2 日,国家卫健委发布《传染病防治法》修订征求意见稿,明确提出甲、乙、丙三类传染病的特征,乙类传染病新增人感染 H_7N_9 禽流感和新型冠状病毒两种,此意见稿提出,任何单位和个人发现传染病患者或者疑似传染病患者时,应当及时向附近的疾病预防控制机构或者医疗机构报告,可按照国家有关规定予以奖励;对经确认排除传染病疫情的,不予追究相关单位和个人责任。

4. 社会因素 疫疠的流行,与社会的经济、文化状况有关。一般来说,经济和文化较落后、社会动荡不安的国家和地区,疫疠较易流行;经济和文化发达、安定和谐的国家和地区,疫疠较少流行。如大头瘟、白喉、天花、霍乱等传染病,在旧社会曾不断发生,严重危害人们的生命健康,新中国成立以后,采取的一系列措施大大地降低了这些传染病的发病率,有的已基本消灭。

新型冠状病毒肺炎

2019年以来,一场"新型冠状病毒"导致的感染席卷全球,从德尔塔到奥密克戎,新型冠状病毒不断变异,全球疫情高位流行,感染人数持续攀升,我国采取了强有力的各项防治措施,投入了大量人力、物力和财力,广大医务工作者无私无畏,冲锋在前,用生命谱写了救死扶伤的壮丽篇章。正是在党和国家的英明领导、科学决策下,一大批白衣战士义无反顾,一大批志愿者顽强奋战,筑起一道守护人民健康的钢铁长城。

三、七情内伤

七情,即喜、怒、忧、思、悲、恐、惊七种情志变化,是人体对客观事物的不同反应,是机体的精神状态。在正常情况下,七情一般不会使人致病。只有突然、强烈或长期持久的情志刺激,超过了人体本身的正常生理活动范围,使人体气机紊乱、脏腑阴阳气血失调,才会导致疾病的发生,因其是造成内伤病的主要致病因素之一,故又称"内伤七情"。

(一)七情与内脏气血的关系

中医认为,情志活动必须以五脏精气作为物质基础,"人有五脏化五气,以生喜怒思忧恐"。故人的精神活动与内脏密切相关,心"在志为喜",肝"在志为怒",脾"在志为思",肺"在志为忧",肾"在志为恐"。喜怒思忧恐,简称"五志"。不同的情志变化对各脏腑有不同的影响,而脏腑功能的变化,也会影响情志的变化。另一方面,气血也是人体精神情志活动的物质基础,气血的变化亦会影响情志的变化,如"血有余则怒,不足则恐"。故七情与内脏气血关系密切。

(二)七情致病的特点

六淫侵袭人体,多从皮肤或口鼻而入,发病之初均见表证。七情致病不同于六淫,七情内伤直接影响相应的内脏,使脏腑气机紊乱、气血失调,导致多种病变的发生。

1. 与精神刺激有关　七情属于精神性致病因素,其发病与明显的精神刺激有关,如"范进中举""诸葛亮三气周瑜"等。在整个病程中,情绪的改变,还可使病情发生变化。

2. 直接伤及内脏　临床上不同的情志刺激,对各脏有不同的影响。通常"怒伤肝、喜伤心、思伤脾、悲伤肺、恐伤肾",但也并非绝对如此。因为人体是一个有机的整体,"心者,五脏六腑之主也,……故悲哀愁忧则心动,心动则五脏六腑皆摇"就指出了各种情志刺激都与心脏有关,心是五脏六腑之大主,心神受损可涉及其他脏腑。如忧思虽可伤脾,也可伤心;大怒伤肝,肝气横逆,又常犯脾胃,出现肝脾不调、肝胃不和等。

心主血而藏神,肝藏血主疏泄,脾主运化而居于中焦,是气机升降的枢纽,为气血生化之源。故情志所伤的病证,以心、肝、脾三脏和气血失调为多见。如郁怒不解,可影响肝之疏泄,出现精神抑郁、烦躁易怒、胸胁胀痛、胸闷嗳气、咽中梗阻、善太息,妇女可见月经不调、乳房胀痛结块,甚或可因暴怒伤肝,引起肝气上逆,血随气涌,发生咯血、呕血等;或气滞血瘀,出现胁痛、妇女痛经、闭经、癥瘕等;思虑劳神过度,常损伤心脾,导致心脾气血两虚,出现神志异常和脾失健运等。此外,情志内伤还可化火,即"五志化火"而致阴虚火旺,或导致湿、食、痰诸郁为病。

3. 影响脏腑气机　"百病生于气,怒则气上、喜则气缓、悲则气消、恐则气下……惊则气乱……思则气结"就说明不同的情志变化,对人体气机活动的影响是不同的,其所导致的证候也不相同。

喜则气缓,喜为心之志。"喜",是心情愉快的表现。俗话说"人逢喜事精神爽",高兴的事可使人精神焕发。喜则气缓,指喜可缓解紧张情绪和使心气涣散等。在正常情况下,喜能缓和紧张,使营卫通利,心情舒畅。但暴喜过度,又可使心气涣散,神不守舍,精神浮荡,气机弛缓,出现精神不能集中,甚则失神狂乱等;过度喜悦还能引起心跳加快,头目眩晕而不能自控,某些冠心病患者可因过度兴奋而诱发心绞痛或心肌梗死。怒则气上,怒为肝之志。遇事不随意而产生一时性的激怒,一般不会致病。当过度愤怒可使肝气横逆上冲,血随气逆,并走于上,故气上矣。临床可见气逆、面红目赤、头晕、胸胁胀痛,甚则呕血或昏厥。

悲则气消,悲忧为肺之志。悲则气消是指过度悲伤,导致肺气抑郁,意志消沉,从而使肺气耗伤。临床可见精神不振、胸闷气短、乏力等症。

思则气结,思为脾之志。思则气结是指思虑过度,伤神损脾,导致气机郁结,脾失健运,出现纳呆、脘腹胀满、便溏等。"思则心有所存,神有所归,正气留而不行,故气结矣"。古人认为思发于脾,而成于心,故思虑过度不但耗伤心神,也会影响脾气。思虑过度,则伤心脾,暗耗阴血,心神失养则出现心悸、健忘、失眠、多梦等症。

恐则气下,恐为肾之志。恐则气下是指恐惧过度,可使肾气不固,气泄于下,临床可见二便失禁,或恐惧不解则伤精,精伤则发生骨酸痿厥、遗精等;或精伤不能上奉,心肺失养,出现胸满腹胀、心神不安、夜不能寐等。

惊则气乱,气乱是指心气紊乱。心主血,藏神,惊则气乱是指突然受惊,心气紊乱,气血失调,以致心无所倚,神无所归,虑无所定,惊慌失措,出现心悸、失眠、心烦、气短,甚至精神错乱等。

4. 影响病情变化　按照五行归类,人的五志当包括"喜、怒、思、悲(忧)、恐(惊)",又称七情。七情不仅能引起疾病,且对疾病的演变有重要影响。情志异常波动,可使病情加重,或迅速恶化。根据临床观察,在许多疾病的发展过程中,若患者有较剧烈的情志波动,往往会使其病情加重,或急剧恶化,甚至导致死亡。如有高血压史的患者,若遇事恼怒,肝阳暴张,血压可以迅速升高,发生眩晕,甚则突然昏仆不语、半身不遂、口眼㖞斜。相反,性情开朗,豁达乐观,可使五脏安和,气机调畅,有利于病情减轻或促进疾病向愈。正确调摄精神情志,是防病治病的一个重要方面。元代医家朱丹溪说:"气血冲和,万病不生,一有怫郁,诸病生焉。故人生诸病多生于郁。"

(三)"五志相胜"法

"五志相胜"又称"情志相胜"法,即以五行相克为理论依据,用一种正常的情绪活动来调整另一种不正常的情绪活动而治疗心理疾病或躯体疾病的心理治疗方法。如"怒伤肝,悲胜怒""喜伤心恐胜喜""思伤脾,怒胜思""忧伤肺,喜胜忧""恐伤肾,思胜恐"(图1-8)。由于中医理论体系的局限性,五行学说主要是用其对事物属性的五行归类及生克制化规律,阐述人体及其与外界的相互联系、相互影响,从而指导临床诊断、治疗和护理。然"他山之石,可以攻玉",积极运用五行相克的规律来说明五志相胜的规律并运用到临床实践,可防治或减轻情志因素对人体造成的伤害。《丹溪心法》说:"五志之火,因七情而生,……宜以人事制之,非药石能疗,须诊察由以平之。""人事制之",即心理治疗,有时比药物更重要。后世不少医家对情志的调摄有时比药石祛疾更重视,而且创造了许多行之有效的情志疗法,如"或逗之以笑,或惹之以哭,或激之以怒,或引之以恐"等,因势利导,宣泄积郁之情,遂畅情志。

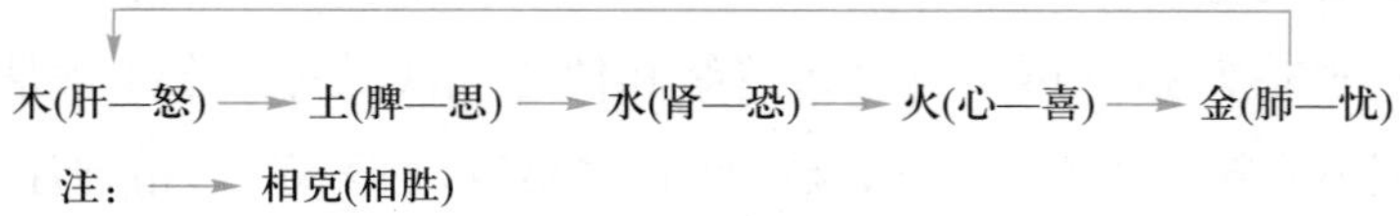

木(肝—怒) —→ 土(脾—思) —→ 水(肾—恐) —→ 火(心—喜) —→ 金(肺—忧)

注: —→ 相克(相胜)

图 1-8 五志相胜

【知识拓展】

66

五志相胜之一
——"喜胜悲"

元代有一年轻秀才,婚后不久突然亡妻,秀才终日悲忧哭泣,极为伤感,终致疾病,久治无效。时逢名医朱丹溪,诊脉后说:"尔有喜脉,已有数月。"秀才听后,觉得如此荒谬之语实在可笑,此后他常到处将此事作为奇谈笑料告知他人,自己亦和众人同乐。不久,他的病竟渐渐好了,此时其家人方告知这是丹溪的以喜胜悲之治法。目前流行的音乐疗法用旋律流畅、节奏明快、情调欢乐一类的曲子来治疗抑郁症。欢笑疗法中的"笑"不仅能够消除烦恼、忧郁和悲伤,且能使机体产生大量的免疫球蛋白,提高防御机能从而防治疾病。俗话说:"每日大笑三声,胜似人参三斤。"正因笑有益人的身心健康,目前世界上笑的事业应运而生,如美国有"笑电台""笑医院",其心理学家卡津斯以"用笑起死回生"而闻名,英国有"笑俱乐部",德国有"笑比赛",日本有"笑学校"等。

四、饮食劳逸

(一) 饮食损伤

饮食是人体摄取营养,维持生命活动必不可少的物质。在正常情况下,饮食物主要靠脾胃消化,胃主受纳和腐熟水谷,为水谷之海;脾为胃行其津液,主运化并转输水谷精微。古人曰:"食能以时,身必无灾,凡食之道,无饥无饱,是之谓五脏之葆。"所以,饮食要有节制,否则饮食失宜影响人体的生理功能,导致脾胃气机升降失常,或为宿食积滞,或能聚湿、生痰、化热,亦可累及其他脏腑而变生他病。另外,大病之后,余邪未尽,脾胃功能虚弱,则亦可因伤食而复发。

临床上,因饮食损伤而致病的主要有饮食不节、饮食偏嗜和饮食不洁等。

1. 饮食不节　饮食物是后天化生气血的源泉,应以适量、适时为宜。若饮食过饥、过饱,或进食失其规律,均可导致疾病的发生。

过饥,指摄食不足,如饥而不得食,渴而不得饮,或因脾胃功能虚弱,食欲不佳而纳少,因而水谷精微缺乏,气血生化乏源,导致脏腑组织失养,功能活动减退。如婴幼儿因母乳不足,营养不良,可影响其正常生长发育;成年人因进食过少,营养不足,可致气虚血亏,形体日渐消瘦,正气虚弱,卫外无力,而易感外邪或早衰。

过饱,即饮食过量,超过了脾胃的消化、吸收和运化功能,可导致宿食积滞,出现脘腹胀满、嗳腐泛酸、厌食、呕吐或泻下臭秽等食伤脾胃之证。饮食自倍,肠胃乃伤。此种病证,临床又以小儿为多见,因小儿的脾胃运化功能较成年人薄弱,进食又常缺乏规律性,若婴幼儿食积日久,则可郁而化热,出现手足心热、心烦易哭、脘腹胀满、面黄肌瘦、大便溏泄等,称为"疳积";伤于生冷寒凉,则可聚湿、生痰。若成年人饮食过量,阻滞胃肠经脉的气血运行,或郁久化热,伤及气血,则形成下痢、便血及痔等。饮食不节,伤及脾胃,中气不足,亦可导致营卫虚弱,抗病能力降低,易使外邪侵袭而发病。

此外,饥饱失时,饮食规律紊乱,失其节制,也同样能使脾胃气机升降失调,功能减退而发病。因此,"不欲极饥而食,食不可过饱;不欲极渴而饮,饮不可过多。饱食过多,则结积聚,渴饮过多,则成痰癖"。护士在临床护理中需要注意提醒患者,在大病初愈阶段,不要过早进补,亦不要暴饮暴食或过食肥甘厚腻之物,否则会引起疾病复发,此称"食复"。

2. 饮食偏嗜　饮食要适当调节,不应有所偏嗜,冷热程度也要适宜,这样才能不损伤脾胃,使人体获得所需营养。若饮食偏嗜,或饮食过冷过热,则易引起某些营养物质的缺乏,或导致机体阴阳的偏盛偏衰,以及脾胃功能的损伤而发病。

(1) 偏嗜五味:人的精神气血,都由五味资生。五味与五脏,各有其亲和性,即"五味入胃,各归所喜,故酸先入肝,苦先入心,甘先入脾,辛先入肺,咸先入肾,久而增气,物化之常也"。如长期嗜好某种食物,就会影响脏腑正常功能,而生诸病。如多食咸味的食物,会使血脉凝滞,面色失去光泽;多食苦味的食物,会使皮肤干燥而毫毛脱落;多食辛味的食物,会使筋脉拘急而爪甲枯槁;多食酸味的食物,会使皮肉坚厚皱缩,口唇干薄而掀起;多食甘味的食物,则骨骼疼痛而头发脱落。由此可见,五味偏嗜,不仅可直接引起本脏的病变,还可影响其他脏腑的病变。此外,饮食偏嗜,使某种营养成分减少,久则可出现某种营养物质缺乏的病证,如夜盲症、脚气病、瘿瘤等。

(2) 偏嗜寒热:饮食一般要求寒温适中,如过食生冷,寒邪直中脏腑,则易损伤脾阳,导致脾胃虚寒,运化功能紊乱,出现腹痛、泄泻等;如过食辛温燥辣或烫热食品,则易伤胃阴,引发胃热,胃热上熏,津液被灼,无以上承,则可出现口干、口臭、消谷善饥等。因此,饮食过冷过热皆不相宜。

(3) 过食肥甘厚味:过食油腻肥甘厚味,则可损伤脾胃,易于积湿生痰、化热化火或酿成疔疮痈疽,甚则动风,发为半身偏枯等。如长期过食肥甘厚味,积热壅滞脾胃,会导致津液、饮食不断消耗,从而诱发消渴;过食肥甘厚味,可致肺、胃湿热熏蒸而淤滞肌肤导致痤疮等。此外,过食肥甘厚味也是加速衰老进程的重要因素,主要是过食肥甘厚味有碍脾胃纳运,导致化源不足;酿生痰浊、瘀血,引起多种疾病;化生阳热火邪,耗伤精血津液。

(4) 嗜酒无度:酒是以果实谷类为原料经发酵酿造而成的。适量饮用能促进血液循环,通经活络,祛风湿。若长期饮酒,嗜酒无度,则可损伤脾胃,酿生湿热痰浊,从而引发多种疾患,甚至导致昏迷或死亡。古代医家对于饮酒之弊病,多有论述,如"肥肉厚酒,务以自强,命曰烂肠之食"。饮酒对消化、中枢神经、生殖等诸多系统的危害,以及可能由饮酒带来的一系列交通、社会问题都已引起高度重视。

3. 饮食不洁　是指食用了不清洁、不卫生、被污染或陈腐变质或有毒的食物。饮食不洁是重要的致病因素之一,可引起多种肠胃疾病、食物中毒及消化道传染病。如进食腐败变质食物,可引起胃肠功能失调,出现脘腹胀痛、恶心呕吐、肠鸣腹泻,或腹痛、里急后重、下痢脓血等;若进食被毒物污染之食物,则可引发食物中毒;若进食被传染源污染之食物,则可引发疫情暴发;若进食被虫卵污染之饮食物,则发作寄生虫病。

【知识拓展】

与饮食有关的疾病之一
——"糖尿病"

每年 11 月 14 日是联合国糖尿病日。据统计,我国成年人糖尿病患病率为 12.8%,患者人数约 1.3 亿。古代医学家认为,长期过食肥甘厚味,积热壅滞脾胃,会导致津液、饮食不断消耗,从而诱发消渴,即糖尿病。现代医学认为,人如果长期摄入高脂肪、高蛋白、高糖等高热量饮食,就会迫使胰岛不断分泌胰岛素来进行分解,时间长了,胰岛就会处于疲惫状态,最终发生障碍,出现糖尿病。

鉴于糖尿病是一种和饮食关系密切的疾病,合理控制饮食在糖尿病的预防、治疗和护理中具有十分重要的意义。经研究发现,1/3 的患者可以通过控制饮食来治疗糖尿病,需注意的是,控制饮食绝不是单纯意义上的少吃,而是给身体提供健康、均衡的营养。如调整饮食比例、选择适宜的食物种类、控制摄入总热量等。

(二)劳逸损伤

劳逸,包括过度劳累和过度安逸两个方面。正常的劳动和运动锻炼,有助于气血流通,增强体质。必要的休息,可以消除疲劳,恢复体力和脑力,不会使人致病。只有长时间的过度劳累或过度安逸,才能成为致病因素而使人发病。

1. 过劳　指过度劳累,包括劳力、劳神和房劳过度三个方面。

劳力过度,是指较长时间过度劳作而积劳成疾。"劳则气耗",劳力过度则伤气,久之则气少力衰,神疲消瘦;"久立伤骨、久行伤筋",长时间用力过度,则易致形体组织损伤,久而积劳成疾。

劳神过度,是指思虑太过,劳伤心脾而言。心主血藏神,脾在志为思,所以思虑劳神过度,易耗心血,损伤脾气,出现心神失养的心悸、健忘、失眠、多梦及脾不健运的纳呆、腹胀、便溏等。

房劳过度,是指性生活不节,房事过度而言。肾藏精,主封藏。肾精不宜过度耗泄,若房事过频易耗伤肾精,出现腰膝酸软、眩晕耳鸣、精神萎靡,男子遗精、早泄,甚则阳痿,女子月经不调、痛经、闭经等。

2. 过逸　指过度安逸,不参加劳动,又不运动。人体每天需要适当的活动,气血才能流畅。"久卧伤气,久坐伤肉",若长期不劳动,又不参加运动锻炼,易使人体气血不畅,筋骨柔脆,脾胃功能减弱,出现食少乏力、精神不振、肢体软弱或发胖臃肿,动则心悸、气喘、汗出,也可继发其他疾病。

五、痰饮、瘀血

痰饮和瘀血都是脏腑功能失调所产生的病理产物,但又能作为一种致病邪气,直接或间接作用于某些脏腑组织而引起疾病。

(一) 痰饮

痰饮,是人体脏腑功能失调,水液代谢障碍所形成的病理产物。一般以质稠厚者为痰,清稀者为饮,因二者同出一源,故常并称为痰饮。

1. 痰饮的分类 一般分有形和无形两类。有形的痰饮,是指视之可见,触之可及,闻之有声的痰液,如咳嗽吐痰、喉中痰鸣等;无形的痰饮,是指由痰饮引起的特殊症状和体征,视而不见,触而不及,只见其症,不见其形,可表现为头晕目眩、心悸气短、恶心、呕吐、咽喉梗阻、神昏癫狂、苔腻、脉滑等。

2. 痰饮的形成 痰饮多为外感六淫,或饮食劳逸,或内伤七情等,使肺、脾、肾及三焦等脏腑气化功能失常,水液代谢障碍而成。如外邪犯肺,肺失宣降,水津不布,水道不利则聚水而成痰饮;脾失健运,水湿内生,可以凝聚成痰;肾阳不足,气化无力,水湿不化也可化生痰饮;情志内伤,肝气郁结,气郁化火,煎熬津液也可成痰;素食肥甘、嗜酒,亦能引起湿聚而生痰等。

3. 痰饮致病的特点 痰饮致病,具有阻碍气血运行、影响水液代谢、易于蒙蔽神明和症状复杂、变幻多端等特点。因此,痰饮一旦产生,便能流窜全身,停聚各处,导致多种疾病发生。如痰停留在肺,则出现咳嗽、气喘、痰多;蒙蔽于心,可见胸闷、心悸、失眠、神昏,甚则癫狂;停聚于胃,可见脘闷痞胀、恶心呕吐、食欲不振;流于经脉、筋骨,可见肢体麻木、半身不遂或成痰核瘰疬、阴疽流注等。饮停胸胁,可见胸胁胀满、咳嗽引痛;若留聚肠间,则肠鸣漉漉,甚至便溏腹泻等。概括痰饮的临床表现,可用咳、喘、悸、眩、呕、满、肿、痛来归纳。

总之,痰饮的部位不同,证候亦不同,可谓变化多端,故有"百病多因痰作祟"之说(表1-3)。

表 1-3 痰饮的病证特点

痰饮		病变部位	病证特点
痰	肺		咳嗽、气喘、痰多
	心		胸闷、心悸、失眠、神昏、谵语,甚则癫狂
	肝		面青、眩晕、动风
	脾		腹胀、身重、肢倦
	肾		腰膝痹痛、足冷
	胃		脘闷痞胀、呕恶、食欲不振
	头		眩晕、头痛、耳鸣、昏不知人
	咽喉		喉中梗阻、有异物感(梅核气)
	胸胁		胀满疼痛
	四肢		麻木、疼痛
	经脉、筋骨		痰核、瘰疬、阴疽、流注、瘫痪等

痰饮	病变部位	病证特点
饮	泛于肌肤（溢饮）	水肿、肢体疼痛、身重无汗
	停于胸胁（悬饮）	胸胁胀满、咳嗽引胁疼痛
	停于胸膈（支饮）	胸闷咳喘、不得平卧
	聚于肠间（痰饮）	肠鸣漉漉，甚至便溏腹泻

（二）瘀血

瘀，积血也，瘀血又称"蓄血""恶血""败血"等。瘀血，是指血液滞留或凝结于体内，包括血溢出于经脉外引起的瘀积和血脉运行受阻而滞留在经脉内，既是病理产物，又可成为继发性致病因素。

1. 瘀血的形成　主要有两个方面：一是因气虚、气滞、血寒、血热等原因，使血行不畅而凝滞。因气为血帅，气行则血行，气虚则血行无力，无力则血易停滞，从而产生瘀血；气滞则血凝，凝则成瘀；血得热则行，遇寒则凝，若寒邪侵入血脉，使经脉挛缩拘急，血液凝滞不畅则易成瘀；或热入营血，血热搏结等，均可形成瘀血。故有"血受寒则凝结成块，血受热则煎熬成块"之说。二是由于因各种出血之后，离经之血未能及时排出体外而成瘀，即"离经之血为瘀血"；或因出血后，过用寒凉，使离经之血凝结、未离经之血淤滞不畅而成瘀。

2. 瘀血致病的特点　所谓"瘀血不去，新血不生"，瘀血形成之后，不仅失去正常血液的濡养作用，又会影响全身或局部血液的运行，导致脏腑功能失调而引起各种病证。如瘀阻于心，可见心悸、胸闷、心前区痛、口唇青紫、脉多结代，若瘀血攻心，则可致发狂；瘀阻于肺，可见胸痛、咳嗽、咳血；瘀阻于胃肠，可见胃脘刺痛拒按、呕血或大便漆黑；瘀阻于肝，可见胁肋刺痛、痞块癥瘕；瘀阻胞宫，可见小腹疼痛、月经不调、痛经、闭经甚至崩漏；瘀阻肢体，可见局部青紫、肿痛拒按、瘀斑、瘀点，若瘀阻肢体末端，则可成脱骨疽。

虽然瘀血为病较多，但其临床表现归纳起来主要有如下共同特点。

疼痛：多为刺痛，痛处固定不移，拒按，夜间痛甚。

肿块：固定不移，在体表局部，见青紫肿胀；在体内，肿块瘀积久聚不散，则可形成痞块或积块，较硬或压痛。

出血：血色多呈紫暗，或挟有瘀块。

肌肤爪甲失荣：久瘀则面色黧黑，肌肤甲错，唇、甲青紫。

舌象：舌质暗紫，或有瘀点、瘀斑，舌下络脉曲张等。

脉象：多见细涩、沉弦或结代等。

六、外伤、虫兽伤

（一）外伤

外伤是指外力损伤、烧烫伤、冻伤等致病因素导致皮肉筋骨及内脏受伤。外伤致病，多有明显的外伤史,其损伤的性质和程度各不相同,轻者为肌肤筋骨创伤,重者可伤及内脏,甚至危及生命。

1. 外力损伤　主要包括坠跌、撞击、负重、压轧、枪弹、金刃、手术等外力作用引起的损伤。可出现皮肤肌肉瘀血肿痛、出血或筋伤骨折、脱臼,重则损伤内脏,或出血过多,导致昏迷,危及生命。

2. 烧烫伤　多由高温物品,如沸水、热油、蒸气、火焰、雷电等灼伤人体而引起。轻者损伤肌肤,在受伤部位出现红、肿、热、痛、皮肤干燥,或水泡、剧痛等;重者可损伤肌肉、筋骨,使痛觉消失,创面如皮革样,或蜡白、焦黄或炭化。严重烧烫伤,若伤面过大,除有局部症状外,常因剧烈疼痛、火毒内攻、体液蒸发或渗出,出现烦躁不安、发热、口干渴、尿少等,甚至死亡。

3. 冻伤　是指人体遭受低温侵袭所引起的全身性或局部性损伤。全身性冻伤,多因阴寒过盛,阳气受损,失于温煦和推动血行,出现寒战、体温逐渐下降、面色苍白、唇青、指甲青紫、感觉麻木、神疲乏力或昏睡、呼吸减弱、脉迟细。如不救治,易致死亡。局部冻伤,多发生在手、足、耳廓、鼻尖和面额部位。因寒主收引,发病初起,经脉挛急,气血凝滞不畅,影响受冻局部的温煦和营养,出现局部皮肤苍白、冷麻,继则肿胀青紫、痒痛灼热,或出现大小不等的水疱等,破溃后常易感染。

(二) 虫兽伤

虫兽伤包括毒蛇、猛兽、疯狗咬伤,或蝎、蜂蜇伤等。轻则损伤局部,出现肿痛、出血等;重则损伤内脏,或因出血过多而死亡。毒蛇咬伤则出现全身中毒症状,如不及时救治,常导致中毒死亡。疯狗咬伤,初起仅见局部疼痛、出血,伤口愈合后,经一段潜伏期后可出现烦躁、惶恐不安、牙关紧闭、抽搐、恐水、恐风等症状。

知识小结

《病因学说》自我检验单

姓名:	专业:	班级:	学号:
六淫致病的特点			

七情致病的特点	
疠气致病的特点	
饮食损伤和过劳的分类	

痰饮、瘀血致病的特点		

护考直击

1. 六淫、疫疠、七情的概念和致病特点。

2. 风、寒、暑、湿、燥和火的性质和致病特点。

3. 饮食损伤致病的表现。

4. 痰饮的分类和致病特点。

5. 形成瘀血的原因及致病特点。

执考模拟题

扫码练一练

（赵　斐）

第六节　病机

学习目标

知识目标
掌握基本病机的表现。
熟悉发病的机理。

能力目标

能够说出正邪斗争对发病和预后的影响。

素养目标

培养整体观念、大局意识。

本节思维导图

病机,是指疾病发生、发展变化及其转归的机制。任何疾病的发生、发展变化和转归,与机体的正气强弱和致病邪气的性质、受邪的轻重等密切相关。中医病机学既强调人体正气在发病过程中的决定作用,也不排除邪气的致病作用。因此,正邪双方之间斗争的变化,影响人体阴阳的相对平衡状态,导致脏腑经络的机能紊乱,或气血功能失常,从而产生一系列不同的病理变化。

一、发病

人体内部各脏腑之间、人体与外界环境之间保持的相对平衡是维持正常生理活动的基础。发病是指疾病的发生。当人体在一定的致病因素作用下,正气与邪气之间的斗争可使体内某些平衡协调关系遭到破坏,导致阴阳失调,出现各种临床症状,引发疾病。因此,疾病的发生与机体本身抗病能力(正气)和致病因素(邪气)密切相关。

(一) 正邪斗争与发病

疾病的发生、发展变化和转归,就是在一定条件下正邪斗争的反映。

正气,是指人体的各种机能活动、抵抗疾病的能力和康复能力。邪气,泛指各种致病因素,包括六淫、疠气、七情内伤、饮食不节、劳逸损伤、外伤及虫兽伤等。

1. 正气不足是发病的内在原因   中医重视人体的正气,认为正气可以决定疾病的发生、发展变化和转归。从疾病的发生来看,人体内脏功能旺盛,气血充盈,卫外固密,病邪难于侵入,就不会发病。从人体受邪之后看,正气足,即使受邪也较轻,病情不重,可以驱邪外出而愈;正气虚弱,即使受邪轻微,亦可发生疾病或使病情加重。所以说,只有当人体正气相对虚弱,卫外不固,抗邪无力时,邪气才能乘虚而入,使人体阴阳失调,脏腑经络功能紊乱,而发生疾病。即所谓"正气存内,邪不可干""邪之所凑,其气必虚"。正气不足是机体发病的内在根据,正气的状态贯穿并影响疾病的全过程。

2. 致病邪气是发病的重要条件   邪气是发病的条件,在一定的条件下,甚至起主导作用,即使正气强盛,也难免被伤害,如疠气引起瘟疫病导致的大流行。所以,中医重视正气,强调正气在发病中的主导地位的同时,并不排除邪气对疾病发生的重要作用。

3. 正邪斗争的胜负决定发病与否   在疾病的发生、发展过程中,机体始终存在着邪气损害与正气抗损害的矛盾斗争,即正邪相争。正邪斗争的胜负,不仅决定疾病的发生与否,而且关系到发病的轻重缓急。

（1）正胜邪退则不发病：邪气侵袭人体时，正气即奋起抗邪。若正气旺盛，抗邪能力强，则病邪难以入侵；即使邪气侵入，正气亦奋力驱邪外出或灭于内而不发病。

（2）邪胜正负则发病：在正邪斗争的过程中，若邪气偏盛，正气相对不足，不能卫外，邪胜正负，则邪气乘虚入侵而发病。如感邪较轻，邪在肌表，则发病较轻；如感邪较重，邪气入深，则发病较重等。

（二）内、外环境与发病

疾病的发生与内、外环境都有密切的关系。外环境包括气候因素，地域因素，生活、工作环境等。内环境主要是指人体本身的正气。正气强弱主要与体质和精神状态有关。

1. 外环境与发病　人与自然息息相关，自然气候的异常变化，或工作、生活环境受污染等均能使人致病。

（1）气候因素：四时气候的异常变化，可滋生各种病邪，导致季节性疾病。如春季多风，常发生风温病；夏季，气候炎热，常发生热病和中暑；秋季天气敛肃，气候干燥，常发生燥病；冬季气候严寒，常外感寒邪而为病。另外，气候特别反常，或太过或不及，或非其时而有其气，则容易导致疫病的发生。如麻疹、百日咳、流行性脑脊髓膜炎，多流行于冬春季节；痢疾、流行性乙型脑炎，则多流行于夏秋季节等。

（2）地域因素：不同的地域，由于自然条件不同，可出现不同的常见病。如西北高原地区，气候燥寒，经常处在风寒冰冽之中，易感寒邪发病；东南地区，靠海傍水，地势低洼，温热多雨，易生湿热，病多疮疡。有些地区因缺乏某些物质，而发生地方病，如地方性甲状腺肿，多见于远离海岸的地区，最常见的原因是缺碘；克山病是我国东北到西南一带的地方性心肌病，可能与营养不良、硒等微量元素缺乏或病毒感染及真菌、毒素中毒有关。

（3）生活、工作环境：不良的生活、工作环境对人体健康影响很大。如久居潮湿阴暗之地，易受寒湿邪气所伤，不但影响人体正气，还可导致关节疼痛等；周围环境不良，如工业废气、废物、粉尘过多，装修污染及塑料垃圾引起的白色污染，过多使用农药等均可导致空气、水源、食物的污染，严重危害人类健康。因此，改善生活、工作环境，保持环境卫生，尽量避开不利于人体健康的水源、矿藏、高压线、强磁场和有超声波、放射线的地方，是减少疾病，促进健康的有效措施。

2. 内环境与发病　中医认为正气不足是发病的内在根据。一般来说，体质和精神状态决定着正气的强弱。由于人的体质不同，对于外邪也有不同的易感性。如肉不坚，腠理疏，则善病风；小骨弱肉者，善病寒热；粗理而肉不坚者，善病痹。

（1）体质与正气的关系：体质与先天禀赋、饮食调养、身体锻炼有关。一般来说，禀赋充实、饮食合理、营养充足、合理锻炼者，体质多壮实；禀赋不足、饮食不足、缺乏营养和锻炼者，体质多虚弱。体质壮实，脏腑功能活动旺盛，精、气、血、津液充盛，则正气充足；体质虚弱，脏腑功能减退，精、气、血、津液不足，则正气减弱。

（2）精神状态与正气的关系：情志因素直接影响精神状态。情志舒畅，精神愉快，则气血平和，脏腑功能协调，正气旺盛而健康少病；若情志不畅，精神抑郁，则可使气机逆乱，阴阳气血失调，脏腑功能失常，正气减弱而发病。因此，平时要注意调摄精神，不贪欲妄想，使真气和顺，精神内守，增强正气，从而减少和预防疾病的发生。真正做到恬淡虚无，真气从之，精神内守，则病安从来。

　　总之,正气是发病的内在根据,而影响正气强弱的是体质和精神状态。因此,体质壮实,情志舒畅,则正气充足,抗病力强,邪气难以入侵。

【知识拓展】

室 内 污 染

　　最近的调查证实,在现代城市中,室内空气污染的程度比户外高很多倍,更重要的是 80% 以上的城市人口,70% 以上的时间在室内度过,而儿童、孕妇和慢性病患者,因为在室内停留的时间比其他人群更长,受到室内环境污染的危害就更加显著,儿童比成年人更容易受到室内空气污染的危害。一方面,儿童的身体正处在成长发育中,呼吸量按体重比成年人高近 50%;另一方面,儿童有 80% 的时间生活在室内。世界卫生组织宣布:全世界每年有 10 万人因为室内空气污染而死于哮喘,而其中 35% 为儿童,我国儿童哮喘患病率为 2%~5%,其中 85% 的患病儿童年龄在 5 岁以下。

　　有鉴于环境污染对人体的危害,护士在护理工作中,在患者病情允许时,要多鼓励他们到户外活动,以利于疾病的恢复。

二、基本病机

　　尽管疾病的种类繁多,临床表现错综复杂,千变万化,各种疾病,各个症状都有其各自的病机。但从总体来说,不外乎邪正盛衰、阴阳失调、气机失常等病机变化的一般规律。

(一) 邪正盛衰

　　邪正盛衰,是指在疾病过程中,致病邪气与机体正气之间相互斗争所发生的盛衰变化。这种关系直接影响疾病的发展变化及其转归,同时影响着病证的虚实变化。

　　1. 邪正盛衰与虚实变化

　　(1) 虚实病机:邪气盛则实,"实"的病机,主要是由于邪气亢盛,正气尚未虚衰,邪正之间剧烈抗争而导致的一系列病理变化。多见于外感六淫的早、中期,或因痰、食、水、血等滞留于体内而引起的痰涎壅盛、食积停滞不化、水湿泛滥、瘀血内阻等病变。一般认为壮热、狂躁、声高气粗、腹痛拒按、二便不通、脉实有力等均为实证的临床表现。

　　精气夺则虚,"虚"的病机,主要是由于人体正气不足,抗病能力减弱,正邪之间抗争不明显,而导致一系列正气虚衰的病理变化。临床多见于素体虚弱或疾病的后期,或因大病、久病、大汗、吐利、大出血等耗伤机体的正气;或因致病邪气久留而伤正等,均可导致正气虚衰而成虚证。一般认为神疲乏力、面容憔悴、神思恍惚、心悸气短、自汗盗汗、二便失禁、脉微弱无力,或五心烦热、畏寒肢冷等均为虚证的临床表现。

　　(2) 虚实变化:疾病发生后,邪正双方斗争力量的对比经常发生变化,因而疾病之虚实亦常随之发生变化,常见有由实转虚、因虚致实、虚实错杂、虚实真假等。

由实转虚,是指本为实证,由于未及时治疗或治疗不当;或因年老体衰,不耐病邪侵袭;或因大汗、大吐、大泻、大出血等耗损机体的气、血、津液而致虚证。

因虚致实,是指本为虚证,由于虚久不复,脏腑、经络等组织器官的生理功能减弱,气、血、津液等运行迟缓和代谢失常,以致形成食积、痰饮、瘀血等滞留体内,积聚而成实证。

虚实错杂,是指在疾病过程中,邪正的消长盛衰,不仅可以产生单纯的虚或实的病理变化,而且可以形成虚实同时存在的虚中夹实、实中夹虚等虚实错杂的病理变化。因虚致实的虚中夹实,以虚为主,又兼夹实,正虚是本、是因,邪实是标、是果;由实转虚的实中夹虚,以实为主,又兼夹虚,邪实是本、是因,正虚是标、是果。

虚实真假,是指疾病的形象与本质不完全一致,出现一些假象。一般来说,疾病的现象和本质一致,可以反映病机的虚实,但在特殊情况下,也可出现现象和本质不符的假象,如"至虚有盛候"的真虚假实和"大实有羸状"的真实假虚等病理变化。

总之,在疾病的发生和发展过程中,病机的虚和实都是相对的,由实转虚、因虚致实、虚实错杂,常是疾病发展过程中的必然趋势。因此,在临床护理工作中不能以静止的、绝对的观点来对待虚和实的变化,而应以运动的、相对的观点来分析虚和实的病机。

2. 邪正盛衰与疾病转归　在疾病的发生、发展及其转归的过程中,邪正的消长盛衰不仅关系到虚实的病理变化,而且关系到疾病的转归。在一般情况下,正胜则邪退,疾病趋向于好转或痊愈;邪胜则正衰,疾病趋向于恶化,甚则可以导致死亡。

正盛则邪退是指在邪正盛衰的变化过程中,正气充盛,抗御病邪的能力较强,正气战胜邪气,邪气逐渐消退,疾病趋向好转而痊愈,这是许多疾病最常见的一种结局。如六淫之邪所致的外感疾病,多由于正气被邪气遏制而发病。如果患者的正气来复,抗御病邪能力较强,则可驱邪外出而愈。

邪盛则正衰是指在邪正盛衰的变化过程中,邪气亢盛,正气渐衰,疾病趋向恶化,甚则死亡的一种转归。如外感热病的发展过程中,亡阴、亡阳等证候的出现,即为正不胜邪,邪盛正衰的典型表现。

此外,若邪正双方势均力敌,亦可出现邪正相持,或正虚邪恋,或邪去而正气不复等情况,这是许多疾病由急性转为慢性,或遗留某些后遗症或慢性病经久不愈的主要原因之一。

【知识拓展】

疾病复发的原因和预防

疾病的复发,是指原疾病再度发作或反复发作。这是一种特殊的发病形式,也是一定的条件下正邪斗争的反映。

引起疾病复发的因素有很多,常见有食复、劳复、药复、复感外邪、自复及其他因素致复。食复,指疾病初愈,因饮食失调而复发,合理饮食调养是预防食复的关键。劳复,指疾病新愈,余邪未尽,因过度劳累而复发。轻者静养自愈,重者察其虚实。药复,指病后药物调理不当,或滥施补药,或补之过早、过急,则易致邪留不去,引起疾病复发。疾病将愈,辅以药物调理,使用要得当。其他还有在疾病将愈而未愈之际复感外邪,或疾病初愈时自行复发,或因精神因素、地域环境、护理不当引起疾病复发。

所以,在日常的护理工作中,要注意指导患者合理膳食、适当进补、适当运动和劳作,保持心情愉悦,增强患者战胜疾病的能力。

(二)阴阳失调

阴阳失调,是指机体在疾病发展过程中,由于致病因素的作用,导致机体的阴阳消长失去相对的平衡,出现阴阳偏盛、阴阳偏衰、阴阳互损、阴阳格拒和阴阳亡失等情况,这是对机体各种病理状态的高度概括。

1. 阴阳偏盛　阴或阳的偏盛,主要是指"邪气盛则实"的实证病机。病邪侵入人体,在性质上,必从其类,即阳邪侵袭人体,则邪并于阳,形成机体的阳偏盛;阴邪侵袭人体则邪并于阴,而形成机体的阴偏盛。

由于阴和阳是相互制约的,一般来说,阳长则阴消,阴长则阳消。因此,阳偏盛必然会耗阴从而导致阴液不足;阴偏盛必然会损阳从而导致阳气虚损。

(1)阳盛则热:阳主动,主升而为热,故阳偏盛时,多见机体的机能活动亢进,机体反应性增强,热量过剩的病理状态。其病机特点多表现为阳气亢盛而阴液未虚的实热证。

一般来说,阳盛的形成,多因感受温热阳邪,或感受阴寒之邪,入里从阳化热,或七情内伤,五志过极而化火,或因气滞、血瘀、痰浊、食积等郁而化热所致。阳盛者,临床多见壮热、烦渴、面红、尿赤、便干、苔黄、脉数。若阳热亢盛过久,则必耗阴液,久之亦可导致人体津液不足,阴精亏损,转化为实热伤阴的病证,此即"阳盛则阴病"。

(2)阴盛则寒:阴主静,主内收而为寒,故在阴偏胜时,多见机体的机能活动代谢低下,热量不足以及病理性代谢产物积聚等阴寒内盛的病理状态。其病机特点多表现为阴邪偏盛而阳气未衰的实寒证。

一般来说,阴盛的形成,多由外感阴寒之邪,或过食生冷,阴寒内盛,阻遏机体的阳气,或由素体阳虚,阳不制阴,而致阴寒内盛。前者属实,后者则为虚实夹杂。此外,阴寒之邪壅盛,日久必伤阳气,故阴盛实寒病证,常可导致虚衰,出现机体生理功能活动减退,此即"阴盛则阳病"。

2. 阴阳偏衰　阴或阳的偏衰,主要是指"精气夺则虚"的虚证。"精气夺",包括机体的精、气、血、津液等基本物质的不足及其生理功能的减退以及脏腑、经络等生理功能的减退和失调。

(1)阳虚则寒:阳偏衰即阳虚,是指机体阳气虚损,机能减退或衰弱,机体反应性低下,代谢活动减退,热量不足的病理状态。多由于先天禀赋不足,或后天饮食失调,或劳倦内伤,或久病损伤阳气所致。其病机特点多表现为机体阳气不足,阳不制阴,阴相对偏亢的虚寒证。

阳气不足,一般以脾肾阳虚为主,尤以肾阳虚衰(命门之火不足)最为多见,因肾阳为诸阳之本。由于阳气虚衰,阳虚不能制阴,阳气的温煦功能减弱,脏腑经络等组织器官的功能活动也因之减退,血和津液的运行迟缓,水液不化而阴寒内盛,临床可见面色㿠白、畏寒肢冷、舌淡、脉迟等寒象,亦可见神疲倦卧、小便清长、下利清谷等虚象。

(2)阴虚则热:阴偏衰即阴虚,是指机体的精、血、津液等阴液亏耗,以及阴不制阳,导致阳

第一章　中医基本理论

相对偏亢的病理状态。多由于阳邪伤阴,热邪炽盛伤津耗液,或因五志过极化火伤阴,或因久病耗伤阴液所致。其病机特点多表现为机体阴液不足,滋养、宁静的作用减退,阳气相对偏盛的虚热证。

阴虚之证,五脏皆有,但临床上以肺肾阴虚与肝肾阴虚最为多见。由于肾阴为诸阴之本,因此肾阴不足在阴偏衰的病机中占有重要的地位。阴液不足,不能制约阳气,阳气相对亢盛,从而形成阴虚内热、阴虚火旺和阴虚阳亢等多种病理表现。阴虚内热多有全身性虚热,表现为五心烦热、骨蒸潮热、消瘦、盗汗、口干、舌红、脉细数;阴虚火旺多有咽干疼痛、牙龈肿痛、颧红、咯血或痰中带血等;阴虚阳亢多见眩晕耳鸣、肢麻、肌肉颤动等。

3. 阴阳互损　指在阴或阳任何一方虚损的前提下,病变发展影响相对的一方,形成阴阳两虚的病机。

(1) 阴损及阳:是指由于阴液亏损,累及阳气生化不足,或阳气无所依附而耗散,从而在阴虚的基础上又导致阳虚,形成以阴虚为主的阴阳两虚病理状态。主要特点是虚热和虚寒并见,以虚热为主。

(2) 阳损及阴:是指由于阳气虚损,无阳则阴无以生,久之则阴液生化不足,从而在阳虚的基础上又导致阴虚,形成以阳虚为主的阴阳两虚病理状态。主要特点是虚寒和虚热并见,以虚寒为主。

4. 阴阳格拒　是阴阳失调中较特殊的一类病机,包括阴盛格阳和阳盛格阴两方面。主要由于某些原因引起阴和阳的一方偏盛至极而壅盛于内,将另一方排斥格拒于外,迫使阴阳之间不相维系,从而形成真寒假热或真热假寒等复杂的病理现象。

(1) 阴盛格阳:是指阴寒内盛,格阳于外,出现内真寒外假热的一种病理变化。如虚寒性疾病发展到严重阶段,除有四肢厥逆、下利清谷、脉微欲绝等阴寒过盛的症状外,又突见面红如妆、烦热欲去衣被、口渴、狂躁不安等假热现象。

此外,阴盛于下,虚阳浮越,亦可见面红如火,称为"戴阳",也是阳虚阴盛,阴阳之间不相维系的一种表现。

(2) 阳盛格阴:是指热极似寒的一种病理变化,由于邪热内盛,深伏于里,阳气郁闭于内,不能透达于外所致的真热假寒证。多见于热病的热盛至极,除有阳热亢盛之心胸烦热、口干舌燥、舌红等,又见"热极似寒"的四肢厥冷、脉沉伏等寒象,热势愈深,四肢厥逆愈甚。这种四肢厥冷,又称之为"阳厥"或"热厥"。

5. 阴阳亡失　包括亡阳和亡阴两类,是指机体的阴液或阳气突然大量亡失,导致生命垂危的一种病理状态。

(1) 亡阳:是指机体的阳气严重耗损,导致全身机能突然严重衰竭的一种病理状态。一般多由外邪过盛,正不敌邪,阳气突然大量耗伤而脱失;也可由于素体阳虚,正气不足,加之疲劳过度等多种因素所诱发;或过用汗法,汗出过多,阳随津泄,阳气外脱所致。慢性消耗性疾病之亡阳,多由于阳气严重耗散而衰竭,虚阳外越所致。临床可见精神淡漠、面色苍白、大汗淋漓、四肢厥逆、气息微弱、口不渴或渴喜热饮、舌淡、脉微欲绝。

(2) 亡阴:是指机体的阴液大量消耗或丢失,导致全身机能严重衰竭的一种病理状态。一般多由热邪炽盛,或邪热久留,煎灼阴液,或因慢性消耗性疾病,阴液耗竭所致。临床可见神情烦躁、面色潮红、呼吸短促、身热、手足温、汗出而黏、口渴喜饮、舌红而干、脉细数无力。

由于阴阳相互依存、互根互用，亡阴后则阳必无所依附，可迅速导致亡阳，亡阳后亦可出现亡阴，最后阴阳离决，精气乃绝，生命亦告终结。因此，在临床护理工作中应正确区分亡阴证和亡阳证，及时正确地抢救，挽救患者的生命。

(三) 气机失常

气在人体内不停地运动，升降出入是气运动的基本形式。人体各脏腑经络组织的功能活动，以及气血津液之间的相互关系，无不依赖于气的升降出入以维护其相对的平衡协调。同时，气的运动又是在脏腑经络组织的共同配合下进行的。

气机失常，即气的升降出入运行失常，是指疾病在其发展过程中，由于致病因素的作用，导致脏腑经络之气的升降出入运动功能紊乱，从而形成气滞、气逆、气陷、气闭、气脱的病理状态。

1. 气滞　指气的运行不畅而郁滞的病理状态。主要由于七情内郁，或痰饮、食积、瘀血等阻滞，或因外邪困阻气机，或因脏腑功能障碍，影响气的正常流通，引起局部或全身的气机不畅或阻滞所致。因此，气机升降失常，可导致五脏六腑、表里内外、四肢九窍发生多种病理变化。如脾胃气滞，可见脘腹胀痛、时作时止、嗳气则舒；肝气郁滞，可见胁肋或少腹胀痛等。不管气滞病变在何部位，其共同特点是闷、胀、痛，气行则舒等。

2. 气逆　指气的上升太过或下降不及而致脏腑之气逆于上的病理状态。多由于情志所伤，或饮食寒温不适，或痰浊壅阻等因素所致。气逆病变多见于肺、胃和肝等脏腑。如在肺，则肺失肃降，肺气上逆，而见咳嗽、气喘；在胃，则胃失和降，胃气上逆，而见恶心、呕吐、呃逆、嗳气；在肝，则肝气逆上，可见头痛而胀、面赤易怒、胸胁胀满等。

3. 气陷　指以气虚无力升举而反致下陷为主要特征的一种病理状态，多由气虚发展而来。主要是由于久病体虚，或年老体衰，或者劳动用力过猛、过久损伤某一脏器所致。气虚下陷的病变主要以清气不升、气不上行和升举无力为特征。因气陷病变与脾胃关系密切，所以通常又称气陷为"中气下陷"，主要表现为少腹坠胀、便意频频、或脱肛、子宫脱垂、胃下垂等。

4. 气闭与气脱　气闭，即气的外出受阻，气脱，即气失内守而散脱于外，气闭与气脱都是指气的出入异常，或为闭塞，或为脱失的严重病理状态，临床多表现为昏厥或亡脱等。

综上所述，当病邪作用于机体时，人体正气奋起与之抗争，必然会引起正邪相争，从而形成邪正盛衰的病理；破坏机体阴阳的相对平衡，则形成阴阳失调的病理；影响脏腑经络的升降出入运动，则形成气机升降失常的病理。需要注意的是，在疾病的发生、发展过程中，这些病理变化又是相互影响、密切联系的。因此，在学习病因病机的内容时，要密切联系脏腑、经络、气血、津液的生理活动，以及病理变化，深刻理解并掌握正邪斗争在疾病发生、发展和转归中的作用，在临床护理中注意调动患者的主观能动性，充分发挥正气的作用。

《病机》自我检验单

姓名：	专业：	班级：	学号：
发病的机理			
基本病机的表现			

1. 正气在发病中的作用。
2. 中医发病的基本病机。

执考模拟题

扫码练一练

（赵　斐）

第二章　诊法与辨证

第一节　诊法

学习目标

知识目标

掌握望舌、诊脉的方法、内容，辨识正常与异常表现。

熟悉四诊其他方面的内容。

能力目标

能够通过四诊采集病证信息。

素养目标

逐步培养爱伤观念。

培养细致入微的观察能力。

本节思维导图

中医护理是从整体出发,运用辨证的理论与方法,以识别病证、推断病情,实施护理。中医护理程序包括诊法和辨证两个部分,是在中医理论的指导下,对通过中医望、闻、问、切的四诊法收集到的病情资料进行分析、综合,求得疾病的本质,在辨证的基础上,选择和确定相应的护理措施,辨证施护。中医诊法中舌诊和脉诊是最具中医特色的,辨证中八纲辨证是中医辨证的基本方法。

诊法,即中医诊察收集病情的基本方法,包括望诊、闻诊、问诊、切诊四个方面,简称"四诊"。辨证施护必须全面收集临床资料,四诊合参,才能对病证做出全面准确的判断。

一、望诊

望诊是运用视觉观察患者全身和局部情况,以获得与疾病有关的资料,作为分析内脏病变的依据。望诊包括精神、气色、形态的望诊,舌的望诊及排出物的望诊。望诊应在充足的光线下进行,以自然光线为佳。一般先望全身情况(神、色、形、态),再望局部(头颈、五官、皮肤),进而望舌及分泌物和排泄物。

(一) 望神

神的含义有二:一是"神气",是指脏腑功能活动的外在表现;二是"神志",是指人的思维、意识和情志活动。望神是通过观察人体生命活动的整体表现来判断病情的方法。

1. 望神的原理 《灵枢·本神》指出:"生之来者谓之精,两精相搏谓之神。"《灵枢·平人绝谷》说:"神者水谷之精气也。"神产生于先天之精,又必须依赖后天水谷精气的充养。可见神的产生与人体精气和脏腑功能的关系十分密切,所以观察神的旺衰可以了解精气的盛衰、推断病情的轻重、判断病变的预后。正如《素问·移精变气论》所说:"得神者昌,失神者亡。"

2. 神的具体表现 神是人体生命活动总的体现,具体表现在人体的目光、色泽、神情、体态诸方面,而诊察眼神的变化是望神的重点。

(1) 两目:人两眼的神情。首先,眼神是心神的外在表现,"目者,心使也";其次,视觉可反映脏腑精气的盛衰,"五脏六腑之精气皆上注于目而为之精"。两目神光充沛,精彩内含,运动灵活,视物清晰者,有神,是脏腑精气充足的表现;两目浮光外露,目无精彩,运动不灵,视物模糊者,无神,是脏腑精气虚衰的表现。

(2) 色泽:人的周身皮肤(以面部为主)的色泽。皮肤的色泽荣润或枯槁是脏腑精气盛衰的重要表现。《医门法律》说:"色者,神之旗也,神旺则色旺,神衰则色衰,神藏则色藏,神露则色露。"色泽荣润,有神;色泽枯槁,无神。

(3) 神情:人的精神意识和面部表情。心主神志,其华在面,心为五脏六腑之大主,故神情是心神和脏腑精气盛衰的外现。神志清晰,思维有序,表情自然,反应灵敏,心神正常;神志昏蒙,思维混乱,表情淡漠,反应迟钝,心神已衰。

(4)体态:人的形体动态。人的形体动态是机体功能强弱的外征,正如《素问·上古天真论》指出的"形神合一"。形体丰满,动作自如,有神;形体瘦削,动作艰难,无神。

望神除上述重点外,还要结合语言、呼吸、舌象、脉象等表现进行综合判断。

3. 神的分类及判断 按神的盛衰和病情的轻重,一般可分为得神、少神、失神、假神及神乱五种。

(1)得神:又称有神,是精充气足神旺的表现。临床表现为两目灵活,明亮有神,面色荣润,含蓄不露,神志清晰,表情自然,肌肉不削,反应灵敏。提示精气充盛,体健神旺,为健康表现,或虽病精气未衰,病轻易治。

(2)少神:又称神气不足,是正气不足的表现。临床表现为两目晦暗,目光乏神,面色少华,暗淡不荣,精神不振,思维迟钝,肌肉松弛,动作迟缓。提示精气不足,机能减退,多见于虚证患者或疾病恢复期患者。

(3)失神:又称无神,是精亏神衰或邪盛神乱的重病表现。

1)精亏神衰而失神:两目晦暗,目无光彩,面色无华,晦暗暴露,精神萎靡,意识模糊,反应迟钝,手撒尿遗,骨枯肉脱,形体羸瘦。提示精气大伤,机能减退,多见于久病重病患者,多预后不良。

2)邪盛神乱而失神:神昏谵语,寻衣摸床,撮空理线,或猝倒神昏,两手固握,牙关紧闭。提示邪气亢盛,热陷心包,扰乱神明,或肝风夹痰蒙蔽清窍,阻闭经络,多见于急性危重患者。

(4)假神:久病、重病之人本已极度衰竭,突然出现某些神气暂时"好转"的虚假表现。临床表现为久病、重病之人原本目光晦暗,突然目似有光,但浮光外露;原本面色晦暗,突然面似有华,但泛红如妆;原本精神萎靡,突然神志似清,想见亲人,言语不休,但烦躁不安;原本毫无食欲,久不能食,突然欲进饮食且食量大增等。提示精气衰竭已极,阴不敛阳,虚阳外越,阴阳即将离绝所致,古人比作"回光返照"或"残灯复明",是临终的预兆(表2-1)。

表2-1 得神、少神、失神、假神对照

部位	得神	少神	失神(精亏神衰)	假神
目光	两目灵活 明亮有神	两目晦暗 目光乏神	两目晦暗 目无光彩	目似有光 但浮光外露
面色	面色荣润 含蓄不露	面色少华 暗淡不荣	面色无华 晦暗暴露	面似有华 但泛红如妆
神情	神志清晰 表情自然	精神不振 思维迟钝	精神萎靡 意识模糊	神志似清 但烦躁不安
体态	肌肉不削 反应灵敏	肌肉松弛 动作迟缓	形体羸瘦 反应迟钝	思欲活动 但不能自转

(5)神乱:神志错乱失常。临床表现为焦虑恐惧,狂躁不安,淡漠痴呆,猝然昏倒。神乱多反复发作,缓解时常无临床表现,既往临床表现可作为诊病的依据。

(二)望色

望色又称"色诊",是通过观察患者全身皮肤(主要是面部皮肤)的色泽变化来诊断病情的方法。

1. 望色的原理

（1）色、泽的意义与关系：望色，实际包括望皮肤的颜色和光泽。

1）皮肤的颜色：一般分为赤、白、黄、青、黑五种色调，皮肤的颜色可以反映气血的盛衰和运行情况，并在一定的程度上反映疾病性质和脏腑病证。

2）皮肤的光泽：一般分为荣润、枯槁两种，皮肤的光泽可以反映脏腑精气的盛衰，并对疾病的轻重和预后有重要的意义。凡面色荣润光泽者，为脏腑精气未衰，属无病或病轻；凡面色晦暗枯槁者，为脏腑精气已衰，属病重或病危。《四诊抉微》记载："夫气由脏发，色随气华"，说明皮肤的光泽是脏腑精气的盛衰的表现，对判断疾病的轻重和预后比色更为重要。五色之中，凡明润含蓄为气至，晦暗暴露为气不至。

3）色与泽的关系：色即颜色，属血、属阴，主要反映血液盛衰和气血运行情况，也可反映疾病的不同性质和不同脏腑的病变；泽即光泽，属气、属阳，主要反映脏腑精气的盛衰，对判断病情轻重和预后有重要意义。临床诊病必须将气与色结合起来，才能做出正确判断。

（2）望色的诊断意义

1）《灵枢·邪气脏腑病形》说："十二经脉，三百六十五络，其气血皆上于面而走空窍。"因此面部血脉丰盛，为脏腑气血之所荣，故面色是脏腑气血之外华。

2）凡脏腑的虚实、气血的盛衰都可以通过面部色泽的变化反映出来，其中又以心、胃与面部色泽的变化关系更为密切。

3）面部皮肤外露，其色泽变化易于观察，故临床将面部作为望诊的主要部位。

2. 常色和病色

（1）常色：健康人面部皮肤的色泽。常色的特点是明润、含蓄。中国人正常面色是红黄隐隐，明润、含蓄。明润，即面部皮肤光明润泽，是有神气的表现，显示人体精充神旺、气血津液充足、脏腑功能正常。含蓄，即面色红黄隐隐，见于皮肤之内而不特别显露，是胃气充足、精气内含而不外现的表现。常色有主色和客色之分。

1）主色：人之种族皮肤的正常色泽为主色，主色是与生俱来的基本面色。古人根据五行理论将人的体质分为木、火、土、金、水五种类型，其肤色有偏青、偏红、偏黄、偏白、偏黑的不同，皆属主色范畴。

2）客色：因外界因素（季节、气温等）的不同，或生活条件的差别，而微有相应变化的正常肤色（特别是面色）。一年四季中，春季面色稍青，夏季面色稍赤，长夏面色稍黄，秋季面色稍白，冬季面色稍黑。一天之中，白昼面色略显红润，黑夜面色微淡而干。野外作业者面色偏黑，室内作业者面色偏白。其他如酒后易面红目赤，饱食时易面容润泽光亮，饥饿时面色泽减而微暗；喜者易面赤，怒者易面青，忧者易色沉，思者易面黄，悲者易泽减，恐者易面白。不论面现何色，因其仍然具有明润、含蓄的特点，故属常色。客色一般为一过性改变，排除相关因素后，即恢复原来面色。

（2）病色：人体在疾病状态时面部显示的色泽。病色的特点是晦暗，暴露。晦暗，即面部皮肤枯槁晦暗而无光泽，是脏腑精气已衰，胃气不能上荣的表现。暴露，即某种面色异常明显地显露于外，是病色外现或真脏色外露的表现。总之，病色可以反映不同性质、不同脏腑的病变。由于病情轻重不同,光泽也有不同变化,所以病色又有善恶之分。

1)善色:患者面色虽有异常,但人有光泽。这说明病变尚轻,脏腑精气未衰,胃气尚能上荣于面,多见于新病、轻病、阳证,其病易治,预后较好。

2)恶色:患者面色异常,且枯槁晦暗与暴露并见。这说明病变深重,脏腑精气已衰,胃气不能上荣于面,多见于久病、重病、阴证,其病难治,预后较差。

3. 五色主病

病色可分为赤、白、黄、青、黑五种,分别见于不同脏腑和不同性质的疾病。《灵枢·五色》认为:以五色分属于五脏,则"青为肝,赤为心,白为肺,黄为脾,黑为肾";以五色反映疾病性质,则"青黑为痛,黄赤为热,白为寒"。

(1)赤色:主热证、戴阳证。

邪热亢盛,血行加速,面部络脉扩张,或由精气衰竭,阴不敛阳,虚阳上越所致。

满面通红,多为实热证,里热亢盛。若午后两颧潮红娇嫩,则属虚热证,阴虚火旺。若久病重病面色苍白,但时时泛红如妆,游移不定,多为虚阳浮越之"戴阳证",此属真寒假热之危重证候。

(2)白色:主虚证(包括血虚、气虚、阳虚)、寒证、失血证。

白色多由血虚、气虚、阳虚、寒盛或失血,使气血不荣于面所致。

淡白无华,唇舌色淡,多为血虚证或失血。㿠白或㿠白虚浮,为阳虚或阳虚水泛。面色苍白,多属亡阳、气血暴脱;苍白日久,为阴寒内盛,寒邪凝滞。

(3)黄色:主脾虚、湿证。

黄色多由脾虚气血不足,机体失养,或湿邪内蕴,脾失运化所致。

面色淡黄、枯槁无光,称"萎黄",常见于脾胃气虚,气血不足者。面黄虚浮,称为"黄胖",多是脾气虚衰,湿邪内阻所致。若面目一身俱黄,称为"黄疸",其中面黄鲜明如橘子色者为阳黄,多是湿热熏蒸所致;面黄晦暗如烟熏者为阴黄,多是寒湿郁阻所致。

(4)青色:主寒证、痛证、瘀血和惊风。

青色多由寒凝气滞、血瘀内阻,或经脉拘急,或疼痛剧烈,或热盛动风,使面部脉络血行瘀阻所致。

面色淡青或青黑,为寒盛、痛剧。面唇青紫,为心血瘀阻或肺气闭塞。面青灰,唇青紫,伴肢凉脉微,多为心阳暴脱,心血瘀阻,可见于真心痛。面色青黄(青黄相兼,即苍黄),多为肝郁脾虚之癥积。小儿眉间、鼻柱、唇周发青,多属惊风,多因热闭心神,筋脉拘急,血行瘀阻所致。

(5)黑色:主肾虚、寒证、水饮、瘀血、剧痛。

肾阳虚衰,阴寒水盛,血失温养,脉络拘急,血行瘀阻,或由肾阴亏虚或瘀血日久,机体失养所致。

颧与眼黑为肾病。面黑暗淡,多为肾阳虚衰,水寒不化。面黑干焦,多属肾阴虚。眼眶周围发黑,多为肾虚水饮或寒湿带下。面色黧黑,肌肤甲错,属瘀血。

4. 望色的注意事项

(1)知常达变,综合判断:注意病色、常色的比较;注意面部色泽的动态变化;注意与舌诊等其他诊法结合。

(2)整体为主,荣枯为要:注意整体色诊与局部色诊相结合;注意色泽荣枯善恶的判断;注意四诊合参,灵活运用。

(3) 排除干扰,辨别假象:注意其他因素对面色的影响,如光线、昼夜、情绪、饮食等。

(三) 望形态

望形态是通过观察患者形体与姿态,来进行诊断的一种诊法,包括望形体和望姿态两方面。

1. 望形体　是观察患者形体的强弱胖瘦、体质形态和各种畸形等,以诊察病情的方法。

(1) 体强:指身体强壮。表现为骨骼粗大,胸廓宽厚,肌肉充实,皮肤润泽,筋强力壮,精力充沛,食欲旺盛等。说明体质强壮,内脏坚实,气血旺盛,抗病力强,不易生病,有病易治,预后较好。

(2) 体弱:指身体衰弱。表现为骨骼细小,胸廓狭窄,肌肉瘦削,皮肤枯槁,筋弱无力,精神不振,食少懒言等。说明体质虚衰,内脏脆弱,气血不足,抗病力弱,容易患病,有病难治,预后较差。

(3) 肥胖:凡身体质量指数超过正常者为肥胖。其形体特点是头圆形,颈短粗,肩宽平,胸厚短圆,大腹便便。体胖能食,肌肉坚实,神旺有力者,多属形气有余,是精气充足,身体健康的表现。体胖食少,肉松皮缓,神疲乏力者,多属形盛气虚,是阳气不足,多痰多湿的表现,易患痰饮、中风等病。

(4) 消瘦:凡身体质量指数小于正常者为消瘦。其形体特点是头长形,颈细长,肩狭窄,胸狭平坦,大腹瘦瘪。体瘦食多,属中焦有火。体瘦食少,属中气虚弱。体瘦颧红,伴潮热盗汗,口咽干燥者,多属阴虚火旺,易患肺痨等病。久病重病,卧床不起,骨瘦如柴,为脏腑精气衰竭,气液干枯,属病危。

此外,在观察形体胖瘦时,应注意其内在精气的强弱,并把形与气综合起来加以判断。如形体虽胖,少气乏力者,为精气不足,抗病力弱;形体虽瘦,神旺有力者,为精气充沛,抗病力强。由此可见,形与气两者相比较,气的强弱尤具重要意义。

2. 望姿态　即观察肢体的动静姿态。正常人能随意运动而动作协调,若发生病变,常可使肢体动静失调。《望诊遵经》提出诊态八法,即动者、强者、仰者、伸者,属表、属阳、属热、属实;静者、弱者、俯者、屈者,属里、属阴、属寒、属虚,可作为望动静姿态的要点。

(四) 望头面五官

1. 望头颈　重点观察头颅的大小、外形、囟门、动态以及头发的色泽与分布等情况。

(1) 望头颈:小儿头颅过大或过小,伴智力低下,多由先天不足,肾精亏损,水液停聚于脑所致;小儿囟门凹陷,多由吐泻伤津、气血不足和先天精气亏虚、脑髓失充所致,属虚证;小儿囟门高突,多由温病火邪上攻,或脑髓病变,或颅内水液停聚所致,属实证;小儿囟门迟闭,多由先天肾气不足,或后天脾胃虚弱,发育不良所致。

(2) 望头发:发黑浓密润泽者,是肾气盛,精血足的表现。发黄干枯,稀疏易落,多属精血不足;突然片状脱发,显露圆形或椭圆形光亮头皮,称为斑秃,多由血虚受风,或长期精神紧张、焦虑惊恐等情志失调,损伤精血所致;青壮年头发稀疏易脱,伴腰膝酸软、头晕耳鸣者,为肾虚;伴头皮瘙痒,多屑多脂者,多由血热化燥或兼痰湿所致。

2. 望五官　目、耳、鼻、口、舌等五官,与五脏相关联,故望五官的异常变化,可以了解相应脏腑的病变。

（1）望目：目为肝之窍，心之使。五脏六腑之精气皆上注于目。《灵枢·大惑论》将目的不同部位分属于不同脏腑，后世据此发展为中医特有的"五轮学说"。即瞳仁属肾，称为水轮；黑睛属肝，称为风轮；目眦及血络属心，称为血轮；白睛属肺，称为气轮；眼睑属脾，称为肉轮（图 2-1）。因此，望目对于一般病证的诊断具有见微知著的重要作用。目神已在望神中介绍，故此处望目重点在望目色、目形及目态的异常变化。

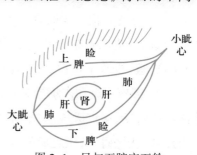

图 2-1　目与五脏应五轮

目赤肿痛，多属实热证；如白睛色红为肺火，或外感风热；两眦赤痛为心火；睑缘赤烂为脾有湿热；全目赤肿为肝经风热上攻；白睛发黄，多为黄疸病，多由湿热或寒湿内蕴，肝胆疏泄失常，胆汁外溢所致；目眦淡白，多为血虚，由目络不能充盈所致；目胞色黑，多属肾虚。

目胞浮肿，为水肿的先兆和常见表现；眼眶凹陷，多由阴液耗损所致；瞳孔缩小，直径小于 2 mm，多由中毒所致，或见于中风中脏腑；瞳孔散大，直径大于 5 mm，对光反射迟钝或消失，常见于颅脑损伤（如头部外伤）、中风中脏腑等，提示病情危重；两目上视、斜视者，多为肝风内动。

（2）望耳：耳为肾窍，心寄窍于耳，手足少阳经布于耳。耳为"宗脉所聚"，耳廓上有脏腑和身形各部的反应点，所以望耳对于诊察肾、肝胆及全身的病变具有一定的意义。望耳主要观察耳的色泽、形态及耳道的异常变化。耳轮淡白，多属气血亏虚；耳轮干枯焦黑，多属肾精不足，肾水亏极之象；耳道流脓水，为脓耳，多为肝胆湿热循经上熏所致。

（3）望鼻：鼻居面部中央，为肺之窍，是呼吸的通道，故望鼻可以诊察肺的病变。鼻流清涕，多属外感风寒或阳气虚弱；鼻流浊涕，多属外感风热或肺胃蕴热；久流腥臭脓涕而不愈者，称为鼻渊；鼻翼扇动，多见于哮病、喘证等肺失宣降，新病见此症多属肺热，久病多属肺肾虚衰。

（4）望口唇：主要诊察脾与胃的病变。望口唇主要观察色泽、形态与动态的变化。唇色红润，是胃气充足、气血调匀的表现；唇色淡白，为血虚；唇色青紫，为血瘀；唇色深红而干，多实热；唇色深红而干焦，为热极伤津；口唇糜烂，为脾胃湿热；口唇燥裂，为燥热伤津；口角流涎，属脾虚湿盛或胃中有热；口角㖞斜，多为中风。

（5）望齿龈：齿为骨之余，骨为肾所主；龈乃胃之络，手足阳明经络齿龈，望齿龈主要观察其色泽、形态和润枯情况。牙齿干燥，为胃热津伤；燥如枯骨，为肾阴枯竭；牙齿枯黄脱落，见于久病者多为骨绝，属病重；牙龈淡白，多属血虚或气血两虚；红肿疼痛，多为胃火亢盛；牙龈萎缩，多属肾虚；睡中啮齿，多因胃热、虫积；齿根外露，多见于肾虚或虚火上炎。

（6）望咽喉：咽喉为肺胃之门户，是呼吸、进食的要冲。故望咽喉可以诊察肺、胃、肾的病变。咽喉部红肿灼痛，属肺胃有热；咽部嫩红，肿痛不显者，属虚热证，多由肾阴亏虚，虚火上炎所致；咽部一侧或两侧喉核红肿疼痛，甚者溃烂有黄白色脓点，属肺胃热盛；若见伪膜色灰白，坚韧不易剥去，重剥出血，旋即复生者，称为白喉。

（五）望皮肤

皮肤为一身之表，内合于肺，卫气循行其间，有保护机体的作用。脏腑气血通过经络荣养于皮肤。凡感受外邪或内脏有病，皆可引起皮肤发生异常改变而反映于外。因此，观察皮肤色泽、形态的异常变化对于诊察肺和其他脏腑的疾病有重要的意义。

1. **形色变化** 皮肤发赤,色如涂丹者,称为丹毒,多由实热火毒之气所致;皮肤面目俱黄者多为黄疸;皮肤青紫者常见于中毒;皮肤干瘪枯槁者为津液耗伤;皮肤虚浮肿胀,按之凹陷,多属水湿泛滥;皮肤干枯粗糙,状若鱼鳞,称为肌肤甲错,多为瘀血证。

2. **斑疹** 斑和疹均为全身性疾病表现于皮肤的症状,两者虽可互见并称,但实质有别。凡色深红或青紫,多点大成片,平铺于皮肤,抚之不碍手,压之不褪色者,为斑;凡色红,点小如粟米,高出皮肤,抚之碍手,压之褪色者,为疹。

(1) 外感热病斑疹:多由外感邪热郁于肺胃不能外泄,内逼营血所致。从肌肉而出者为斑,由血溢外络者为疹。斑疹分布点稀少,色红身热,先胸腹出现,后延及四肢,同时热退神清,是邪热外透的佳兆,属轻证、顺证。若布点稠密,色深红或紫黑,且先四肢出现,后延及胸腹,伴高热不退,神智昏迷,为热毒深重,正不胜邪,是重证、逆证。若斑疹色黑而晦滞枯槁,是热毒痼结,正气衰亡之危候。

(2) 内伤杂病的斑疹:一般多属血热,如见斑色暗紫,其形较大,时出时陷者,则为气虚不能摄血或夹有瘀血之候。

(六) 望小儿示指络脉

望小儿示指络脉又称望小儿指纹,因示指掌侧前缘络脉为寸口脉的分支,与寸口脉同属手太阴肺经,其形色变化,在一定的程度上可以反映寸口脉的变化,故望小儿指纹与诊寸口脉意义相同,可以诊察体内的病变(图2-2)。加之3岁以内的小儿寸口脉位短小,切脉时只能"一指定三关",诊脉时又常哭闹,气血先乱,使脉象失真。而小儿皮肤较薄嫩,示指络脉易于观察,故常以望小儿指纹辅助脉诊。

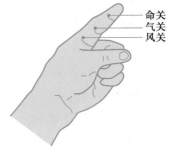

图2-2 小儿指纹三关

1. **诊络脉手法** 抱小儿向光,医师用左手握小儿示指,以右手拇指用力适中从命关推向气关、风关直推,推数次,络脉越推越明显,便于观察。

2. **正常小儿指纹特点** 在示指掌侧前缘,隐隐显露于风关之内,纹色浅红,呈单枝且粗细适中。

3. **病理小儿指纹诊察要点** 对小儿病理指纹的观察,应注意其纹位、纹态、纹色、纹形四方面的变化。

(1) 三关测轻重:络脉显于风关时,是邪气入络,邪浅而病轻。络脉从风关透至气关,其色较深,是邪气入经,主邪深入而病重。若络脉显于命关,是邪气深入脏腑。若指纹直达指端,称透关射甲,提示病情凶险,预后不良。

(2) 浮沉分表里:络脉浮露者,主病在表,多见于外感表证。络脉沉滞者,主病在里,多见于外感和内伤之里证。

(3) 红紫辨寒热:色紫红的,主内热;色鲜红的,主外感表证。

(4) 淡滞定虚实:色淡的为虚,色滞的为实。

一般而言,络脉增粗者,多属热证、实证;变细者,多属寒证、虚证。单枝、斜形,多属病轻;弯曲、环形、多枝,为病重,多属实证。

（七）望舌

望舌，又称舌诊，是通过观察舌象的变化，了解机体生理功能及病理变化，用以诊察了解疾病的一个重要方法。

1. 望舌的原理　舌与脏腑的联系，主要是通过经络的循行联系起来的。如手少阴心经沿食道，之别系舌本；足少阴肾经循喉，夹舌本；足厥阴肝经，络舌本；足太阴脾经，连舌本、散舌下；手太阴肺经上达咽喉，与舌根相连等。说明五脏六腑都直接或间接地通过经络与舌相连联，脏腑的精气上荣于舌，脏腑的病变也必然影响精气的变化而反映于舌。在脏腑中，尤以心和脾胃与舌的关系更为密切。因为舌为心之苗窍，又为脾之外候，而舌苔乃胃气之所熏蒸。

2. 舌体分候脏腑理论　脏腑的病变反映于舌面，具有一定的分布规律（图2-3）。心肺居上，故舌尖候上焦心肺，如心火上炎多舌尖红赤；脾胃居中，则舌中候中焦脾胃，如脾胃运化失常，湿浊、痰饮、食滞停积中焦，见舌中苔厚腻；肝胆之脉布胁肋，故舌之两边候肝胆，如肝胆气滞血瘀，舌两侧紫色斑点或舌边青紫；肾居下焦，则舌根候肾，如久病及肾，肾精不足可见舌根苔剥。

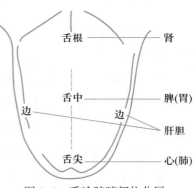

图2-3　舌诊脏腑部位分属

3. 舌诊的方法和注意事项

（1）舌诊体位和伸舌姿态：望舌时患者可采取坐位或仰卧位，但必须使舌面光线明亮，便于观察。伸舌时必须自然地将舌伸出口外，舌体放松，舌面平展，舌尖略向下，尽量张口使舌体充分暴露。

（2）舌诊的方法

1）先看舌尖，再舌中、舌边，最后看舌根部。

2）先看舌质，然后看舌苔，再看舌下络脉。

3）若伸舌时间过久，舌质颜色易变。如判断不清，可令患者休息3~5分钟后重新望舌。

4）刮舌法、揩舌法：刮之不去或刮而留污迹，为里有实邪；刮之易去，舌体明净光滑，多属虚证。

5）问诊：舌部的异常感觉，舌体运动是否灵活。

6）闻诊：听其语言是否清晰。

（3）舌诊的注意事项

1）光线影响：望舌以白天充足、柔和的自然光线为佳，光线要直接照射到舌面。光照的强弱与色调，常常会影响正确的判断。

2）饮食或药品影响：饮服某些食物或药物，会使舌苔染色，称为染苔，注意与病理情况下的异常舌象相鉴别。

3）口腔对舌象的影响：牙齿残缺，可造成同侧舌苔偏厚。镶牙可以使舌边留下齿印。张口呼吸可以使舌苔变干等。

4. 舌诊的内容和正常舌象

（1）舌诊的内容：分为望舌质和舌苔两方面。望舌质包括舌的颜色、形质和动态，以候脏腑虚实,气血盛衰。望舌苔包括诊察苔质和苔色情况,以分析病邪性质、深浅,邪正的消长。舌体和舌苔综合分析,才能对病情全面了解。

(2) 正常舌象:简称淡红舌、薄白苔。舌色淡红明润,舌体柔软灵活、大小适中;舌苔薄白均匀,苔质干湿适中。表明脏腑机能正常,气血津液充盈、胃气旺盛。

(3) 舌象的生理变异

1) 年龄因素:儿童舌质多淡嫩,苔少;老年人舌色较暗红。

2) 体质因素:肥人舌体多胖大,舌色偏淡;瘦人舌体多瘦小,舌色偏红。

3) 性别因素:女性经前期蕈状乳头充血,舌质偏红,月经过后可恢复正常。

4) 气候因素:夏季暑湿盛时,苔微黄而较厚;秋季燥气当令时,苔微干;冬季严寒,舌常湿润。

5. 望舌质

(1) 望舌色

1) 淡白舌:舌色比正常舌色浅淡,主气血两虚、阳虚。若舌色白,几无血色者,称为枯白舌,主脱血夺气。

2) 红、绛舌:舌色较正常深,呈鲜红色者,为红舌,主热证。舌鲜红或起芒刺,或兼黄厚苔者,多属实热证;舌鲜红而少苔,或有裂纹,或光红无苔者,多为虚热证。舌色深红者,谓之绛舌。绛舌主病有外感与内伤之分,外感热病见绛舌,为邪热已深入营血;内伤杂病见绛舌少苔、无苔或有裂纹,多属阴虚火旺,常见于久病、重病之人。

3) 青紫舌:舌质青紫,或舌上有青紫色斑块、瘀点,称青紫舌,主瘀血、热证、寒证。舌色紫暗或见瘀斑,多为气滞血瘀。舌绛紫而干枯少津者,为邪热壅盛,耗伤阴液,血脉瘀滞;舌淡紫或青紫润滑者,多为阴寒内盛,或寒凝血瘀。

(2) 望舌形

1) 老、嫩舌:舌体坚敛苍老,纹理粗糙或皱缩,舌色较暗者为老舌,多见于实证;舌体浮胖娇嫩,纹理细腻,舌色浅淡者为嫩舌,多见于虚证。

2) 胖、瘦舌:舌体比正常人大而厚,伸舌满口者,为胖大舌,主水湿、痰饮;舌体肿大,盈口满嘴,甚者不能闭口,不能缩回者,为肿胀舌,主热盛、酒毒。舌体较正常舌瘦小而薄,为瘦薄舌,主气血两虚和阴虚火旺。

3) 裂纹舌:舌面上有明显裂沟,且裂沟中并无舌苔覆盖,主阴血亏虚。舌色浅淡而裂,多属血虚;舌色红绛而裂,多由邪热伤津或阴虚火旺失养。

4) 点刺舌:舌面上有乳头高突如刺,摸之棘手,主热盛。舌尖有芒刺,多为心火亢盛;舌中有芒刺,主胃肠热极。

5) 齿痕舌:舌体边缘有牙齿压迫的痕迹。胖大舌常伴有舌边齿痕,但亦有舌体不胖大而出现齿痕者,均为齿痕舌。主脾虚,水湿内停。

(3) 望舌态

1) 痿软舌:舌体软弱,伸缩无力。多由气血虚,阴液亏损,筋脉失养所致。久病舌淡而痿,多为气血俱虚;新病舌干红而痿,多为热灼津伤;久病舌绛而痿,为阴亏已极。

2) 强硬舌:舌体失却柔和,屈伸不利,或不能转动者。主热入心包,高热伤津,风痰阻络。舌红绛强硬,兼神志不清,多属热入心包;舌色红绛,干而强硬,多主高热伤津;舌强语言謇涩,伴肢体麻木、眩晕,多为风痰阻络,中风之征兆。

3)颤动舌:舌体不自主的颤动,动摇不宁,轻者仅伸舌时颤动,重者不伸舌亦抖颤难宁。主肝风内动。新病舌绛而颤动,多属热极生风;舌红少津而颤动,见于肝阳化风,阴虚动风;久病舌淡白而颤动者,为血虚动风;酒毒内蕴,亦可见舌体颤动。

4)歪斜舌:伸舌舌体偏向一侧,或左或右。一般舌歪在前半部明显,多为中风、中风先兆。

5)吐弄舌:舌体伸长弛缓,出口外而不收为吐舌;舌体微出口外,立即收回口内,或舌舐唇上下及口角左右为弄舌。两者皆因心脾有热;或小儿智能发育不良,或为动风先兆。

6)短缩舌:舌体紧缩不能伸长,多为病情危重的征象。舌短缩,色淡或青紫而湿润,多属寒凝筋脉;舌短缩,色红绛而干,多属热病伤津;舌短而胖大,多属风痰阻络。

6. 望舌苔　舌苔,是舌体上面的一层苔状物。正常舌苔由脾胃之气上熏胃津而成。病理舌苔多由胃气挟邪气上泛而成,由于胃气的强弱不同,病邪的寒热有别,故可形成各种不同的病理舌苔。舌苔变化包括苔质和苔色两个方面,可反映病邪的性质、病位的浅深和邪正的盛衰。

(1)苔色:即舌苔颜色,一般分为白苔、黄苔和灰黑苔三类。

1)白苔:一般主表证和寒证。白苔有薄、厚之分。薄白苔,舌上薄薄分布一层白色舌苔,透过白苔仍可看到舌质,薄白苔亦为正常舌苔的表现之一;厚白苔,苔呈乳白色或粉白色,舌边尖稍薄,中根部较厚,舌质被舌苔遮盖。苔白如积粉,扪之不燥者,称为积粉苔,常见于外感温热病。

2)黄苔:主里证、热证。黄苔有淡黄、深黄和焦黄之分。淡黄苔,又称微黄苔,是薄白苔中现有均匀的浅黄色,多由薄白苔转化而来;深黄苔,又称正黄苔,苔色黄而略深厚;焦黄苔,又称老黄苔,是深黄中夹有灰褐色。舌苔由白转黄,提示邪已入里,苔色越黄,邪热越甚,淡黄苔为热轻,深黄苔为热重,焦黄苔为热极。

3)灰黑苔:主里寒、里热之重证。苔色浅黑为灰苔,苔色深灰为黑苔。灰苔与黑苔仅有轻重程度的差别,常并称为灰黑苔。灰黑苔多由白苔或黄苔转化而成,多在疾病持续一定时日、发展到相当程度后才出现,黑色越深,病情越重。苔质的润燥是辨别灰黑苔寒热属性的重要指征。苔灰黑湿润多津为寒湿病证,多由白苔转化而成;苔灰黑干燥无津液为火热证候,多由黄苔转变而成。

(2)苔质

1)厚薄苔:主邪气的盛衰和浅深。透过舌苔能隐隐见到舌体者,称为薄苔,又称见底苔;不能透过舌苔见到舌体者,称为厚苔,又称不见底苔。薄苔是正常舌苔的表现之一,或为疾病在表;厚苔,主疾病在里,病情较重。舌苔由薄增厚,提示邪气渐盛,或表邪入里,为病进;舌苔由厚变薄,提示正气胜邪,或邪气内消外达,为病退。

2)润燥苔:反映体内津液的盈亏和输布情况。苔润泽有津,干湿适度者,为润苔,是正常舌苔的表现之一,疾病过程中见润苔,提示体内津液未伤;舌面水分过多,伸舌欲滴,扪之湿滑,为滑苔,主寒主湿。舌苔干燥少津者,为燥苔,提示体内津液已伤,多因热盛伤津,阴液亏虚,阳虚气不化津,燥气伤肺。舌苔粗糙,扪之碍手,为糙苔,属热盛津伤者为多。

3)腐腻苔:苔质疏松,颗粒较大,舌边、舌中皆厚,刮之易去,如豆腐渣堆积舌面,为腐苔;苔质致密,颗粒细腻,舌边苔薄,舌中苔厚,刮之难去,如油腻覆盖舌面,为腻苔。腐苔,主食积胃肠,痰浊内蕴;腻苔,主湿浊、痰饮、食积等。

4）剥脱苔：舌面的苔状物全部或部分剥脱。主胃气大伤、胃阴枯竭，或气血两虚。望舌苔的有无、消长及剥脱变化，不仅能测知胃气、胃阴的存亡，亦可反映邪正的盛衰和疾病的预后。如舌苔从全到剥，是胃之气阴不足，正气渐衰的表现；如舌苔剥落之后，复生薄白之苔，乃邪去正安，胃气渐复之佳兆。无论舌苔的增长或消退，都以逐渐转变为佳；若舌苔骤长骤退，多为病情暴变征象。

（八）望排出物

排出物是排泄物（人体排出的代谢废物）、分泌物（人体官窍所分泌的液体）及排出的病理产物的总称。望排出物就是观察患者排出物的形、色、质、量等变化，以诊察疾病的方法。

排出物望诊的总规律是：凡排出物色白、清稀者，多属虚证、寒证；色黄、稠浊者，多属实证、热证。

望排出物包括痰涕、涎唾、呕吐物、大便、小便等内容及其临床意义。

二、闻诊

闻诊是通过听声音和嗅气味来诊察疾病的方法。听声音包括诊察了解患者的声音、语言、呼吸、咳嗽、呕吐、呃逆、嗳气、太息、喷嚏、呵欠、肠鸣等各种声响。嗅气味包括嗅病体发出的异常气味、排出物的气味及病室的气味。由于人体内发出的各种声音和气味均是在脏腑生理和病理活动中产生的，因此声音和气味的变化能反映脏腑的生理和病理变化，在临床上可推断正气盛衰和判断疾病种类。

（一）听声音

1. 正常声音　应为发声自然、声调和谐、柔和圆润、语言流畅、应答自如、言与意符。与心、肺、肾的功能正常相关。由于性别、年龄和禀赋等个体的差异，正常人的声音亦各有不同。一般来说，男性多声低而浊，女性多声高而清，儿童多声尖利而清脆，老年人多声浑厚而低沉。

2. 病变声音

（1）声音：患者说话声音的强弱，可反映正气盛衰和邪气性质。语声高亢洪亮而多言，属实证、热证；语声轻微低哑而少言，属虚证、寒证。语声重浊，常见于外感或湿邪侵袭，为肺气不宣，气道不畅而致。声音嘶哑，发不出音的称失音，因外邪袭肺，肺气不宣，气道不畅而致的为实；因肺肾阴虚，津液不能上承而致的为虚。新病声哑属实证，久病失音属虚证。语言错乱，多属心有病变。躁扰不宁是狂证，多为痰火内扰所致，属阳证；喃喃自语，痴呆静默是癫证，多为痰气郁闭所致，属阴证。

（2）语言：主要为心神的病变。神志不清，语无伦次，声高有力者，称为谵语，多由邪热内扰心神所致。神志不清，言语重复，时断时续，声音低弱者称为郑声，多属心气大伤，精神散乱之虚证。自言自语，喃喃不休，见人则止，首尾不续者，称为独语，多因心气不足，神失所养，或气郁痰阻，蒙蔽心神所致。语言错乱，说后自知者，称为错语，虚证多由心气不足，神失所养所致；实证多因痰浊、瘀血、气郁等阻碍心神所致。精神错乱，语无伦次，狂躁妄言者，称为狂言，多因痰火扰心所致。语言謇涩，神志清楚，思维正常，但语言不流利，或吐字不清者，称为语言謇涩，又称言謇，多为中风。

（3）呼吸：呼吸有力，声粗浊，多为热邪内盛，属实热证；呼吸无力，声低微，多为肺肾气虚，属虚寒证。呼吸急促而困难是喘证，发作急骤，声高气粗，以呼出为快的，多因肺有实邪，气机不利而致，属实证；发作缓慢，声低息微，呼多吸少，气不接续，或痰鸣不利的，属虚证。呼吸困难而有痰鸣音，是哮证，为痰阻气道而致。

（4）咳嗽：肺失肃降，肺气上逆所致。有声无痰谓之咳，有痰无声谓之嗽，有声有痰谓之咳嗽。咳声重浊有力多属实证；咳嗽无力，咳声低微，多属虚证；痰白清稀，多为外感风寒；痰黄而黏稠，多属肺热；咳而声低，痰多易出，为寒湿或痰饮；干咳无痰或少痰，多属燥邪犯肺或阴虚肺燥；咳嗽阵发，连声不绝，中止时作鹭鸶叫声，名曰顿咳，又称"百日咳"，常见于小儿，属肺实证。

（5）呕吐：指饮食物、痰涎从胃中上涌，由口中吐出的症状。有声有物为呕吐，有物无声为吐，有声无物为干呕。临床可根据呕吐物的声音、吐势、呕吐物的性状、气味及兼见症状来判断病证的寒热虚实。吐势徐缓，声音微弱，吐物清稀者，多属虚寒证。吐势较猛，声音壮厉，吐出黏痰黄水，或酸腐或苦者，多属实热证。呕吐者，暴病多实，久病多虚。

（6）呃逆、嗳气：呃逆，俗称打嗝。日常嗝逆，声音不高不低，无其他不适，多因咽食急促而致，不属病态。呃声高亢，短促有力，多属实热；呃声低沉，气弱无力，多属虚寒。久病出现呃逆不止，是胃气衰败的危重之象。嗳气，古称噫气。若饱食之后，由食滞肠胃不化而致，可有酸腐味，声音较响；若由胃气不和或胃气虚弱引起，则无酸腐味，声音低沉；若由情志变化而致，则声音响亮，频频发作，嗳气后脘腹舒适，属肝气犯胃，常随情志变化而嗳气减轻或加重。

（7）太息：又名叹息，指情志抑郁、胸闷不畅时发出的长吁或短叹声。太息之后自觉宽舒，是情志不遂，肝气郁结之象。

（二）嗅气味

1. 嗅口中气味：口臭多因胃热，或有龋齿，咽喉、口腔溃疡，口腔不洁等。口气酸臭，多因宿食不化。口气腥臭、咳吐脓血是肺痈。

2. 嗅排出物气味：痰、涕、大小便、月经、白带等气味酸腐秽臭，大多为实热或湿热。痰、涕秽臭而黄稠，为肺中有热；大便酸臭为肠胃有热；小便臊臭混浊、白带色黄而臭，为湿热下注。凡排泄物气味微有腥臭，多属虚寒或寒湿。大便腥气而溏稀，为大肠虚寒；白带味腥而清稀，为寒湿下注。汗有腥膻气，为风湿热久蕴于皮肤，而津液蒸变所致。

3. 嗅病室气味：病室气味由病体及其排泄物气味散发。如瘟疫患者的病室内充满霉腐臭气；疮疡溃烂患者的病，室内有腐烂的恶臭味。若病室内有血腥气味，多为失血证；有尿臊味，多见于水肿晚期患者。

三、问诊

问诊是医护人员通过对患者或陪诊者进行有目的的询问，了解疾病的发生、发展、诊治经过、现在症状及其他一切与疾病有关的情况，以诊察疾病的一种方法。《景岳全书》中记载，问诊为

"诊病之要领,临症之首务"。

　　问诊宜选择较安静适宜的环境,最好直接询问患者本人,如患者不能陈述或陈述不清时,则询问亲属或陪诊者。有时须作必要的提示,但严禁主观臆测或暗示性提问,并且要重视患者主诉,围绕主要症状,深入细致地询问病情,既要突出重点,又要全面了解。问诊时注意态度要和蔼、认真,鼓励患者战胜疾病;语言要通俗易懂,避免用医学术语;对于危重患者,抢救在先,或者边抢救边询问。

　　问诊的范围广泛,内容极其丰富。明代医家张介宾在总结前人经验的基础上,将问诊的内容归纳为"十问篇",后经清代医家陈修园略做修改编成了"十问歌",即"一问寒热二问汗,三问头身四问便,五问饮食六胸腹,七聋八渴俱当辨,九问旧病十问因,再兼服药参机变,妇女尤必问经期,迟速闭崩皆可见,再添片语告儿科,天花麻疹全占验。"十问歌内容言简意赅,重点突出,可作为问诊参考,但临证应用时要根据实际情况灵活而有重点地进行询问,不应千篇一律地机械套用。

(一) 问寒热

　　问寒热是指询问患者怕冷或发热的感觉。寒与热是疾病常见症状之一,是辨别病邪性质、机体阴阳盛衰的重要依据。

　　"寒"指患者自觉怕冷的感觉,临床根据怕冷表现的不同特点,分为恶寒、恶风、寒战、畏寒四种不同的情况。恶寒是指患者感觉怕冷,加衣覆被或近火取暖不能缓解;恶风是指者遇风觉冷,避之则缓,常较恶寒为轻;寒战是指患者恶寒严重,并伴有全身发抖;畏寒是指患者感觉怕冷,加衣覆被或近火取暖可以缓解。热即发热,是指患者的体温高于正常,或体温正常,但患者自觉全身或某一局部发热。如五心烦热(指患者自觉胸中烦热,伴有手足心发热)、骨蒸发热(指患者自觉有热自骨内向外蒸发)。注意应问清发冷与发热是单独存在、同时出现,还是交替发作,同时还需要问清寒热的轻重、出现的时间、持续时间及其伴随症状。

　　临床常见的寒热症状有恶寒发热、但寒不热、但热不寒、寒热往来四种类型。

　　1. 恶寒发热　指患者在恶寒的同时伴有发热。常见于外感病的初期阶段,"有一分恶寒便有一分表证",是诊断表证的一个重要依据。恶寒重发热轻者,多属外感寒邪;发热重恶寒轻者,多为外感热邪;发热轻而恶风者,是外感风邪,或见于气虚患者。

　　2. 但寒不热　指患者只感觉怕冷而不觉发热的症状,见于里寒证。新病恶寒,多为寒邪直中;久病畏寒,多为阳气虚衰。

　　3. 但热不寒　指患者只感发热,而不觉怕冷的症状,多见里热证。患者身发高热(体温39℃以上),持续不退,不恶寒,反恶热者,称为壮热,常伴面赤、烦渴、大汗、脉洪大等症,多因里热壅盛;微热患者发热时间比较长,一般不超过38℃,或仅自觉发热。有阴虚微热,气虚微热(长期低热、烦劳则甚,伴倦怠乏力,少气自汗等),气郁微热(时有低热,郁怒则甚,伴胸胁胀闷疼痛,情志抑郁急躁易怒)三种情况。患者定时发热,或定时热甚,如潮汐之有定时者,称为潮热。热势较高,日晡热甚(日晡,即申时,为下午3~5时)称阳明潮热,常伴便秘,腹满硬痛拒按等症,属阳明腑实证。身热不扬(肌肤初扪不觉热,扪之稍久,即感灼手者),午后尤甚,称为湿温潮热,常伴头身困重,脘痞苔腻,属湿温病。午后或入夜低热,自觉有热自骨内向外蒸发之感,称为阴虚潮热,或骨蒸潮热,常伴颧赤、盗汗等症,属阴虚证。

4. 寒热往来　恶寒和发热交替发作,为半表半里证。寒热往来,发无定时,常见伤寒,少阳证;寒热往来,发有定时,为疟疾及妇女热入血室证等。

(二)问汗

《素问》曰:"阳加于阴谓之汗。"汗是津液所化,阳气蒸化津液从玄府达于体表而成。正常汗出有调和营卫,滋润皮肤的作用。天热衣厚、体力活动、进食辛辣、气候炎热、情绪激动时汗出,属生理现象。若当汗出而无汗,不当汗出而汗多,或但见身体某一局部汗出,属病理现象。

1. 表证辨汗　表证无汗多见于外感风寒之邪所致的表实寒证;表证有汗多见外感风邪袭表证和风热表证。

2. 里证辨汗　里证无汗多见于久病、里证患者,如阴血亏虚、阳气衰微、温病热入营血等。里证有汗,有自汗、盗汗、大汗、绝汗、战汗的区别。经常清醒状态下汗出较多,活动尤甚者,称为自汗,常见于气虚、阳虚证;入睡时汗出,醒则汗止者,称为盗汗,多见阴虚证;汗出量多,称为大汗,并见壮热烦躁者,属里实热证,为里热亢盛,蒸津外泄所致;病情危重的情况下,出现大汗不止,每致亡阴或亡阳,为绝汗,又称脱汗,见于亡阴、亡阳证;在病势沉重之时,先见全身恶寒战栗,而后汗出多见于伤寒病,是疾病的转折点。

3. 局部汗出

(1)头汗:仅见于头部或头颈部汗出较多。上焦热盛,迫津外泄,常伴面赤烦渴、舌尖红、脉数。中焦湿热郁蒸,逼津上越,常伴头身困重,脘痞苔腻,身热不扬。阴寒内盛,元气将脱,虚阳上越,津随阳泄,常见于危重患者,突然额汗如油,气短而喘,肢冷脉微。另进食辛辣、热汤、饮酒时出头汗,不属于病理情况。

(2)胸汗:汗出仅见于心胸部,多见于虚证。伴心悸失眠、纳呆腹胀、便溏脉弱者,为心脾两虚;伴虚烦不寐,腰膝酸软,潮热遗精者,为心肾不交。

(3)半身汗:汗出后见于身体一侧,或左或右、或上或下。无汗的半身是病变部位。营卫不和可致气血不周,半身汗出。也可因风湿、风痰之邪等阻滞经络,气血不能周流所致,多见于中风、痿证、截瘫患者。

(4)手足心汗:汗出不多为生理现象;汗出过多,多与脾胃病变有关。因脾胃湿热蒸达四肢;或因脾胃气虚运化失常,津液旁达四肢;或因脾胃阴虚,虚火迫津外泄四肢。

(三)问疼痛

疼痛是临床上最常见的一种自觉症状。患病机体的各个部位皆可发生。疼痛有虚实之分。实性疼痛多因感受外邪、气滞血瘀、痰浊凝滞,或食积、虫积、结石等阻滞脏腑经脉,气血运行不畅所致,即"不通则痛"。虚性疼痛多因阳气亏虚,精血不足,脏腑经脉失养所致,即"不荣则痛"。

临床上问疼痛时,应注意询问疼痛的性质、部位、程度、时间、喜恶和兼症等。

1. 问疼痛的性质　由于导致疼痛的病因、病机不同,故疼痛的性质亦异。因而询问疼痛的性质,可以辨别疼痛的病因与病机。胀痛指疼痛带有胀满的感觉,多为气滞所致。刺痛指疼痛尖锐如针刺之感,属瘀血阻滞所致;窜痛指疼痛的部位游走不定,或走窜攻痛,若胸胁脘腹疼痛而走窜不定,多为气滞所致;四肢关节疼痛而游走不定,多见于风痹。冷痛指疼痛伴有冷感,痛而喜暖,是寒证疼痛的特点。灼痛指疼痛伴有灼热感,痛而喜凉,属火热邪气为患。重痛指疼痛伴有沉重感,多因湿邪困阻气机所致。绞痛指疼痛剧烈如刀绞,多因瘀血、结石、虫积等有形实邪阻闭气机,或寒邪凝滞气机所致。隐痛指痛势较缓,尚可忍耐,但绵绵不休,多因阳气精血亏虚,脏腑经脉失养所致,常见于头、胸、脘、腹等部位。一般而言,新病、疼痛剧烈、拒按,属实证疼痛;久病、疼痛较轻、喜按,属虚证疼痛。

2. 问疼痛的部位 由于机体的各个部位与一定的脏腑经络相联系,所以通过询问疼痛的部位,可以了解病变所在的脏腑经络,对于诊断有重要的意义。

(1) 头痛:指整个头部或头的某一部分疼痛。手、足三阳经均直接循行于头部,足厥阴肝经上行于头与督脉相交,其他阴经也间接与头部联系。因此,根据头痛的具体部位,可进一步确定病变在哪一经。如巅顶痛者,属厥阴经;后脑痛连项背者,属太阳经;两侧头痛者,属少阳经;前额连眉棱骨痛者,属阳明经等。

(2) 胸痛:胸居上焦,内藏心肺,所以胸痛多为心肺病变。如胸前"虚里"部位(心前区心尖搏动之处)作痛,痛引肩背内臂者,病位在心;胸膺部位作痛,兼有咳喘者,病位在肺;左胸心前区憋闷刺痛者,为瘀阻心脉;胸痛喘促,痰黄而稠者,为热邪壅肺;胸痛而咳吐脓血腥臭痰者,多属肺痈;胸痛咯血,或痰中带血,伴潮热、盗汗者,属于肺痨。

(3) 胁痛:两胁是肝胆经脉所过之处,肝胆又位居于右胁内,故胁痛常多与肝胆病变有关。胁肋胀痛,情绪抑郁或急躁易怒,为肝郁气滞;胁肋胀痛,纳呆厌食,身目发黄,为肝胆湿热;胁肋灼痛,头晕面赤,口苦咽干,为肝胆火盛;胁肋刺痛,或胁下触及肿块,固定而拒按者,属肝血瘀阻;胁肋饱满胀痛,咳唾痛剧者,是饮停胸胁之悬饮病。

(4) 胃脘痛:指上腹部、剑突下,胃之所在部位疼痛的症状。胃失和降、气机不畅,则会导致胃脘痛。因寒、热、气滞、瘀血和食积所致者,属实证;因胃阴虚或胃阳不足,胃失所养引起者,属虚证。实证多在进食后疼痛加剧,虚证多在进食后疼痛缓解。胃脘突然剧痛暴作,出现压痛及反跳痛者,多因胃脘穿孔所致。胃脘疼痛失去规律,痛无休止而明显消瘦者,应考虑胃癌的可能。临床应根据病史,结合疼痛的性质和兼症进行辨证。

(5) 腹痛:指剑突下至耻骨毛际以上(胃脘所在部位除外)的腹部疼痛,或其中某一部位疼痛的症状。腹有大腹、小腹和少腹之分。脐以上为大腹,属脾胃;脐以下至耻骨毛际以上为小腹,属膀胱、大小肠及胞宫;小腹两侧为少腹,是足厥阴肝经循行的部位。寒、热、寒湿、湿热、气滞、瘀血、结石、虫积和食积等所致者,多属实证;因气虚、血虚、阳虚、阴虚所致者,多属虚证。但某些外科、妇科疾病所出现的疼痛,不能单纯以虚实概括之。腹痛病因复杂,涉及内、妇、外、儿各科,需要问诊与按诊相配合,首先查明疼痛的确切部位,判断出病变所在的脏腑,然后根据病史,结合疼痛的性质及兼症,确定疼痛的原因。

(6) 背痛:是指自觉背部疼痛的症状。背指躯干后部上平大椎、下至季肋的部位。背部中央为脊骨,脊骨内有髓,督脉贯脊行于正中,足太阳膀胱经分行夹于腰背两侧,其上有五脏六腑腧穴,两肩背部又是手三阳经分布之处。脊痛不可俯仰者,多因寒湿阻滞或督脉损伤所致;背痛连项者,多因风寒客于太阳经脉所致;肩背痛,多因寒湿阻滞,经脉不利所致。

(7) 腰痛:指腰脊正中,或腰部两侧疼痛。腰为肾之府,故腰痛多考虑肾及周围组织的病变。

若腰痛绵绵,痠软无力,以两侧为主者,多属肾虚;若腰脊或腰骶部冷痛重着,每遇寒冷阴雨天加重,多属寒湿痹病;若腰部刺痛拒按,固定不移,为瘀血阻络;若侧腰部剧痛如刀绞,伴血尿者,多为结石阻滞下焦所致;若腰痛伴尿频、尿急、尿痛或尿血者,为湿热蕴结下焦所致。

(8) 四肢痛:指四肢的肌肉、筋脉和关节等部位疼痛的症状。多因风、寒、湿邪侵袭,或风湿郁而化热,或痰瘀、瘀热阻滞气血运行所致。亦可因脾胃虚损,水谷精微不能布达于四肢引起。若独见足跟痛或胫膝痠痛者,多因肾虚所致,常见于老年人或体弱者。

(9) 周身痛:指头身、腰背及四肢等部位皆痛的症状。新病周身痛者,多属实证,以外感风寒、风湿或湿热疫毒所致居多。久病卧床不起而周身痛者,多属虚证,常因气血亏虚,形体失养所致。临床应注意询问病史、疼痛的性质及其兼症,以确定疼痛的原因。

(四) 问饮食与口味

问饮食与口味应注意了解有无口渴、饮水的多少、喜冷喜热,有无食欲、食量多少、食物的喜恶,以及口中有无异常味觉、气味等。

1. 口渴与饮水　口渴,是指口中干渴的感觉。饮水,是指饮水的欲望和实际饮水量的多少。口渴与饮水的情况,与体内津液的盈亏和输布、脏腑气化功能的状态、病证的寒热虚实性质密切相关,是反映这些情况的一个重要指标。口不渴提示机体津液未伤;口渴而欲饮水提示体内津液损伤或气化不利;渴喜冷饮为热盛伤津;渴喜热饮为寒湿内停,气化受阻;渴不多饮或水入即吐者,可见于痰饮水湿内停,或湿热内困,水津不能上承;多饮多尿者,常见于消渴。

2. 食欲与食量　久病纳呆,属脾胃气虚;新病纳呆,多为食积。食欲亢进者,多为胃火壅盛;伴有多饮多尿者,常见于消渴病;饥不欲食,多为胃阴不足。厌食油腻,胁胀呕恶,可见于肝胆湿热,横逆犯胃;厌食脘胀,嗳腐吞酸,多为食停胃脘。喜热食或食后常感饱胀,多为脾胃虚寒。小儿嗜食异物,如泥土、纸张、生米等,可见于虫积、疳积证。

3. 口味　口苦多为肝胆湿热,或胃热胃火;口甜多见于脾蕴湿热;口腻多见于脾胃湿阻;口臭多见于胃火壅盛,或肠胃积滞;口酸多见于肝胃不和;口淡无味多见于脾虚湿停;口咸多见于肾虚;口腥多见于肺胃血络损伤,咳血呕血。

(五) 问二便

问二便,是指询问患者有无大、小便排出异常的改变。询问患者的二便情况,应注意了解大、小便的性状、颜色、气味、时间、多少及排便的次数、感觉与兼症等。有关二便的颜色、气味等内容,已分别在望诊、闻诊中讨论,这里着重介绍二便的性状、次数、量的多少及排便感等内容。

1. 大便　正常人一般每日或隔日大便1次,色黄质软成形,排便顺畅,便内无脓血、黏液及未消化的食物等。询问大便应注意便次、便质、便色及排便感的异常。

(1) 便秘:指大便难以排出,或每次排便时间延长,或便次减少,又称大便难。便秘有寒热虚实之分。实证便秘者,多因邪滞胃肠,腑气不通所致,如热结肠道,或寒凝肠腑。虚证便秘者,多因气血阴阳不足,肠失濡润,推动乏力所致,如津血亏虚,肠道失润,或阳气亏虚,传化无力等。

(2) 泄泻:指便次增多,便质稀薄,甚至粪如水样者。一般新病暴泻者,多属实证;久病缓泻者,多数虚证。如泄泻,伴有食欲不振,腹胀隐痛,神倦消瘦,多因脾虚失运所致;如黎明前腹痛作泻,泻后痛减,伴有形寒肢冷,腰膝酸痛者,称为"五更泄",多由脾肾阳虚,寒湿内积所致;如泄泻暴作,伴有急迫腹痛,泻下不爽,肛门灼热者,为湿热蕴结大肠所致;如泻下清稀,伴有腹部冷痛,肠鸣苔白腻者,为寒湿所致;如泻下臭秽,伴有呕吐酸腐,腹胀纳减者,为食滞内停;如腹痛作泻,泻后痛减,伴有情绪抑郁,脉弦者为肝郁乘脾。

(3) 便血:指血液从肛门排出的现象。若便黑如柏油,或便血紫暗,为远血,多因胃肠瘀血,或脾不统血所致;若便血鲜红,粪血不融合,为近血,多为热邪内盛,肠风下血,或肛门局部撕裂或脉络瘀血而成;若大便中夹有脓血黏液(称为脓血便),多见于痢疾,常为湿热蕴结,肠道气血瘀滞腐败所致。

(4) 排便感异常:排便时肛门有灼热感,多因大肠湿热;肛门有下坠之感,甚则脱肛,常于劳累或排便后加重,多属脾虚中气下陷,常见于久泻或久痢不愈的患者。

2. 小便　清长量多,畏寒喜暖者,属虚寒证;如多尿而伴多饮、多食、消瘦疲乏者,为消渴病;尿频、尿急、尿痛,多为膀胱湿热;夜尿增多,或遗尿,尿失禁,多为肾气不固;排尿不畅而痛,或伴尿意急迫,尿道灼热感,多是湿热下注的淋证。小便不畅,点滴而出者为癃;小便不通,点滴不出者为闭,二者统称为癃闭。癃闭有虚实之分,实证多因湿热蕴结膀胱,或瘀血、结石阻塞所致;虚证多因肾阳不足,不能气化,或肾阴亏损,津液内乏。

(六) 问睡眠

睡眠,是人体生命活动过程中不可缺少的一个重要组成部分。睡眠的形成,与人体卫气的循行、阴阳的盛衰、气血的盈亏及心肾的功能活动密切相关。正常情况下,卫气昼行于阳经,阳气盛则醒;夜行于阴经,阴气盛则眠。若机体气血充盈,心肾相交,阴平阳秘,则睡眠正常;若机体气血亏虚,心肾不交,阴阳失调,则睡眠出现异常。

问睡眠主要是询问睡眠的时间长短、入睡的难易、是否易醒、梦的多少以及其他兼症等情况,为辨证提供依据。睡眠失常可分为失眠和嗜睡两类。

1. 失眠　也称作不寐,指经常不易入睡,或睡而易醒,不能再睡,甚至彻夜不眠为特征的表现。失眠有虚实之分。虚者有心脾两虚、心肾不交、心阴亏损等,多因阴血亏虚,心神失养,或阴虚火旺,内扰心神所致。实者有心火亢盛、痰热扰心、肝郁化火、宿食停滞等,可由邪气内扰,或气机失调,或痰热食滞等所致。

2. 嗜睡　指不论昼夜,神疲困倦,睡意很浓,经常不自主地入睡为特征的表现。嗜睡的病机总属阳虚阴盛,多由痰湿困脾,清阳不升所致;或中气不足,脾失健运所致;或阳气衰微;或温病热入心包等。

(七) 问经带

对妇女应注意询问其月经、带下、妊娠、产育等方面的情况。其中,妊娠、产育方面的病变,将在中医妇科学中专门讨论。妇女在非妊娠期、产育期患病时,一般重点询问月经、带下情况,对妊娠、产育情况的了解,仅作为个人生活史的内容询问,目的在于了解其与所患疾病有无联系。

妇女月经、带下的异常,不仅是妇科的常见疾病,也是全身病理变化的反映,因此,即使患一般疾病,也应询问月经、带下的具体情况,作为诊断妇科或其他疾病的依据。

1. 月经　指健康而发育成熟的女子,胞宫周期性出血的生理现象。因它犹如海水之涨落,每月 1 次,信而有期,故又称"月信""月水"等。

(1) 经期经量异常:健康女子月经第一次来潮,称为初潮,多在 14 岁左右;月经闭止,称为绝经,多在 49 岁左右。月经周期一般为 28 日左右,行经日数 3~5 日,每次经量中等(一般为 50~100 mL),经色正红,经质不稀不稠,不夹血块。在妊娠期及哺乳期,月经不来潮。

1) 月经先期:指月经周期提前 7 日以上,并连续提前 2 个月经周期以上者。多因气虚不能摄血,或阳盛血热、肝郁血热、阴虚火旺,以致热扰冲任,血海不宁等所致。

2) 月经后期:指月经周期延后 7 日以上,并连续错后 2 个月经周期以上者。多因营血亏损、阳气虚衰,无以化血,使血海空虚,不能按时蓄溢;或气滞不行、寒凝血瘀,冲任受阻所致。

3) 月经先后不定期:指经期不定,月经或提前或延后 7 日以上,并连续 2 个月经周期以上者。多因肝气郁滞,或瘀血阻滞,或脾肾虚损,冲任气血失调,血海蓄溢失常所致。

(2) 经行异常

1) 痛经:指正值经期或行经前后,出现周期性小腹疼痛,或痛引腰骶,甚至剧痛难忍者。对痛经的辨析应结合疼痛的性质、特点及时间等进行综合分析。若经前或经期小腹胀痛,经血排出不畅,多属气滞;经期小腹刺痛,经血中挟有紫暗色血块,多属血瘀;若经期小腹冷痛,得温痛减者,多属寒凝或阳虚;经期或经后小腹隐痛,喜按揉者多属气血两虚,胞脉失养所致。

2) 闭经:指女子年逾 18 周岁,月经尚未来潮,或已行经后又中断,连续停经 3 个月以上者。但在妊娠期、哺乳期或绝经期的月经停闭,属生理现象。部分少女初潮后,偶尔出现月经停闭,而无其他不适反应者,无病理意义,不作闭经论治。病理性闭经,多因脾肾亏损,冲任气血不足,血海空虚,或气滞、寒凝而血瘀,或痰湿阻滞胞宫,胞脉不通所致。

3) 崩漏:指非行经期间,阴道内忽然大量出血,或持续下血,淋漓不止者称为崩漏。一般来势急,出血量多者称为崩(也称血崩);来势缓,出血量少,淋漓不止者称为漏(也称漏下)。崩与漏在病势上虽表现缓急不同,但两者常可相互转化,交替出现,故临床有"崩为漏之甚,漏为崩之渐"之说,两者也常以崩漏统称。崩与漏既是妇科的常见病,也是疑难病。在发病机制上两者基本相同,多因血热、血瘀、肾亏、脾虚等,导致或热伤冲任,迫血妄行;或脾肾亏虚,冲任不固;或瘀阻冲任,血不归经而形成。临证时因应结合出血的量、色、质,病程的久暂及伴见症状综合判断。

2. 带下　指妇女阴道内的一种少量白色透明、无臭的分泌物,具有润泽阴道、防御外邪入侵的作用,称为生理性带下。带下量过多,淋漓不断,或伴有颜色、质地、气味等异常改变者,称为病理性带下。询问带下时,应注意带下量的多少、色、质和气味等情况。带下色白、量多、质稀、少臭者,多属脾肾阳虚,寒湿下注所致;带下色黄、质黏、气味臭秽者,多属湿热下注所致;白带中混有血液,赤白杂见者,多因肝经郁热,或湿热下注所致。

(八) 问小儿

儿科古称"哑科",主要通过询问陪诊者,获得有关疾病的资料。问小儿,应了解小儿出生前后的情况,是否患过麻疹、水痘等,是否预防接种,以及喂养、发育情况和父母兄妹的健康状况与有无遗传性疾病等。关于起病原因,应问有无受惊、感寒、伤食等。

四、切诊

切诊分为脉诊和按诊两部分,是医护人员用手对患者体表某些部位进行触、摸、按、压,从而获得病情资料的一种诊察方法。脉诊是切按患者一定部位的脉搏;按诊是对患者的肌肤、手足、胸腹及其他部位进行触摸按压。古代切诊主要指脉诊,而按诊较为简略。

(一)脉诊

脉诊即切脉,是医护人员用手指切按患者的脉搏,感知脉动应指的形象,以了解病情、判断病证的诊察方法。脉诊是中医特有的诊断方法,根据脉象的变化,可以了解疾病的原因、病位、病性、邪正关系、病情轻重及预后情况。

【知识拓展】

脉诊的历史

脉诊有着悠久的历史,公元前 5 世纪著名医家扁鹊擅长候脉诊病。《史记·扁鹊仓公列传》曰:"今天下之言脉者,由扁鹊也。"《黄帝内经》记载了"三部九候"遍诊脉法。《难经》弘扬"独取寸口"候脉言病。西晋王叔和著《脉经》,集汉以前脉学之大成,分述三部九候脉法和寸口脉法等临床意义,确定了二十四脉,是我国现存最早的脉学专著。

1. 诊脉的部位　可分为遍诊法、三部诊法、寸口诊法三种,其中常用的是寸口诊法。寸口位于两手腕后桡动脉搏动处,分为寸、关、尺三部。掌后高骨处为关,关前为寸,关后为尺(图 2-4)。寸口脉可分候脏腑之气,左寸候心、小肠;左关候肝、胆;左尺候肾、膀胱;右寸候肺、大肠;右关候脾、胃;右尺候肾。

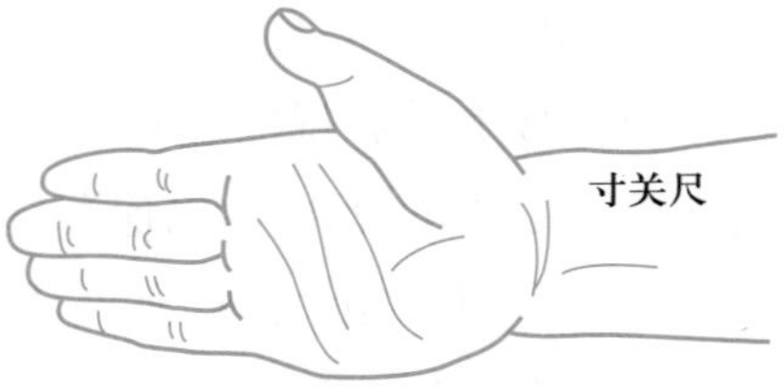

图 2-4　诊脉寸关尺部位

2. 诊脉的方法与注意事项

(1)诊脉时间:在平旦未起床、未进食时为最佳。或者先让患者稍事休息,令其气血平和后再诊脉。每次诊脉的时间不少于 1 分钟,一般为 3~5 分钟。

(2)平息和体位:平息是要求医者在诊脉时保持呼吸调匀,清心宁神,以自己的呼吸计算患者的脉率。患者的正确体位采取正坐位或仰卧,前臂自然向前平展,与心脏置于同一水平。手掌向上,在腕关节下垫一松软的脉枕便于诊察脉象。

(3)指法:要领概括为三指齐平,中指定关,布指疏密得当,以指目按脉脊,以及举、按、寻、总按、单按等指法。三指平齐是指诊脉者的手指指端要平齐,手指略呈弓形,与受诊者体表约呈 45℃为宜。指目即指尖和指腹交界棱起之处。举、按、寻是诊脉时运用指力的轻重和挪移手指,以探索、辨别脉象的指法。用指轻按在皮肤上称为举,又称浮取或轻取;用指重按在筋骨间称为按,又称为沉取或重取;指力从轻到重,从重到轻,左右前后推寻,以寻找脉动最明显的特征,称为寻,又称中取。诊脉时应细心体会举、按、寻之间的脉象变化。三指平布,同时用力按脉,称为总按,目的是总体体会三部九候脉象。分别用一指单按其中一部脉象,重点体会某一部脉象特征,称为单按。临床上总按、单按常配合使用。

3. 正常脉象　也称为平脉。平脉形态是三部有脉,一息四到五至(相当于每分钟 60~90 次),不浮不沉,和缓有力,节律一致,尺脉沉取有力。通常以有胃、有神、有根来概括正常脉象的特点。脉有胃气表现在脉位居中,不浮不沉;脉率调匀,不快不慢;脉力充盈,不强不弱;脉道适中,不大不小;脉势和缓,从容流利。有神指脉应指有力柔和,节律整齐。有根是指尺脉有力、沉取不绝,所以有"尺以候肾""沉取候肾"的说法。

正常脉象与人体内外诸多因素密切相关。性别、年龄、体形、情绪、劳逸、饮食、季节气候、地理、环境等均可对其产生影响。如小儿脉搏多数,老年人脉搏多弱,女性较男性脉搏略快,瘦人脉多浮,胖人脉多沉等。四时脉象则呈现春弦、夏洪、秋浮、冬沉的变化。此外,临床所见斜飞脉、反关脉均为脉道位置的变异,不属于病脉。

4. 常见病脉与主病　疾病反映于脉象的变化,称为病脉。病脉一般有 28 种,现将临床常见的 16 种脉象及其主病分述如下。

（1）脉位分类

浮脉:轻按可得,重按则减,主表证。由于外感病邪停留于表时,卫气抗邪,脉气鼓动于外,故脉位浅显。浮而有力为表实;浮而无力为表虚。内伤久病因阴血衰少,阳气不足,虚阳外浮,脉浮大无力为危证。

沉脉:轻按不得,重按乃得,主里证。有力为里实,无力为里虚。邪郁于里,气血阻滞阳气不畅,脉沉有力为里实;脏腑虚弱,阳虚气陷,脉气鼓动无力,则脉沉无力。

（2）脉率分类

迟脉:脉搏缓慢(每分钟脉搏在 60 次以下),主寒证。有力为实寒,无力为虚寒。寒则凝滞,气血运行缓慢,脉迟而有力为实寒证。阳气虚损,无力运行气血,脉迟而无力,为虚寒证。

数脉:脉搏急促(每分钟脉搏在 90 次以上),主热证。有力为实热,无力为虚热。外感热病初起,脏腑热盛,邪热鼓动,血行加速,脉快有力为实热。阴虚火旺,津血不足,虚热内生,脉快而无力为虚热。

（3）脉力分类

虚脉:寸关尺三部脉皆无力,重按空虚,主虚证。多为气血两虚,气血不足,难以鼓动脉搏,故按之空虚。

实脉:寸关尺三部脉皆有力,主实证。邪气亢盛而正气充足,正邪相搏,气血充盈脉道,搏动有力。

（4）脉流利度分类

滑脉:按之流利,圆滑如按滚珠。多见于青壮年气血充实,妊娠妇女滑脉是气血旺盛养胎之现象,均属生理现象。病理主痰饮、食滞、实热。

涩脉:脉细而缓,往来艰涩不畅,如轻刀刮竹。主伤精、血少、气滞血瘀、挟痰、挟食。

（5）脉宽分类

洪脉:脉大而有力,如波涛汹涌,来盛去衰,主热盛。内热盛脉道扩张,脉形宽大,因热盛邪灼,气盛血涌,使脉有大起大落。

细脉：脉按之细小如线，起落明显，主虚证，多见于阴虚、血虚证，又主湿病。阴血亏虚不能充盈脉道，或湿邪阻压脉道，脉细小。

（6）脉紧张度分类

弦脉：端直而长，挺然指下，如按琴弦。主肝胆病、痛证、痰饮。气机不利，肝失疏泄，脉道拘急而显弦脉。病则气乱或痰饮内停，致使气机输转不利，出现弦脉。

紧脉：脉来紧张，状如牵绳转索。主寒证、痛证、宿食。

濡脉：浮而细软，搏动力弱，不任重按，按之则无。主诸虚，又主湿。

（7）脉均匀度分类

促脉：脉来数而时一止，止无定数。主阳盛实热，气血痰饮宿食停滞，亦主脏气虚弱，阴血衰少。

结脉：脉来缓而时一止，止无定数。主阴盛气结，寒痰血瘀，亦主气血虚衰。

代脉：脉来中止，止有定数，良久方来。主脏气衰微，亦主风证、痛证、七情惊恐、跌打损伤。

在临床上，脉象可以单一出现，也可以复合出现。复合脉又称相兼脉，是指由两种或两种以上的病脉同时出现的脉象。相兼脉的主病一般地说等于组成该相兼脉的各单一脉主病的相合。如浮紧脉，浮脉主表证，紧脉主寒证，浮紧脉则主表寒证；浮数脉，浮脉主表证，数脉主热证，浮数脉则主表热证；沉细脉，沉脉主里证，细脉主虚证，沉细脉则主里虚证；弦数滑脉，弦脉主肝胆病证，数脉主热证，滑脉主痰湿证，弦数滑脉则主肝胆湿热证，余可类推。

5. 诊妇人脉与小儿脉

（1）诊妇人脉：月经将至左关、尺脉忽洪，大于右手；月经已至脉略滑数；月经不利，脉为寸关脉调和而尺脉弱或细涩。妊娠脉见滑数冲和，尺部尤显；死胎脉见脉沉涩无力；临产脉见尺脉紧数，中指顶节两旁脉动明显。

（2）诊小儿脉：一指定三关，3岁以内小儿以望指纹代替脉诊。脉象一般只诊浮沉、迟数、强弱、缓紧。

（二）按诊

1. **按诊的方法与意义**　按诊是医护人员用手直接触摸或按压患者的某些部位，以了解局部冷热、润燥、软硬、压痛、肿块或其他异常变化，从而推断出疾病部位、性质和病情轻重等情况的一种诊病方法。按诊的手法主要是触、摸、按、叩四法。触者轻轻接触皮肤，摸者稍用力达于肌层，按则重指力诊筋骨或腹腔深部。叩即叩击法，分直接叩击法和间接叩击法两种。临床操作时可综合运用。一般是先触摸，后按压，由轻而重，由浅入深，先远后近，先上后下地进行诊察。

2. **按诊的内容**　按诊的应用范围很广，包括按胸胁、按脘腹、按肌肤、按手足、按腧穴等。

（1）按胸胁：主要了解心、肺、肝的病变。前胸高起按之气喘者，为肺胀；胸胁按之胀痛者，为痰热气结或水饮内停；胁下肿块，多属气滞血瘀。

（2）按脘腹：主要审察有无压痛及包块。疼痛喜按，局部柔软者为虚证；疼痛拒按，局部坚硬者为实证。腹中肿块，坚实有形，推移难动者，称为积，多属血瘀；腹中肿块，时聚时散，按之无定形者，痛无定处，称为聚，多属气滞；脐周包块，起伏聚散，往来不定，按之指下蠕动者为虫积。

（3）按肌肤：用手触摸某些部位的肌肤，从肌肤的寒热、润燥、滑涩、疼痛、肿胀、疮疡等，分析疾病的寒热虚实及气血阴阳盛衰。肌肤灼热为热证;清冷为寒证。湿润多为汗出或津液未伤;干燥多为无汗或津液已伤。肌肤甲错,为内有瘀血。肌肤按之凹陷,应手而起者为气胀,不能即起者为水肿。

(4)按手足:主要是察寒热。诊手足温凉,可判断阳气的盛衰。手足冷凉者属寒证,多为阳虚或阴盛;手足俱热者属热证,多为阴虚或阳盛;手足心热甚于手足背者,多为内伤发病。

(5)按腧穴:主要审察有无结节、条索状物、压痛及其他敏感反应,并据此推断相关内脏的某些疾病。在肺俞穴摸到结节或中府穴有压痛可提示肺病;肝病可在肝俞和期门穴有压痛;胃俞和足三里有压痛则提示胃病。

知识小结

《诊法》自我检验单

姓名:	专业:	班级:	学号:
望诊			
闻诊			
问诊			

切诊		

护考直击

望、闻、问、切四诊的内容及方法。

执考模拟题

扫码练一练

（刘　佳）

第二节　辨证

学习目标

知识目标
掌握八纲辨证的要领、临床表现及鉴别要点。

熟悉八纲之间的关系。

能力目标
能够说出八纲辨证的要领。

能够区别表里、寒热、虚实、阴阳。

素养目标
培养举一反三的能力。

本节思维导图

一、概述

（一）含义

辨证，即分析、辨认疾病的证候，是认识和诊断疾病的主要过程和方法。辨证的过程，是以脏腑、经络、气血津液、病因等理论为依据，对通过望、闻、问、切四诊所搜集的症状、体征等资料进行综合、归纳、分析、推理、判断、辨明其内在联系，以及各种病变相互之间的关系，从而认识疾病，做出正确的诊断。施护,是在辨证的基础上,选择和确定相应的护理措施。辨证是施护的前提和依据,施护是辨证的目的和检验辨证正确与否的客观标准。

(二)症、病、证的区别

"症"是指单个的症状,中西医认识是一致的,如头痛、发热、咳嗽、心慌、恶心等。

"病"是指病名,中医所说的病名中只有少数与西医病名是一致的,如麻疹、白喉、破伤风、哮喘、痢疾、中暑等,而大部分的叫法是不同的。由于中西医的理论体系不同,对疾病的认识是不一样的。西医对疾病的认识是建立在人体解剖学、病理生理学的基础上,临床诊断疾病的依据是患者的自觉症状、体格检查、化验检查;中医认为疾病是人体阴阳偏盛偏衰的结果,临床辨证主要依据患者的症状和体征(舌象、脉象等),诊断时不一定要确定病名,而是要明确是什么"证"。

"证"是一组特定的临床表现(症状,体征等),并包含着病因、病变部位、病变性质、正邪双方力量对比状况等方面的综合概念。"证"是从分析症状和体征着手,归纳成为比症状更能说明疾病本质的概念,如风热犯肺证。

(三)中医辨证体系

中医辨证体系主要有八纲辨证、病因辨证、气血津液辨证、脏腑辨证、卫气营血辨证、三焦辨证、六经辨证等。其中八纲辨证是各种辨证的总纲。

二、八纲辨证

八纲辨证是根据四诊取得的材料,进行综合分析,以探求疾病的性质、病变部位、病势的轻重、机体反应的强弱、正邪双方力量的对比等情况,归纳为阴、阳、表、里、寒、热、虚、实八类证候,是中医辨证的基本方法,各种辨证的总纲,也是从各种辨证方法的个性中概括出的共性,在诊断疾病过程中,起到执简驭繁,提纲挈领作用。

表里,是用以辨别疾病病位浅深和病情轻重的基本纲领;寒热,是用以辨别疾病性质的基本纲领;虚实,是辨别邪正盛衰的基本纲领;阴与阳则是区分疾病类别、归纳证候的总纲,并用来概括表里寒热虚实六纲。

(一)表里辨证

表里是说明病位深浅和病情轻重的两纲。一般地说,皮毛、肌肤属表;脏腑、血脉、骨髓属里。表证,即病在肌表,病位浅而病情轻;里证即病在脏腑,病位深而病情重。

1. 表证　多为外感病初起阶段。表证具有起病急、病程短、病位浅和病情轻的特点。由于外邪有寒热之分,正气抗御外邪的能力有强弱不同,表证又分为表寒(舌苔薄白而润,脉浮紧)、表热(舌苔薄白而不润,脉浮数)、表虚(恶风有汗,脉浮无力,年老体弱或久病者多见)、表实证(恶寒无汗,脉浮有力,年轻体壮者多见)。

2. 里证　成因大致有三种情况:一是表证进一步发展,表邪不解,内传入里,侵犯脏腑而成;二是外邪直接入侵内脏而发病,如腹部受凉或过食生冷等原因可致里寒证;三是内伤七情、劳倦、饮食等因素,直接引起脏腑机能障碍而成,如肝病的眩晕、胁痛,心病的心悸、气短,肺病的咳嗽、气喘,脾病的腹胀、泄泻,肾病的腰痛、尿闭等。里证要辨别里寒、里热、里虚、里实(在寒热、虚实辨证中讨论)。

3. 半表半里证　指病邪在由表入里过程中的一个阶段,又称为"少阳病证"。主证为寒热往来、胸胁胀满、口苦咽干、心烦、欲呕、不思饮食、目眩、舌尖红、苔黄白相兼,脉弦。病机为邪正相争于半表半里,互有胜负,故寒热往来。

4. 鉴别要点　辨别表证与里证,多依据病史,病证的寒热及舌苔、脉象的变化。一般地说,新病、病程短者,多见于表证、半表半里证;久病、病程长者,常见于里证。发热恶寒者,为表证;往来寒热者,为半表半里证;但热不恶寒或但寒不热者,均属里证。表证舌苔常无变化,或仅见于舌边尖红;半表半里证舌象少有变化;里证常有舌苔的异常表现。脉浮者,为表证;脉弦者,为半表半里证;脉沉者,为里证(表2-2)。

表 2-2　表证与里证的鉴别

证型	病程	寒热	舌象	脉象
表证	新病 病程短	发热恶寒	舌苔常无变化,或仅见舌边尖红	浮脉
里证	久病 病程长	但热不寒 但寒不热	常有舌苔的异常表现,如苔厚	沉脉
半表半里证	新病 病程短	往来寒热	少有变化	弦脉

(二)寒热辨证

寒热是辨别疾病性质的两纲,是用以概括机体阴阳盛衰的两类证候,一般来说,寒证是机体阳气不足或感受寒邪所表现的证候,热证是机体阳气偏盛或感受热邪所表现的证候。所谓"阳盛则热(实热),阴盛则寒(实寒)""阳虚则寒(虚寒),阴虚则热(虚热)"。辨别寒热是治疗时使用温热药或寒凉药的依据,所谓"寒者热之,热者寒之"。

1. 寒证　是感阴寒之邪(如寒邪、湿邪)或阳虚阴盛、脏腑阳气虚弱、机能活动衰减所表现的证候,可分为表寒证和里寒证,表寒证已在表证讨论,这里所指为里寒证。临床表现为恶寒喜暖、面色苍白、口淡不渴、肢冷蜷卧、痰涎涕清稀、小便清长、大便稀溏、舌淡苔白而润、脉紧或迟等。

2. 热证　是感受阳热之邪(如风邪、热邪、火邪等)或阳盛阴虚、脏腑阳气亢盛和阴液亏损、机能活动亢进所表现的证候,可分为表热证和里热证,表热证已在表证讨论,这里所指为里热证。临床表现为恶热喜凉、口渴饮冷、面红目赤、烦躁不宁、痰黄涕浊、小便短赤、大便燥结、舌红苔黄而干燥、脉数等。

3. 寒热真假　在疾病发展到寒极或热极的危重阶段,可以出现一些"寒极似热""热极似寒"的假象,临床上把本质是热证而表现为寒象的叫"真热假寒",把本质是寒证而表现为热象的叫"真寒假热"。这种情况往往表示疾病比较严重。如果不能抓住本质,就会被假象所迷惑,而致误诊、误治。一般来说,寒、热的表象属标,是一种假象;内、里的寒、热属本,是其本质。假象的出现,多在四肢、皮肤和面色方面,而脏腑、气血、津液等方面的内在表现,如实反映了疾病的本质,故辨证时应以里证、舌象、脉象等作为诊断的依据。假象毕竟和真象不同,如假热之面赤,是面色白而仅在颧颊上浅红娇嫩,时隐时现,而真热的面红却是满面通红;假寒常表现为四肢厥冷,而胸腹部却是大热,按之灼手,或周身寒冷而反不欲近衣被;真寒是身蜷卧,欲得衣被。

4. 鉴别要点　辨别寒证与热证,不能孤立地根据某一症状或体征判断,应对疾病的全部表现综合观察,尤其是寒热、口渴不渴、面色、四肢温凉、二便、舌象、脉象等几方面更为重要(表 2-3)。即恶寒喜热为寒,恶热喜冷为热;口淡不渴为寒,渴喜冷饮为热;面色白为寒,面色红为热;手足厥冷多为寒,四肢烦热多为热;小便清长、大便稀溏为寒,小便短赤、大便燥结为有热;舌淡苔白而润,脉迟或紧为寒,舌红苔黄干燥,脉数为热等等。

表 2-3　寒证与热证的鉴别

证型	寒热	口渴	面色	四肢	二便	舌象	脉象
寒证	恶寒喜热	口淡不渴	白	手足厥冷	大便稀溏小便清长	舌淡苔白而润	迟脉或紧脉
热证	恶热喜冷	渴喜冷饮	赤	四肢烦热	大便干结小便短赤	舌红苔黄干燥	数脉

(三)虚实辨证

虚实是辨别人体的邪正盛衰的两纲。一般而言,虚指正气不足,虚证便是正气不足所表现的证候;而实指邪气过盛,实证便是由邪气过盛所表现的证候。《素问·通评虚实论》说:"邪气盛则实,精气夺则虚。"若从正邪双方力量对比来看,虚证虽是正气不足,而邪气也不盛;实证虽是邪气过盛,但正气尚未衰,表正邪相争剧烈的证候。辨别虚实,是治疗采用扶正(补虚)或攻邪(泻实)的依据,所谓"虚者补之,实者泻之"。

1. 虚证　或因体质素弱(先天、后天不足),或因久病伤正,或因出血、失精、大汗,或因外邪侵袭损伤正气等原因而致"精气夺则虚"。临床上由于气、血、阴、阳不足可分为气虚、血虚、阴虚、阳虚,由于脏腑的不足造成的各脏腑的虚证可分肺气虚、心血虚、肝阴虚、脾气虚、肾阳虚等。下面说明气虚、血虚、阴虚、阳虚的证候及治则。

气虚和阳虚的共同症候是面色白或萎黄、精神萎靡、身疲乏力、声低懒言、自汗、纳少、舌淡胖、脉无力。不同的是,气虚的气短、乏力、动则气急等症明显,脉虚无力。阳虚有畏寒、形寒肢冷、小便清长、下利清谷、脉迟等症。

血虚和阴虚的共同症候是消瘦、头晕、目眩、失眠、心悸、脉细。不同的是,血虚面色苍白无华或萎黄、手足麻木、口唇和指甲淡白、舌质淡、脉细弱无力;阴虚低热或潮热、颧红、五心烦热、口干、咽燥、盗汗,舌红绛、舌体瘦或有裂纹,无苔或少苔,脉细数。

气虚和阳虚的区别:气虚是虚而无"寒象",阳虚是虚而有"寒象"(怕冷、形寒肢冷、脉迟等)。血虚和阴虚的区别:血虚是虚而无"热象",阴虚是阴液亏损不能约束阳气而导致阳亢,故为虚而有"热象"(低热或潮热、口干、咽燥等)。

2. 实证　患者体质素壮,因外邪侵袭而暴病,或是因脏腑气血机能障碍引起体内的某些病理产物,如气滞血瘀、痰饮水湿凝聚、虫积、食滞等。

3. 鉴别要点　从发病时间上,新病、初病或病程短者多属实证,旧病、久病或病程长的多属虚证;从病因上,外感多属实证,内伤多属虚证;从体质上,年青体壮者多属实证,年老体弱者多属虚证;脉象有力为实证,脉象无力为虚证(表2-4)。

表2-4 虚证与实证的鉴别

证型	病程	体质	精神	声息	疼痛	胀满	发热	恶寒	舌象	脉象
虚证	久病	虚弱	萎靡	声低息微	喜按	时时自减	五心烦热	得衣近火则解	质嫩,苔少或无苔	无力
实证	新病	壮实	兴奋	声高息粗	拒按	不减	壮热	添衣加被不减	质老,苔厚腻	有力

(四)阴阳辨证

1. 概述 阴阳是八纲的总纲,即将表里、寒热、虚实再加以总的概括。一般表、实、热证属于阳证,里、虚、寒证属于阴证。临床上阴证多指里证的虚寒证,临床表现为面色暗淡、精神萎靡、身重蜷卧、形寒肢冷、倦怠无力、语声低怯、纳差、口淡不渴、大便溏薄腥臭、小便清长、舌淡胖嫩、脉沉迟或弱或细涩。阳证多指里证的实热证,临床表现为面色偏红、烦躁不安、肌肤灼热、口干渴饮、语声粗浊、呼吸气粗、喘促痰鸣、大便秘结、舌质红绛、苔黄黑起刺、脉洪大滑实。

2. 亡阴与亡阳 疾病过程中两种危险证候,多在高热、大汗不止、剧烈吐泻、失血过多、有阴液或阳气迅速亡失情况下出现,常见于休克患者。亡阴亡阳虽属虚证范围,但因病情特殊且病势危笃,而又区别于一般虚证。亡阴与亡阳的临床表现,除原发疾病的各种危重症状外,均有不同程度的汗出。但亡阴之汗,汗出热而黏,兼见肌肤热、手足温、口渴喜饮、脉细数疾而按之无力等阴竭而阳极的证候;亡阳之汗,大汗淋漓、汗凉不黏,兼见畏寒倦卧、四肢厥冷、精神萎靡、脉微欲绝等阳脱而阴盛的证候。由于阴阳是互根的,阴液耗竭则阳气无所依附而散越,阳气衰竭则阴液无以化生而枯竭,所以亡阴与亡阳的临床表现,难于截然割裂,其间可迅速转化,相继出现,只是有先后主次的不同而已。

【知识拓展】

亡阴与亡阳的现代认识

亡阴与亡阳见于危重病。亡阴多见于高热汗多,或呕吐过度,脱水、失血等体液代谢紊乱时。亡阳则多见于休克等急性血液循环障碍时。有人认为亡阴、亡阳的出现,与机体的体质及当时之反应状态有密切关系。亡阴与亡阳到最后都转为有效循环血量减少、缺氧、代谢障碍及酸中毒,以致危及生命。

八纲辨证运用时,首先辨别表里,确定病变的部位;然后辨别寒热、虚实,分清病变性质,了解正邪双方力量对比状况;最后可以用阴阳加以总的概括。

(五)八纲之间的关系

表里、寒热、虚实、阴阳八纲的区分并不是单纯的、彼此孤立的、静止不变的,而是错综复杂、互相联系、互相转化的。归纳起来,八纲之间存在着"相兼""夹杂""转化"的关系。

1. 相兼关系 "相兼"即指两个纲以上的症状同时出现,如外感热病初期,见有表证,还须进一步辨其兼寒或兼热,故可分为表寒证和表热证;久病多虚证,当进一步辨其属虚寒证或虚热证。相兼证的出现,不能平均看待,而是有主次和从属关系,如表寒、表热证都是以表证为主,寒或热从属于表证,治疗当以解表为主;虚寒、虚热证都是以虚证为主,寒或热也从属于虚证,治疗时当以补虚为主。至于表里相兼时,以何证为主,须看具体病情而定。

2. 夹杂关系 "夹杂"即指患者同时出现性质互相对立的两纲症状,如寒热夹杂、虚实夹杂、表里夹杂(习惯上叫表里同病)。另外,在疾病发展过程中,还会出现一些假象,如真热假寒、真寒假热等。因此,在辨证过程中,要细心观察,全面分析,去伪存真,抓住本质,以免造成误诊、误治,延误病情。

3. 转化关系 "转化"即指某一纲的症状向其对立的一方转化。表里之间、寒热之间、虚实之间、阴阳之间既是相互对立的,又可在一定的条件下相互转化。如外感风寒见恶寒发热、头痛等表寒证,若因病情发展或治疗不当,则病邪可由表入里,病变性质可由寒转热,最后由表寒证转化为里热证;实证可因误治、失治等原因,致病程迁延,虽邪气渐去,而正气亦伤,逐渐转化为虚证;虚证可由于正气不足,不能布化,以致产生痰饮或水湿、气滞或血瘀等实邪,而出现种种实证。转化是在一定的条件下才能发生,辨证时必须随时审察病机的转变,及时诊断治疗,避免疾病向恶化方向发展,促进疾病向痊愈方向转化。

知识小结

《辨证》自我检验单

姓名:	专业:	班级:	学号:
表里辨证			
寒热辨证			

虚实辨证	
阴阳辨证	

护考直击

1. 八纲辨证：表里辨证、寒热辨证、虚实辨证、阴阳辨证。
2. 八纲之间的关系。

执考模拟题

扫码练一练

（刘　佳）

第三章 治则与治法

第一节 治则

学习目标

知识目标

掌握防止传变、治病求本、扶正祛邪的内容。

熟悉调整阴阳、三因制宜的内容。

能力目标

能够说出治则的主要内容。

素养目标

培养批判性思维。

本节思维导图

治则是治疗疾病时必须遵守的总的法则。辨证是确立治则的前提和基础,在辨证过程中,通过辨析疾病的症状和体征来探求病因、病位、病性和邪正斗争的消长盛衰等情况,从而确立指导治疗疾病的总原则。

在临床运用上,治则体现了高度的原则性和灵活性。疾病是一个发生与发展变化的病理过程,因此对任何疾病均应力求做到早期诊断、早期治疗,阻止疾病的发展变化。疾病过程中的症状和体征等,是疾病本质的外在表现,因而在治疗疾病时必须寻求出疾病的本质,并针对其本质而治疗。

一、防止传变

(一)早治防变

早治防变是指在疾病发生的初级阶段,应力求做到早期诊断、早期治疗,把疾病消灭在萌芽状态,防止其深入传变或危变。

早期治疗首先要求医者掌握不同疾病的发生、发展变化过程及其传变的规律,要求善于发现病变的苗头,及时做出正确的诊断,从而进行及时有效和彻底的治疗,按照疾病的主要分类和传变规律,首先应注意以下两种情况。

1. 外感疾病的早期治疗

(1)伤寒的早期治疗:伤寒是一类以感受风寒之邪为主的外感热病,其邪始自皮毛肌腠而入机体。一般"循经传"的规律是由太阳至阳明、至少阳、至太阴、至少阴、至厥阴。由于感邪有轻重,正气有盛衰,以及其他诸因素影响,还有"越经传""表里传""随经入腑"等传变形式。如感冒多始于太阳,因误治而造成传变者也以太阳病阶段为最多,因此伤寒的早期必须把握住太阳病这一关键。太阳病阶段的正确而有效的治疗,是阻断伤寒病势发展的最好措施。

(2)温病的早期治疗:温病是一类感受温热病邪所导致的急性热病。其病变发展概括为卫、气、营、血四个阶段。由卫分传气分,至营分,至血分,称为"顺传";卫分之邪直接传入营血,内陷心包,称为"逆传心包"。由于顺传、逆传均始于卫分证,因此卫分证的治疗是温病早期治疗的关键。在临床运用时,由于温热病邪致病,初始在卫分但多短暂,且易于涉及气分,因此温病的初期治疗,应在辛凉解表同时兼清气分之邪,从而阻断病情的发展。

2. 内伤疾病的早期治疗　内伤疾病多由情志刺激、劳逸损伤、饮食失宜等所引起。病多由体内而生,首先影响脏腑气机,导致功能失调,进而造成脏腑身形的损伤,所以内伤疾病的早期治疗首在调气。即首先要辨明内伤疾病的病位,调理其气机,调理失常的功能活动,以阻断其病理性损害的深入和传变。

(二)既病防变

既病防变是指疾病发生以后,要早期诊断、早期治疗,防止疾病发展与传变。

1. 早期诊治　外邪侵入人体,如果不及时做出正确诊断和治疗,病邪就可能由表传里,步步深入,侵犯脏腑,使病情越来越重,治疗就越困难。因此,一定要掌握疾病发生发展的规律及其传变的途径,做到早期预防,早期准备。

2. 先安未受邪之地　《难经·七十七难》说:"所谓治未病者,见肝之病,则知肝当传之与脾,故先实其脾气,无令得受肝之邪,故曰治未病焉。"这里明确地指出在掌握了肝病往往会影响脾这一规律的前提下,当肝病还尚未及脾时,治疗上不仅要治肝,而且还要照顾到脾,以防止肝病进一步传脾。因此,根据不同病变的传变规律,实施预见性治疗,当可控制其病理传变。

二、治病求本

治病求本就是要寻找出疾病的根本原因,并针对其根本原因进行治疗和护理,这是辨证论治的一个基本原则。《素问·阴阳应象大论》说:"治病必求于本。"一般情况下,多数疾病的临床表现与它的本质是一致的,但也有些疾病出现某些和本质相矛盾,甚至根本相反的临床表现,即在疾病证候上出现了假象,因此要掌握正治法和反治法。

(一)正治与反治

1. 正治　指逆其疾病的证候性质而治的一种常用治疗法则,又称"逆治"。所谓"逆"是指采用的方药性质与疾病的性质相反。临床上常用的有"寒者热之""热者寒之""虚则补之""实则泻之"。

(1)寒者热之:指寒性病变出现寒象,其病的本质和现象均为寒,在治疗上用温热性质的药物治疗,在护理上取温热法护理。如表寒证用辛温解表法,汤药热服,加盖衣被,防寒保暖。

(2)热者寒之:指热性病变出现热象,其病的本质和现象均为热,在治疗上用寒凉性质的药物治疗,在护理上取寒凉法护理。如表热证用辛凉解表法,给予清凉饮料,病室温度要偏低,饮食要清淡,汤药可凉饮等。

(3)虚则补之:指虚性病变出现虚象,用补益法进行治疗与护理。如阳气虚证用温阳益气法。

(4)实则泻之:指邪实病变出现实象,用攻邪法进行治疗与护理。如血瘀证用活血逐瘀法。

2. 反治　指顺从疾病的假象而治的一种治疗法则,又称"从治"。"从"是指采用的药物性质顺从疾病的假象而施治。主要包括"热因热用""寒因寒用""塞因塞用""通因通用"四种方法。

(1)热因热用:指用热性药物治疗假热症状的病证。适用于阴寒内盛,格阳于外,反见热象的真寒假热证。临床虽见热象,但其本质为真寒,当用温热药物治疗。

(2)寒因寒用:指用寒性药物治疗假寒症状的病证。适用于里热极盛,阳盛格阴,反见寒象的真热假寒证。临床虽见寒象,但热盛是其本质,当用寒凉药物治疗。

(3)塞因塞用:指用补益药物治疗闭塞不通症状的病证。适用于因虚而致闭阻的真虚假实证。临床上如脾虚便秘、血枯闭经等证,需要用补益脾气的药物来治疗。

(4)通因通用:指用通利药物治疗具有实性通泄症状的病证。适用于食积腹痛、泻下不畅及膀胱湿热所致尿频、尿急、尿痛等病证。治疗分别用消导泻下、清热泻下、清利膀胱湿热的方法。

（二）标本缓急

1. 急则治标　指在标病甚急，可危及患者生命或影响本病的治疗时，所采取的一种暂时性的治疗措施。如大出血者，无论属于何种出血，均应采取应急措施，先止血以治其标，血止后再治其本。

2. 缓则治本　指在本病不急的情况下，针对疾病的本质而进行治疗的一种方法，也是一般情况下的常规治疗原则。如肺痨患者表现的咳嗽，其肺肾阴虚为本，咳嗽为标，此时标病不至于危及生命，治疗上应针对其肺肾阴虚之本来加以治疗。

3. 标本同治　指标病本病俱重，应标本兼治。如素体气虚又患外感，故治疗宜益气解表。益气为治本，解表是治标。

三、扶正祛邪

疾病的演变过程，从邪正关系来说是正气与邪气矛盾的双方互相斗争的过程。邪正斗争的胜负决定疾病的转归和预后。邪胜于正则病进，正胜于邪则病退。《内经·素问》有"正气存内，邪不可干""邪之所凑，其气必虚"的论述。因此，治疗的根本目的就是要扶助正气，祛除邪气，改变邪正双方的力量对比，使其向有利于疾病好转的方向转化，故扶正祛邪是临床治疗的一个重要法则。

（一）扶正

扶正即扶助正气，增强体质，以提高机体的抗病能力，从而驱除邪气。适用于单纯正气虚而无外邪者，或邪气不盛的虚证。临床常采用益气、养血、滋阴、助阳等方法。

（二）祛邪

祛邪即祛除邪气，减轻或消除邪气的毒害作用，使邪去正安，达到恢复健康的目的。适用于以邪实为主而正气未衰的实性病证。临床常采用发汗、攻下、清热、消导等方法。

四、调整阴阳

疾病的发生，其本质就是机体阴阳的相对平衡遭到破坏，造成体内阴阳偏盛偏衰的结果。因此，调整阴阳、补偏救弊，采取损其有余、补其不足的方法，恢复阴阳的相对平衡状态，是治疗疾病的根本法则之一。

（一）损其有余

损其有余主要是对阴阳偏盛，即阴或阳的一方过盛有余的实证，采用"损其有余"即"实则泻之"的治法。如阳热亢盛的实热证，治以"热者寒之"之法，清泻其阳热；阴寒内盛的实寒证，治以"寒者热之"之法，温散其阴寒。

（二）补其不足

补其不足主要是对阴阳偏衰，即阴或阳的一方甚至双方虚损不足的虚证，采用"补其不足"即"虚则补之"的治法。如阴虚阳亢所致的虚热证，运用"壮水之主，以制阳光"之法则，滋阴以制其阳；阳虚不能制阴所致的阴寒偏盛证，运用"益火之源，以消阴翳"之法则，补阳以制其阴；若阴阳两虚者，则应采用阴阳双补法。

五、三因制宜

三因制宜即因时、因地、因人制定适宜的治疗方法和护理措施。由于疾病的发生、发展和变化受气候变化、地理环境、人体素质等不同因素的影响，因此治疗和护理疾病时，要根据当时的季节、环境，人的体质、性别、年龄等实际情况，制定适宜的治法。

（一）因时制宜

根据不同的季节气候特点，来决定保健、养生、用药和护理的原则，称为因时制宜。一般来说，春夏季节，气候由温渐热，阳气升发，人体腠理疏松，容易出汗，即使患外感风寒表证，也不宜过用辛温发散的药物，以免开泄太过，耗伤气阴；而秋冬季节，气候由凉变寒，阴盛阳衰，人体腠理致密，阳气内敛，此时若非大热之证，当慎用寒凉药物，以防伤阳。

（二）因地制宜

因地制宜即根据不同的地理环境与生活习惯，来确定治疗原则和护理措施。不同的地理环境与生活习惯，可以直接影响人体的生理活动与病理变化。因此，运用地理环境与生活习惯的特点，来确定临床治疗和护理的原则、保健及用药，称为因地制宜。如西北地区，气候严寒，人体腠理闭塞，外感风寒较多，用药以辛温解表为主，且用量较重，常用麻黄、桂枝；在东南地区，气候温暖潮湿，人体腠理疏松，外感风热较多，用药以辛凉解表为主，常用荆芥、防风。

（三）因人制宜

因人制宜即根据患者年龄、性别、体质、生活习惯等不同的因素，制定相应的治疗原则。在药物剂量上，成人用量大于儿童。在同一条件下，强壮的人药量宜稍大，虚弱之体药量宜稍轻。每个人的体质有阴、阳、虚、实之别，对阴虚之体者慎用温燥药；阳虚之体者慎用苦寒药；脾虚之体者慎用滋腻药。妇女有经、带、胎、产的生理与病理变化，在治疗护理时，应注意调经、止带；妊娠期间，禁用或慎用峻下、破血、滑利、走窜及有毒的药物，以防堕胎；产后应考虑气血亏虚或恶露不尽的情况。

《治则》自我检验单

姓名：	专业：	班级：	学号：
治则的基本概念			
早治防变			
治病求本			
扶正祛邪			
三因制宜			

调整阴阳	

护考直击

1. 治则的概念。
2. 既病防变的特性。
3. 治病求本的内容。
4. 扶正祛邪的运用。
5. 三因制宜的特点。

执考模拟题

扫码练一练

（刘　鹏）

第二节　治法

学习目标

知识目标
掌握中医治疗八法的含义和适应证。
熟悉中医治疗八法的临床应用。
了解治疗大法与具体治法的区别。

能力目标
能够背诵中医治疗八法的内容。

素养目标

培养守正创新的意识。

本节思维导图

治法,即治疗疾病的方法。治法包括治疗大法和具体治法两个内容。治疗大法又称基本治法,概括了多种具体治法的共性内容,在临床上有普遍的指导意义。基本治法包括汗、吐、下、和、温、清、消、补八法。具体治法是针对具体病证进行治疗的方法,属于治疗大法的具体体现,如辛温解表法、清热解毒法、温补脾肾法等。

一、汗法

汗法,又称解表法,是运用发汗解表的方药,开泄腠理,驱邪外出,解除表证的一种治疗大法,适用于一切外感表证,某些水肿和疮疡病初起,以及麻疹透发不畅而兼表证者。

临床外感风寒证用辛温解表法,外感风热证用辛凉解表法。

汗法的应用,以汗出邪去为度,不可发汗太过,以防伤津耗气。对于表邪已解、疮疡已溃,或自汗、盗汗、失血、吐泻、热病后期津亏者,不宜用汗法。用发汗法后应避风寒,忌食油腻荤腥食物。

二、吐法

吐法,又称催吐法,是运用涌吐方药,引导邪或毒物从口吐出的一种治疗方法,适用于误食毒物尚在胃中,宿食停留胃脘不化,顽痰留滞胸膈,痰涎阻塞气道者。

吐法是一种急救的方法,用之得当,收效迅速,但易伤正气,必须慎用。凡病情危重、喘促不安、体质素弱、年老体衰、出血患者,及孕妇、产妇,不宜用吐法。用吐法催吐后宜进稀粥,禁食辛辣、硬性食物。

三、下法

下法,又称泻下法,是运用泻下的方药,通过泻下通便,以攻逐实邪,排除积滞的一种治疗大法,适用于胃肠积滞、实热内结、胸腹积水、瘀血内停、大便不通等里实证。

因病情的缓急,病邪性质的不同,下法又分为攻下、润下、逐水等法。

下法易伤正气,应以邪去为度,不可过量或久用。对于年老体虚、脾胃虚弱、产后血亏、月经期及妊娠期者,应慎用或禁用下法。

四、和法

和法,又称和解法,是运用和解、疏泄的方药,以祛除病邪,调整脏腑功能的一种治疗大法。

本法应用范围广泛,适用于半表半里之少阳证,肝胃不和、肝脾不和及胃肠不和等证。

根据病邪的位置和性质,以及脏腑功能失调的不同情况,和法又分为和解少阳、疏肝和胃、调和肝脾、调和胃肠等法。

凡邪在肌表而未入少阳,或邪已入里而阳明热盛者,或三阴寒证者,不宜使用和法。

五、温法

温法,又称温里法、祛寒法,是运用温热性质的方药,达到补益阳气,驱除寒邪的一种治疗大法,适用于中焦虚寒、阳衰阴盛、亡阳欲脱、寒凝经脉等里寒证。

根据寒邪所在部位的不同,以及人体阳气盛衰的程度差异,温法有温中散寒、温经散寒、回阳救逆、温化痰饮等法。

温法所用的药物,性多燥热,易耗阴血。故对于阴虚、血热等证患者,以及孕妇、产妇均应慎用或禁用。

六、清法

清法,又称清热法,是运用寒凉性质的方药,通过清热、泻火、凉血、解毒等作用,以清除热邪的一种治疗大法,适用于各种里热证。

根据热邪所犯脏腑和病情发展的不同阶段,清法又分为清热泻火、清热解毒、清热凉血、清热养阴以及清脏腑热等具体治法。

清热法所用方药多属寒凉之品,常易损伤脾胃阳气,故不宜久用。另外,体质素虚、脏腑本寒者,表邪未解、阳气被郁而发热者,气虚、血虚发热者,均禁用清法。

七、消法

消法又称消散法或消导法,是运用消导、消散、软坚、化积等方药,祛除病邪,消除体内积滞的一种治疗大法,适用于气、血、食、痰、湿等所形成的积聚、癥瘕、痞块等实证。

根据不同作用,消法又分为消食导滞、软坚散结、行气化瘀、消痰化饮等法。消法,属于攻邪的范围,凡阴虚热病或脾虚而腹胀、便泻、完谷不化,妇女血枯而致月经停闭者,均应禁用消法。体质较虚者,使用消法时,应攻补兼施,以防损伤正气。

八、补法

补法,又称补益法,是运用补益的方药,扶助正气,消除虚弱证候的一种治法,适用于各种原因造成的阴阳、气血、脏腑功能虚弱的病证。

根据作用的不同,补法一般分为补气、补血、补阴、补阳四大类。若多种虚证同时出现时,还可以几法兼用,如气血双补,阴阳双补等。

补法之补气助阳之品,性多温燥,肝阳上亢、阴虚内热者应慎用。滋阴养血之品性多滋腻,凡脾胃虚弱者,应佐以健脾益胃药同用。对邪实正虚而以邪气盛为主者,应当慎用,防止造成"闭门留寇"的不良后果。

知识小结

《治法》自我检验单

姓名:	专业:	班级:	学号:
汗法			
吐法			
下法			
和法			
温法			

清法	
消法	
补法	

护考直击

中医治疗八法的含义和适应证。

执考模拟题

扫码练一练

（代春英）

第四章　中药与方剂

第一节　中药

学习目标

知识目标

掌握中药的性能、禁忌、煎服法。

熟悉中药的外治法。

了解中药的概念、来源。

能力目标

能够说出中药的性能。

能够指导患者避免发生中药禁忌。

能够正确地煎服中药。

素养目标

培养较强的人际沟通能力。

培养细致的观察能力。

本节思维导图

一、中药的性能

中药是在中医理论指导下,用于防治疾病的一部分天然药及其加工品。我国分布着种类繁多、产量丰富的天然药材资源,包括植物药、动物药、矿物药,其中以植物药占大多数,应用最广泛,古称之"本草"。

中药的性能,即药物的性质和作用,又称药性,主要包括四气、五味、归经、升降浮沉、有毒与无毒等。

(一) 四气

四气,又称四性,是指药物的寒、热、温、凉四种药性,是从药物作用于机体所发生的反应概括出来的,是与所治疾病的寒、热性质相对而言,反映药物在影响人体阴阳盛衰、寒热变化方面的作用倾向。

四气中,温热属阳,寒凉属阴。一般来说,具有清热、泻火、凉血、解毒等作用的药物,性属寒凉,多用于治疗阳证、热证,如黄芩、黄连、黄柏等。具有温里、散寒、补火、助阳等作用的药物,性属温热,多用于治疗阴证、寒证,如附子、干姜、肉桂等。此外,还有一些平性药,其寒热偏性不明显,称为"平性药",如山药、桃仁等。

(二) 五味

五味指药物所具有的酸、苦、甘、辛、咸五种不同的味道。五味既是药物作用规律的高度概括,又是部分药物真实滋味的具体表现。另外,还有淡味和涩味,涩附于酸,淡附于甘,以合五行配属关系。

酸:能收、能涩,具有收敛固涩作用。常用于体虚多汗、久泻久痢、肺虚久咳、遗精、滑精、尿频、遗尿等症。如山茱萸、五味子涩精敛汗,乌梅敛肺止咳、涩肠止泻等。

苦:能泄、能燥,具有清热泻火、降气、泻下通便、燥湿等作用。用于实热证、实证咳喘、呃逆、便秘及湿证等。如黄芩、栀子清热泻火,杏仁降泻肺气,大黄泻热通便,黄柏清热燥湿等。

甘:能补、能和、能缓,具有补益、缓急止痛、调和药性、和中等作用。多用于正气虚弱、拘挛疼痛以及调和药性。如人参大补元气,熟地滋补精血,甘草调和诸药,饴糖缓急止痛等。某些甘味药具有解药食中毒的作用,如甘草、绿豆等。

辛:能散、能行,具有发散、行气、行血等作用。用于表证、气血阻滞等。如麻黄发汗解表,陈皮理气健脾,红花活血化瘀等。

咸:能软、能下,具有软坚、泻下等作用。用于瘰疬、瘿瘤、便秘、痰核等。如芒硝泻下通便,海藻、昆布消散瘰疬等。

由于四气和五味都属于性能范畴,只反映药物作用的共性和基本特点,将药物的气和味综合起来的同时,还必须与药物的具体功效结合起来,才能全面、准确地认识药性。

(三) 归经

归是药物作用的归属,经是人体脏腑经络的概称。归经是指药物对机体脏腑经络病变部位的选择性治疗作用。

归经是以脏腑经络学说为基础,以药物所治疗的具体病证为依据,经过长期临床实践总结出来的用药理论。比如,桔梗、杏仁能治疗胸闷、咳喘,归肺经;蜈蚣能治疗急慢性惊风等痉挛抽搐之证,归肝经;朱砂能安神,归心经。

掌握药物的归经,提高用药的准确性,有助于临床疗效。如黄芩、黄连、黄柏性味均为苦寒,功效同为清热燥湿,但黄芩入肺经,清肺热及上焦实热;黄连入心、胃经,尤善清心火、胃肠湿热;黄柏入肾经,退虚热及泻下焦肾火。

【知识拓展】

中药的归经理论

确定归经的依据有两个方面。一是以所治病证的脏腑归属确定归经。如能治疗咳嗽、气喘等肺系疾病的药物归入肺经;能治疗心悸、怔忡等心系疾病的药物归入心经;能治疗阳痿、遗精等肾系疾病的药物归入肾经等。二是以药物的自然属性确定归经。如以五味配五脏来确定药物的归经,则辛入肺、苦入心、甘入脾、咸入肾、酸入肝;以五色配五脏来确定药物的归经,则色白入肺、色赤入心、色黄入脾、色青入肝、色黑入肾;以药物的质地、形状等特征为依据来确定药物的归经,则质之轻者上入心肺,质之重者下入肝肾。

(四) 升降浮沉

升降浮沉反应药物在机体内不同的作用趋向,是说明药物作用性质的概念之一。升和降、浮和沉是相对的,升即上升,降即下降,浮即向外发散,沉即收敛固涩。

升降浮沉之中,升浮属阳,沉降属阴。升浮药能向上、向外,具有升阳、发表、祛风、散寒、开窍等功效,能治疗病位在表、在上,病势下陷的病证(如表证不解、泄利、脱肛);沉降药能下行、向内,具有泻下、清热、潜阳、降逆、收敛及渗利等作用,能治疗病位在里、在下,病势上逆的病证(如呕吐、呃逆、自汗、盗汗)。有些药物升降浮沉特性不明显,有的则存在双向性。

(五) 毒性

毒性指药物对机体有一定的毒副作用,用得不恰当会导致中毒。毒性反应与副作用不同,对人体的危害性较大,严重者可危及生命。正确认识中药的毒性,是安全用药的保证。

根据药物偏性的强弱分为有毒、大毒和小毒三类,在护理过程中应严格控制有毒中药的用量、用法等。

二、中药的禁忌

中药的禁忌主要有配伍禁忌、证候禁忌、妊娠禁忌和服药禁忌。

（一）配伍禁忌

配伍禁忌，一种药物可以使另一种药物的功效降低和消除，或者药物合用产生剧烈毒副作用的配伍。它包括"十八反"和"十九畏"。

1. 十八反　乌头反半夏、白蔹、瓜蒌、贝母、白及；甘草反芫花、海藻、大戟、甘遂；藜芦反芍药、人参、玄参、沙参、丹参、细辛。

【知识拓展】

十 八 反 歌

本草明言十八反，

半蒌贝蔹及攻乌，

藻戟遂芫俱战草，

诸参辛芍叛藜芦。

2. 十九畏　硫黄畏朴硝，水银畏砒霜，狼毒畏密陀僧，丁香畏郁金，巴豆畏牵牛，川乌、草乌畏犀角，牙硝畏三棱，官桂畏赤石脂，人参畏五灵脂。

【知识拓展】

十 九 畏 歌

硫黄原是火中精，朴硝一见便相争；

水银莫与砒霜见，狼毒最怕密陀僧；

巴豆性烈最为上，偏与牵牛不顺情；

丁香莫与郁金见，牙硝难合京三棱；

川乌草乌不顺犀，人参最怕五灵脂；

官桂善能调冷气，若逢石脂便相欺；

大凡修合看顺逆，炮燻炙煿莫相依。

（二）证候禁忌

由于药物的性能不同，其作用各有专长和一定的适应范围，使临床用药有所禁忌，称为证候禁忌。如麻黄辛温发散，解表发汗力强，适用于外感风寒表实无汗证，而表虚自汗者禁用；黄精质润甘平，滋阴补肺，适用于肺虚燥咳及肾虚精亏者，而脾虚湿盛、中寒便溏者忌用等。

（三）妊娠禁忌

某些药物具有损害胎元以致堕胎的副作用,所以应该作为孕妇和备孕者禁忌用药。根据临床实际,禁忌用药分为禁用药和慎用药两大类。禁用药多系毒性较强、药性作用峻猛的药物,如雄黄、巴豆、牵牛子、乌头、大戟、麝香、三棱、莪术及砒霜等。慎用药则指通经活血、行气破滞或辛热、滑利通泄的药物,如桃仁、红花、牛膝、大黄、枳实、附子、干姜、木通及番泻叶等。

（四）服药禁忌

服药禁忌,简称食忌,是指服药期间对某些饮食物的禁忌,也就是通常所说的忌口。由于疾病的关系,在服药期间,凡生冷、辛热、油腻、腥膻及有刺激性、不易消化的饮食物,都应根据需要予以避免。此外,根据病情的不同,饮食禁忌也有区别。如热性病患者忌食辛辣、油腻、煎炸食物;寒证患者忌食生冷食物;胸痹患者应忌食肥肉、脂肪、动物内脏及烟、酒等;脾胃虚弱者忌食生冷、油炸及黏腻之品;疮疡、皮肤病患者忌食鱼、虾、蟹等腥膻发物,及辛辣刺激性食品等。

三、中药的煎服法

（一）中药的煎法

1. 煎药器具　最常用的是砂锅、砂罐,因其化学性质稳定,不易与中药发生化学变化,且导热性能均匀。其次搪瓷器皿、不锈钢锅也可采用。煎药忌用铜、铁、铝等金属器具。

2. 煎药用水　必须以水质纯净的冷水浸过药面。每剂药通常煎煮两次。第一煎,加水至淹没药物 3~5 cm 为宜;第二煎,加水至淹没药物 2~3 cm 为宜;煎煮时间较短的,则加水淹没药物即可。

3. 煎前浸泡　中药煎前浸泡一方面可缩短煎煮时间,避免煎煮时间过长破坏其有效成分,另一方面有利于有效成分的充分溶解。一般药物用冷水浸泡 20~30 分钟为宜,种子、果实为主的药物可浸泡 60 分钟。夏季气温高时可适当缩短浸泡时间,以免腐败变质。

4. 煎药火候及时间　煎药通常遵循"先武火后文火"的原则,即未沸腾前用大火,沸后用小火保持微沸状态,以免水分迅速蒸发或药汁溢出。

煎煮时间应根据药物性能及功效而定。一般药物武火迅速煮沸,改用文火维持 20~30 分钟;解表药、芳香药第一煎沸后煎 20 分钟,第二煎沸后煎 15 分钟;滋补调理药第一煎沸后煎 60 分钟,第二煎沸后煎 50 分钟。

5. 特殊煎法　部分药物因其质地、性能及临床用途不同,所需煎煮时间不同。

（1）先煎:指有效成分难溶于水的一些金石、矿物及介壳类药物,如磁石、代赭石、生石膏、龙骨、牡蛎、龟板及鳖甲等,应打碎先煮沸 20~30 分钟后,再下其他药物同煎,以使有效成分充分煎出。此外某些药物毒副作用较强,如附子、乌头等药物,宜先煎 30~60 分钟可以降低其毒性。

（2）后下:指某些气味芳香的药物,如薄荷、大黄、木香、砂仁、番泻叶及白豆蔻等,久煎其有效成分易于挥发或破坏而降低药效,应在其他药物煎沸 5~10 分钟后放入。

（3）包煎：指某些药材质地过轻（粉末状、带有绒毛的）及黏性较强，如辛夷、旋覆花、蒲黄、海金沙、车前子、滑石及灶心土，宜先用纱布将药包好，再放入锅内与其他药物同煎，以防止药液混浊刺激咽喉引起呕吐或沉于锅底易粘锅、焦煳等。

（4）另煎：也称为单煎，指某些贵重药材，如人参、西洋参及羚羊角等，应单独煎煮，以免煎出的有效成分被其他药渣吸附，造成浪费。煎液可以另服或兑入煎液中同服。

（5）烊化：也称作熔化，指某些胶类药物及黏性大而易溶的药物，如阿胶、鹿角胶、龟板胶、饴糖等，容易黏锅或黏附其他药渣，既浪费药材，又容易熬焦，需单独用水或黄酒加热溶化后服用，也可与其他药汁兑服。

（6）冲服：指某些细料药、入水即化药及液体类的药物，如三七粉、芒硝及竹沥等，应兑入煎好的药液或开水冲服。

（7）泡服：指某些药物含有挥发油或有效成分容易释出，如西红花、番泻叶等，用开水或煮好的药液趁热浸泡，不经煎煮，直接服用药液，如煎煮则导致药效降低。浸泡时容器应加盖，以减少有效成分散失。

（8）煎汤代水：指某些质地轻、吸水易膨胀的药物，如丝瓜络、玉米须、益母草等，可以先行煎煮、去渣，再以此液煎其他药。

（二）服药方法

1. 服药时间　补益药、驱虫药、攻下药及其他治疗胃肠道疾病的药物，宜饭前服，避免与食物混合，能迅速进入肠道，充分发挥药效；风湿药、消食健胃药宜在饭后服，可减少对胃的刺激；安神药宜睡前 30~60 分钟服，能起到安眠的效果。一般药物，无论饭前或饭后服，应与进食时间间隔 1 小时左右，以免影响药效的发挥。

2. 服药剂量及方法　通常多采用每日一剂，每剂分 2~3 次服用。呕吐患者宜少量频服不致药入即吐；药力较强的药物，如发汗药、泻下药等，大汗、下太过宜损伤正气，服药应适可而止；急重症可每隔 4 小时左右服药一次，有利于顿挫病势；中成药如丸、散、片等，根据剂型不同按照说明书定时服用；小儿根据要求和年龄酌情减量。

3. 服药温度　一般中药多采用温服。将煎好的汤剂放温后服用，或将中成药用温开水、酒及药汁等液体送服。解表药及透疹药应热服以助药力发汗；寒证用热药应热服，属"寒者热之"之法；热证用寒药应凉服，属"热者寒之"之理；一般止血、清热、解毒及祛暑剂均应凉服。服药呕吐者，服药前应先口服少许姜汁或嚼少许陈皮，以减轻症状。

四、中药的外治法

外治法是将药物制成不同的剂型，直接作用于患处以达到治疗目的的一种方法，并依赖药物的性能使其直达病所而达到治疗目的。除给药途径不同外，外治法的治疗机制同内治法是一样的。

（一）膏药

膏药现称硬膏，古代称之薄贴，方法是按配方用若干药物浸于植物油中煎熬去渣存油，加入黄丹再煎,凝结而成。现已制成胶布型膏药。因其富有弹性,对患部能起到固定作用,减少患部活动,保护溃疡疮面,避免外来刺激和毒邪感染。膏药使用前需加温软化,趁热敷贴患部,使患部持续得到较长时间的热疗,促进局部血液循环,增加抗病能力。适用于一切外科病证初起、成脓及溃后各个阶段。

1. 用法　由于膏药配方的组成不同及用的药物有温凉之别,所以在应用时的适应证就有各种不同。如太乙膏性偏清凉,适用于阳证疮疡;阳和解凝膏性偏温,适用于疮形不红不热阴证疮疡。此外,膏药摊制的形式有厚薄之分,在具体应用上也各有所宜。如溃疡适用于薄型的膏药,宜勤换;肿疡适用于厚型的膏药,宜少换,一般 3~5 天换一次。

2. 注意事项　凡疮疡使用膏药,可能会引起皮肤红、丘疹、水疱、瘙痒异常,甚则湿烂等,凡出现此等情况,可改用油膏或其他药物。此外,膏药不可去之过早,否则疮面不慎受伤,易再次引起感染,复致溃腐,或形成红色瘢痕,不易消退,有损美观。

(二) 油膏

油膏现称软膏,是将药物和油类煎熬捣匀成膏的制剂。油膏的基质有猪油、黄蜡、白蜡、植物油、松脂及麻油等,现多用凡士林调合。其优点是柔软、滑润、无板硬黏着不适感,特别是对大面积的溃疡或病灶折缝处,使用油膏尤为适宜,故现代临床常用油膏来代替膏药。适用于肿疡、溃疡及皮肤病糜烂结痂渗液不多者,肛门疾病等也可应用。

1. 用法　油膏由于方药组成不同,根据疾病发生的阶段及疾病的性质不同,具体运用应辨证选择。如玉露膏性偏寒凉,多适用于阳证肿疡;回阳玉龙膏性偏温,适用于阴证;红油膏功能防腐生肌,适用于一切溃疡;消痔膏功能消痔退肿止痛,适用于内痔、外痔及血栓痔等。

2. 注意事项　凡见疮口腐化已尽、皮肤湿烂,摊贴油膏应薄而勤换,以免脓水浸淫皮肤,影响疮口干燥。现调制油膏大多应用含矿物油的凡士林,也可能会刺激皮肤引起皮炎,见此情况应改用植物油或动物油;若对油膏过敏者,应改用其他药物。油膏应用于溃疡腐肉已脱,新肉生长之时,若厚涂则不利于肉芽生长而影响疮口愈合,故摊贴宜薄。

(三) 洗剂

洗剂是按照组方原则将各种不同的药物,先研成粉末,再溶解在水中而制成的一种溶液制剂。因其加入的药粉多为不溶性,故溶液呈混悬状,应用时需先振荡摇均。适用于急性、过敏性皮肤病、酒渣鼻及粉刺等。

1. 用法　使用洗剂时必须充分振荡摇均,使药液均匀,再用棉棒蘸药液涂于患处,每日3~5 次。

2. 注意事项　凡见皮损处有糜烂渗液较多、脓液结痂者均应禁用。在配制洗剂时,为防止涂抹后刺激皮肤,药物粉末应尽可能研细。

(四) 草药

草药又称生药,是一种简便的外用药物疗法,多采用新鲜植物药,具有使用简便、价格便宜、疗效确切等优点,在民间积累了很多的治疗经验。一切外科肿疡具有红肿热痛的阳证、浅表创伤性出血、皮肤病瘙痒及毒蛇咬伤等均可使用。有些草药具有清热解毒、消肿止痛、收敛止血等功效。

1. 用法　如具有清热解毒、消肿之功的蒲公英、地丁草、马齿苋等，将鲜草药洗净，加少许食盐，捣烂敷患处，每日调换 1~2 次；具有止血之功的旱莲草、白茅花及丝瓜叶等，用时洗净捣烂后敷在出血处并加压包扎，白茅花不用捣烂，可直接敷用；具有止痒功效的蛇床子、地肤子、徐长卿、泽漆及羊蹄根等，用时洗净，凡无渗液者可煎汤熏洗，有渗液者捣汁或煎汤冷却后作湿敷。泽漆捣烂后加少许食盐用纱布包好后，涂于银屑病的皮损处。羊蹄根用醋浸泡后取汁，外涂治银屑病。

2. 注意事项　用鲜草药外敷时，必须洗净后用 1∶5 000 高锰酸钾溶液浸泡，之后捣烂外敷。为防止患部干绷不舒，敷后应注意干湿度，干后可用冷开水时时湿润。

知识小结

《中药》自我检验单

姓名：	专业：	班级：	学号：
中药的性能			
中药的禁忌			
中药的煎服法			
中药的外治法			

执考模拟题

扫码练一练

（吴　双）

第二节 方剂

学习目标

知识目标

掌握方剂的组成原则。

熟悉方剂的常用剂型。

了解各类常用中成药的功效及主治。

能力目标

能够背诵方剂的组成原则。

能够合理选择剂型。

素养目标

培养创新创业意识。

具有严谨细致、精益求精的精神。

本节思维导图

方剂是中医学中理、法、方、药的重要组成部分。方剂是在辨证的前提下,按照组方原则选择合适的药物,酌定恰当的用量,妥善配伍而成,是中医临床治疗疾病的重要工具。

一、方剂的组成原则

方剂一般由君药、臣药、佐药和使药四部分组成。君药，又称主药，是针对主病或主证起主要治疗作用的药物。臣药，又称辅药，是辅助君药增强疗效，并针对兼病或兼证起主要治疗作用的药物。佐药的意义有三个：一是佐助药，即配合君药、臣药以加强治疗作用，或直接治疗次要兼证的药物；二是佐制药，即能消除或减弱君药、臣药的毒性，或能制约君药、臣药峻烈之性的药物；三是反佐药，即病重邪甚，可能拒药时，常用与君药性味相反且能在治疗中起相成作用的药物，以防止药病格拒。使药有两种意义：一是引经药，即能引领方中诸药至特定病所的药物；二是调和药，即具有调和方中诸药作用的药物。

二、方剂的常用剂型

方剂组成以后，还要根据病情需要和药物特点制成一定的形态，称为剂型。方剂的剂型历史悠久，有着丰富的理论和宝贵的实践经验。随着制药工业的发展，又研制出许多新的剂型，如片剂、冲剂、针剂、胶囊等，现将常用剂型介绍如下。

1. 汤剂　即煎剂，是将药物饮片加水浸泡一定的时间后，再煎煮，然后去渣取汁制成的液体剂型。一般供内服，如麻黄汤、小承气汤等。汤剂的特点是吸收快、药效发挥迅速，便于随证加减，能较全面、灵活地照顾到每位患者或各种病证的特殊性，适用于一般疾病和急重病证。

2. 丸剂　是将药物研成细粉或药材提取物，加适宜的黏合剂制成球形的固体剂型。其特点是吸收缓慢，药力持久，节省药材，便于服用、携带，贮存方便。一般适用于慢性、虚弱性疾病。

3. 散剂　是将药物粉碎，均匀混合而成的粉末状制剂，有内服和外用两种。内服散剂一般是研成细粉，以温开水冲服，量小者亦可直接吞服。外用散剂一般作为外敷，掺撒疮面或患病部位。散剂的特点是制作简便，吸收较快，不易变质，节省药材，便于服用及携带。

4. 膏剂　是将药物用水或植物油煎熬去渣而制成的剂型。膏剂有内服和外用两种。内服膏剂有流浸膏、浸膏、煎膏三种；外用膏剂分软膏、硬膏两种。膏剂的特点是使用方便，药效较快。

5. 丹剂　有内服和外用两种。内服丹剂没有固定剂型，有丸剂，也有散剂。外用丹剂亦称丹药，是以某些矿物类药经高温煅烧加工炼制而成的。

6. 冲剂　是将药材提取物或药物细粉制成的干燥颗粒状制剂，用时以开水冲服。冲剂的特点是作用迅速、体积较小、便于携带、服用方便等，适用于各种疾病。

7. 片剂　是将药物细粉或药材提取物与辅料混合压制而成的片状制剂。片剂的特点是药量准确，体积较小，便于贮存，易于服用，适用于各种疾病。

8. 糖浆剂　是将药物煎煮、去渣、浓缩后，加入适量蔗糖溶解制成的浓蔗糖水溶液。糖浆剂的特点是味甜、量小、服用方便、吸收较快等。

9. 注射剂　亦称针剂，是将药物经过提取、精制、配制等步骤制成的灭菌溶液，无菌混悬液或供配制液体的无菌粉末。注射剂的特点是药量准确、药效迅速、给药方便、适于急救、不受消化系统影响。适用于各种疾病，尤其对于神志昏迷、难以口服用药的患者更为适宜。

以上各种剂型各有其特点,临证应根据病情与方剂特点酌情选用。此外,尚有胶囊剂、灸剂、熨剂、灌肠剂、搽剂、气雾剂等,临床都在广泛应用。

三、常用中成药

(一) 解表剂

解表剂常用中成药见表4-1。

表4-1　解表剂常用中成药简表

中成药	组成	功效	主治
银翘解毒片	金银花、连翘、薄荷、荆芥、淡豆豉、牛蒡子、桔梗、淡竹叶、甘草	辛凉解表,清热解毒	风热感冒
连花清瘟胶囊	连翘、金银花、麻黄、苦杏仁、石膏、板蓝根、绵马贯众、鱼腥草、广藿香、大黄、红景天、薄荷脑、甘草	清瘟解毒,宣肺泄热	流行性感冒属热毒袭肺证
感冒清热颗粒	荆芥穗、防风、苏叶、薄荷、柴胡、葛根、桔梗、苦杏仁、白芷、苦地丁、芦根	疏风散寒,解表清热	风寒感冒
感冒止咳颗粒	柴胡、金银花、葛根、青蒿、连翘、黄芩、桔梗、苦杏仁、薄荷脑	清热解表,止咳化痰	风热感冒
蒲地蓝消炎口服液	蒲公英、板蓝根、苦地丁、黄芩	清热解毒,消炎利咽	热毒炽盛所致腮腺炎、咽炎、扁桃体炎
板蓝根颗粒	板蓝根	清热解毒,凉血利咽	肺胃热盛所致的咽喉肿痛,如急性扁桃体炎、腮腺炎
清开灵片(颗粒)	胆酸、珍珠母、猪去氧胆酸、栀子、水牛角、板蓝根、黄芩苷、金银花	清热解毒,镇静安神	用于外感风热时毒,火毒内盛所致上呼吸道感染、病毒性感冒、急性扁桃体炎,急性咽炎等

(二) 清热剂

清热剂常用中成药见表4-2。

表4-2　清热剂常用中成药简表

中成药	组成	功效	主治
黄连上清片	黄连、栀子、连翘、防风、白芷、黄芩、石膏、黄柏等	散风清热,泻火止痛	风热上攻,肺胃热盛
牛黄解毒片	人工牛黄、雄黄、石膏、大黄、黄芩、桔梗、冰片、甘草	清热解毒	火热内盛,咽喉肿痛,牙龈肿痛,口舌生疮,目赤肿痛
牛黄清胃丸	人工牛黄、大黄、菊花、麦冬、薄荷、石膏、栀子、玄参、冰片等	清胃泻火,润燥通便	心胃火盛证之牙龈肿痛,口舌生疮、便秘
牛黄清心丸	牛黄、当归、川芎、黄芩、甘草、苦杏仁、羚羊角粉、麝香、冰片、麦冬、朱砂、山药、白芍	清心化痰,镇惊祛风	风痰阻窍所致头晕目眩、混乱、言语不清、惊风抽搐、癫痫
三黄片	大黄、盐酸小檗碱、黄芩浸膏	清热解毒,泻火通便	三焦热盛证
三金片	金樱根、菝葜、羊开口(八月礼)、金沙藤、积雪草	清热解毒,利湿通淋	下焦湿热之热淋

(三) 泻下剂

泻下剂常用中成药见表4-3。

表4-3 泻下剂常用中成药简表

中成药	组成	功效	主治
六味安消胶囊	黄连、栀子、连翘、防风、白芷、黄芩、石膏、黄柏等	和胃健脾,导滞消积,活血止痛	脾胃不和,积滞内停所致消化不良,便秘,痛经
麻仁丸	火麻仁、苦杏仁、大黄、炒枳实、姜朴、白芍	润肠通便	肠燥津亏之便秘
麻仁润肠丸	火麻仁、杏仁、白芍、木香、陈皮、大黄、蜂蜜	润肠通便	胃肠积热,胸腹胀满,大便秘结
芪蓉润肠口服液	黄芪、肉苁蓉、白术、太子参、地黄、玄参、麦冬、当归、黄精、桑椹、黑芝麻、火麻仁、郁李仁、枳壳、蜂蜜	益气养阴,健脾滋肾,润肠通便	用于气阴两虚,脾肾不足,大肠失于濡润而致的虚证便秘

(四) 和解剂

和解剂常用中成药见表4-4。

表4-4 和解剂常用中成药简表

中成药	组成	功效	主治
丹栀逍遥丸	牡丹皮、炒子、酒柴胡、白芍、当归、白术、茯苓、薄荷、炙甘草	养血健脾,疏肝清热	肝郁血虚,内有郁热证
柴胡滴丸	柴胡、半夏、黄芩、党参、甘草、生姜、大枣	解表散热,疏肝和胃	外感病邪犯少阳证

(五) 温里剂

温里剂常用中成药见表4-5。

表4-5 温里剂常用中成药简表

中成药	组成	功效	主治
附子理中丸	附子(制)、党参、白术(炒)、干姜、甘草	温中健脾	用于脾胃虚寒,脘腹冷痛,呕吐泄泻,手足不温
温胃舒胶囊	党参、附片、炙黄芪、肉桂、山药、肉苁蓉、白术、南山楂、乌梅、砂仁、陈皮、补骨脂	温中养胃,行气止痛	中焦虚寒所致的胃痛

(六) 补益剂

补益剂常用中成药见表4-6。

表 4-6　补益剂常用中成药简表

中成药	组成	功效	主治
归脾丸	党参、白术(炒)、炙黄芪、炙甘草、当归、茯苓、远志、酸枣仁、龙眼肉、木香、大枣	益气补血,健脾养心	心脾两虚和脾不统血证
生脉饮	红参、麦门冬、五味子	益气复脉,养阴生津	气阴两亏证所致心悸气短,脉微自汗
六味地黄丸	熟地黄、酒萸肉、牡丹皮、山药、茯苓、泽泻	滋阴补肾	肾阴亏虚证
济生肾气丸	地黄、肉桂、附子、山茱萸、山药、牛膝、泽泻、茯苓利、丹皮、车前子	温肾化气,利水消肿	肾阳不足、水湿内停所致的肾虚水肿、腰膝酸重,小便不利,痰饮咳喘
七宝美髯丹	赤首乌、白首乌、赤茯苓、白茯苓、牛膝、当归、枸杞子、菟丝子、补骨脂	补益肝肾,乌发壮骨	肝肾不足证
乌鸡白凤丸	乌鸡、鹿角胶、鳖甲、牡蛎、桑螵蛸、人参、黄芪、当归、白芍、香附、天冬、甘草、地黄、熟地黄、川芎、银柴胡、丹参、山药、芡实、鹿角霜	补气养血,调经止带	气血两虚之身体瘦弱,腰膝酸软,月经不调,崩漏带下
人参健脾丸	人参、白术、茯苓、山药、陈皮、木香、砂仁、炙黄芪、当归、酸枣仁、远志	健脾益气,和胃止泻	脾胃虚弱所致饮食不化、腹痛便溏、不思饮食、体弱倦怠
稳心颗粒	党参、黄精、三七、琥珀、甘松	益气养阴,活血化瘀	气阴两虚、心脉瘀阻所致的心悸不宁、气短乏力、胸闷胸痛
益心舒胶囊	人参、麦冬、五味子、黄芪、丹参、川芎、山楂	益气复脉,活血化瘀,养阴生津	气阴两虚、瘀血阻脉所致的胸痹
通脉养心丸	地黄、鸡血藤、麦冬、甘草、制何首乌、阿胶、五味子、党参、醋龟板、大枣、桂枝	益气养阴,通脉止痛	冠心病、心绞痛及心律不齐之气阴两虚证

(七) 安神剂

安神剂常用中成药见表 4-7。

表 4-7　安神剂常用中成药简表

中成药	组成	功效	主治
枣仁安神胶囊	炒酸枣仁、丹参、醋五味子	养血安神	心血不足所致的失眠、健忘、心烦、头晕
乌灵胶囊	乌灵菌粉	补肾健脑,养心安神	心肾不交所致的失眠、健忘等
甜梦口服液	刺五加、黄精、桑椹、党参、黄芪、砂仁、枸杞子、山楂、熟地黄等	益气补肾,健脾和胃,养心安神	心肾不交,心脾两虚之失眠

(八) 开窍剂

开窍剂常用中成药见表 4-8。

表 4-8　开窍剂常用中成药简表

中成药	组成	功效	主治
安宫牛黄丸	牛黄、水牛角粉、麝香、珍珠、朱砂、雄黄、黄连、黄芩、栀子、郁金、冰片	清热解毒,镇惊开窍	热闭病证,邪入心包

（九）治风剂

治风剂常用中成药见表 4-9。

表 4-9　治风剂常用中成药简表

中成药	组成	功效	主治
天麻头痛片	天麻、白芷、川芎、荆芥、当归、乳香	养血祛风,散寒止痛	外感风寒、瘀血阻滞或血虚失养所致的偏正头痛
川芎茶调丸	白芷、羌活、细辛、防风、甘草、川芎、荆芥、薄荷	疏风止痛	外感风邪所致的头痛
正天丸	钩藤、白芍、川芎、当归、地黄、白芷、防风、羌活、桃仁、红花、细辛、独活、麻黄、附片、鸡血藤	疏风活血,养血平肝,通络止痛	外感风邪、瘀血阻络、血虚失养、肝阳上亢引起的各类头痛

（十）治燥剂

治燥剂常用中成药见表 4-10。

表 4-10　治燥剂常用中成药简表

中成药	组成	功效	主治
养阴清肺口服液	地黄、川贝母、麦冬、白芍、玄参、薄荷、牡丹皮、甘草	养阴润肺,清热利咽	白喉之阴虚燥热证。现代常用于急性扁桃体炎、咽喉炎等属阴虚燥热证
杏苏止咳糖浆	紫苏叶、前胡、苦杏仁、陈皮、桔梗、甘草	宣肺散寒,止咳祛痰	风寒感冒咳嗽,气逆

（十一）理气剂

理气剂常用中成药见表 4-11。

表 4-11　理气剂常用中成药简表

中成药	组成	功效	主治
舒肝丸	川楝子、醋延胡索、白芍、片姜黄、木香、沉香、豆蔻仁、砂仁、厚朴、陈皮、枳壳	舒肝和胃,理气止痛	肝郁气滞,胸肋胀满,胃脘疼痛,嘈杂呕吐,嗳气泛酸
气滞胃痛颗粒	柴胡、醋延胡索、枳壳、醋香附、白芍、炙甘草	舒肝理气,和胃止痛	肝郁气滞,胸痞胀满,胃脘疼痛
元胡止痛片	延胡索、白芷	理气,活血,止痛	气滞血瘀所致的胃痛,胁痛,头痛及痛经
三九胃泰颗粒	三叉苦、黄芩、九里香、两面针、木香、茯苓、白芍、地黄	清热燥湿,理气健胃,活血止痛	湿热内蕴、气滞血瘀所致的胃痛

（十二）理血剂

理血剂常用中成药见表 4-12。

表 4-12　理血剂常用中成药简表

中成药	组成	功效	主治
芪龙胶囊	黄芪、地龙、丹参、当归、赤芍、川芎、红花、桃仁	益气活血，化瘀通络	气虚血瘀之中风、胸痹
脑心通胶囊	黄芪、赤芍、丹参、当归、川芎、桃仁、红花、制乳香、制没药、鸡血藤、牛膝、桂枝、桑枝、地龙、全蝎、水蛭	益气活血，化瘀通络	气虚血瘀、脉络瘀阻所致中风中经络及胸痹心痛等病证
通心络胶囊	人参、水蛭、全蝎、赤芍、蝉蜕、土鳖虫、蜈蚣、檀香、降香、乳香、醋酸枣仁、冰片	益气活血，通络止痛	心气虚乏、瘀血阻络之胸痹
大活络丹	白花蛇、乌梢蛇、威灵仙、草乌、天麻、全蝎、何首乌、龟板、麻黄、甘草（炙）、羌活、麝香、牛黄等	调理气血，祛风除湿，活络止痛，化痰息风	肢体疼痛，手足麻木，筋脉拘挛，中风瘫痪，口眼㖞斜，半身不遂，言语不清等
少腹逐瘀颗粒	当归、蒲黄、醋五灵脂、赤芍、小茴香、醋延胡索、炒没药、川芎、肉桂、炮姜	活血逐瘀，祛寒止痛	血瘀有寒引起的月经不调，小腹胀痛，腰痛，白带
艾附暖宫丸	艾叶、醋香附、吴茱萸、肉桂、当归、川芎、酒白芍、地黄、蜜黄芪、续断	理气补血，暖宫调经	血虚气滞、下焦虚寒所致的月经不调，痛经，不孕，带下等
桂枝茯苓丸	桂枝、茯苓、牡丹皮、赤芍、桃仁	活血化瘀，缓消癥块	妇人瘀血阻络所致癥块，经闭，痛经，产后恶露不尽等
复方丹参片	丹参、三七、冰片	活血化瘀，理气止痛	气滞血瘀所致的胸痹
脉络宁注射液	牛膝、玄参、石斛、金银花	活血化瘀，清热养阴	气滞血瘀所致的血栓闭塞性脉管炎，脑血栓形成及后遗症等

（十三）祛湿剂

祛湿剂常用中成药见表 4-13。

表 4-13　祛湿剂常用中成药简表

中成药	组成	功效	主治
翁立通胶囊	薏苡仁、浙贝母、川木通、栀子、金银花、旋覆花、泽兰、大黄、铜绿、甘草、黄芪	清热利湿，散结祛瘀	湿热蕴结，痰瘀交阻之癃闭（前列腺增生症）等
尿感宁颗粒	海金沙藤、连钱草、凤尾草、萹草、紫花地丁	清热解毒，通淋利尿	膀胱湿热所致淋证
痹祺胶囊	马钱子粉、地龙、党参、茯苓、白术、川芎、丹参、三七、牛膝、甘草	益气养血，祛风除湿，活血止痛	气血不足，风湿瘀阻之痹证
小活络丹	天南星、制川乌、制草乌、地龙、制乳香、没药	祛风除湿，化痰通络，活血止痛	风寒湿痰瘀血，留滞经络所致痹证或中风

（十四）祛痰剂

祛痰剂常用中成药见表4-14。

表4-14　祛痰剂常用中成药简表

中成药	组成	功效	主治
橘红化痰丸	化橘红、锦灯笼、川贝母、炒苦杏仁、罂粟壳、五味子、白矾、甘草	敛肺化痰，止咳平喘	肺气不敛、痰浊内阻之咳嗽、咳痰、喘促，胸膈满闷等
川贝枇杷膏	川贝母、桔梗、枇杷叶、薄荷、沙参、化橘红、苦杏仁、五味子、生姜、半夏、款冬花等	润肺化痰，止咳平喘，护喉利咽，益气生津	风热犯肺、痰热内阻所致咳嗽痰黄或咳痰不爽、咽喉肿痛、胸闷胀痛，感冒、支气管炎等病证
祛痰止咳胶囊	紫花杜鹃、党参、醋甘遂、水半夏、醋芫花、明矾	健脾燥湿，祛痰止咳	慢性支气管炎及支气管炎合并肺气肿、肺心病所引起的痰多、咳嗽、喘息等症

（十五）消食导滞剂

消食导滞剂常用中成药见表4-15。

表4-15　消食导滞剂常用中成药简表

中成药	组成	功效	主治
健胃消食片	山楂、麦芽、陈皮、太子参、山药	健胃消食	脾胃虚弱所致食积等
小儿消积止咳口服液	山楂、槟榔、枳实、枇杷叶、瓜蒌、莱菔子、葶苈子、桔梗、连翘、蝉蜕	清热肃肺，消积止咳	小儿饮食积滞、痰热蕴肺所致的咳嗽、夜间加重、喉间痰鸣、腹胀、口臭等
大山楂丸	山楂、炒神曲、炒麦芽	开胃消食	食积内停所致的食欲不振、消化不良、脘腹胀闷等

（十六）驱虫剂

驱虫剂常用中成药见表4-16。

表4-16　驱虫剂常用中成药简表

中成药	组成	功效	主治
肥儿丸	肉豆蔻、木香、炒神曲、炒麦芽、胡黄连、槟榔、使君子仁	杀虫消积，健脾清热	小儿消化不良，虫积腹痛，面黄肌瘦，食少腹胀泄泻，发热口臭等

（十七）固涩剂

固涩剂常用中成药见表4-17。

表 4–17　固涩剂常用中成药简表

中成药	组成	功效	主治
玉屏风颗粒	黄芪、防风、炒白术	益气、固表、止汗	肺卫气虚自汗证
四神丸	肉豆蔻、补骨脂(盐炒)、醋五味子、吴茱萸、大枣	温肾散寒,涩肠止泻	肾阳不足所致的泄泻(五更泻)

知识小结

《方剂》自我检验单

姓名：	专业：	班级：	学号：
方剂的组方原则			
方剂的剂型			
常用中成药			

护考直击

1. 方剂的组方原则。

2. 方剂的剂型。

扫码练一练

（侯辰阳）

第五章　养生

学习目标

知识目标
掌握养生的主要方法。
熟悉养生的基本原则。

能力目标
能够指导患者进行养生。
能够从互联网、参考书等收集信息，不断地积累知识。

素养目标
树立文化自信的信念。
培养信息收集能力和创业意识。

本章思维导图

一、养生的基本原则

养生，即保养生命。中医养生就是在中医基本理论指导下，通过精神调养、形体锻炼、饮食、药物等方法保养生命，提高正气，达到预防疾病、健康长寿的目的。养生的原则，是指人们在保养生命，实施养生保健时遵循的基本法则。

（一）顺应自然规律

《素问·宝命全形论》中说"人以天地之气生，四时之法成"，这句话体现了中医"天人相应"的思想，即人的生命活动是随着自然界的变化而进行的，人体具有与自然变化相适应的能力。如果掌握了自然变化规律，主动顺应自然界的变化，就可以预防保健、延年益寿。《素问·四气调神大论》提出了"顺时摄养"的原则，如"春夏养阳，秋冬养阴"。这就是顺应自然界四时气候变化的规律进行养生，从而保持机体内外环境的协调统一。

（二）重视精神调养

在病因中，不良的精神刺激可以使人体的气机紊乱、脏腑阴阳气血失调，从而导致疾病的发生。因此，养生要重视精神调养，其一，避免不良的精神刺激。利用优美的自然环境、良好的社会环境，和谐幸福的家庭环境调养精神；积极治疗躯体疾病，以免造成心理负担，加重病情，影响健康等。其二，努力提高自我心理调节能力，以提高对情志致病的耐受性，降低情志病的发生率，从而保持良好的心境。

（三）注意形体锻炼

形体锻炼不仅可以促进气血运行、筋骨强劲、肌肉结实发达、脏腑功能健旺，还可以调节人的精神情志，从而提高正气，增强人体的抗病能力。因此，运动养生是养生活动的重要组成之一。在形体锻炼中要注意做到"形劳而不倦"，合理有度，循序渐进，并持之以恒，才能达到良好的效果。

（四）谨慎合理膳食

机体需要食物提供营养物质，丰富的营养物质可以促进机体的生长发育，促进疾病的康复。同时，脾胃为后天之本，脾胃的正常功能以及"后天之精"的补充都离不开合理的膳食。因此，膳食的配备要尽可能全面、合理、平衡，做到饮食有节和饮食有洁，注意饮食宜忌。

（五）防止病邪侵害

邪气与正气是发病的两个主要因素，正气不足是发病的内因，邪气是发病的重要条件。因此，防止病邪侵害，慎避外邪也是养生中一条重要原则。主要表现在避六淫之气、避疫疠之气；讲究卫生，防治水、食物、环境污染等。

二、养生的主要方法

(一) 顺时调养

顺时调养,是指顺应四时气候、阴阳变化的规律,从精神、起居、饮食、运动诸方面综合调养的养生方法。

春季是万物生发的季节,阳气升发,利于人体化生精气血津液,养生活动应注意养阳,以促进人体的新陈代谢。起居上宜晚睡早起,初春乍暖还寒之际要注意衣着保暖,防止感冒;饮食上宜选取用辛甘微温之品,辛甘发散以助阳气升发,温食以护其阳;并可选择轻柔舒缓的户外锻炼项目,炼形以养生,以利于人体的吐故纳新,气血调畅。

夏季是万物繁茂的季节,阳旺之时,人体的阳气最易外泄,因而养生时要注意养阳。在起居上宜晚睡早起,中午暑热最盛之时适时午睡,以避炎热并消除疲劳;饮食宜清淡爽口,易于消化,切忌贪凉饮冷太过,注意保养阳气;运动要适度,宜安排在傍晚或清晨进行,以避其暑热,防止对人体的阳气津液消耗过大。

秋季是万物成熟的季节,阳气始敛,阴气渐长。养生时应注意收敛精气,保津养阴。起居上宜早睡早起,衣着要根据初秋与深秋的气候特点而增减;秋燥季节,要注意保持室内一定的湿度,饮食上要防燥护阴;秋令的特点以收为主,故宜静功锻炼。

冬季是万物收藏的季节,阴寒盛极,阳气闭藏。养生时应注意敛阳护阴,以养藏为本。在起居上宜早睡晚起,衣着尤应注意保暖;饮食宜热食,以护阴潜阳为原则,燥热辛辣之品亦不宜过食,以免化热伤阴;冬季的锻炼可因人而异,早晨锻炼时间以待日光为宜,而大雪浓雾时空气多有污染,不宜户外锻炼。

(二) 精神调养

精神调养的方法主要包括以下几个方面。

1. **精神内守** 让自己的思想保持在一种少思、少欲、淡泊宁静状态的养生方法。俗话说"常人不可无欲,又复不可无争",这是人之常理。但不可欲望太高,超越现实。保持精神愉快,摒除各种妄念,不为利欲所诱惑,养成"知足常乐"的思想,处于静心安神的状态,有益于身心健康。

2. **修德养性** 是通过加强品德修养以保健防病的养生方法。培养开朗的性格,协调好周围的人际关系,会让自己心情自然恬静。人的情操是否高尚及性格是否豁达,直接影响情绪的变化。人只要有了理想抱负,就可产生积极的行动和良好的情感。生活中运动、书法、音乐、园艺、文娱活动等均能使人精神有所寄托,陶冶情操,达到怡情养性的作用。

3. **调和七情** 是通过控制过激的七情活动以保持身心健康的养生方法。《素问》中指出:"百病生于气也。怒则气上,喜则气缓,悲则气消,恐则气下……思则气结。"说明七情与人的脏腑密切联系,能影响人体的阴阳气血的运行。要学会控制自己的情绪,善于疏泄抑郁在心中的不良情绪,用适当的方式进行调节,摆脱不良的刺激因素。

（三）健身疗法

健身疗法是通过适当的运动达到保养生命,祛病延年的一种养生方法。传统养生功法是在中医理论指导下,通过呼吸与躯体动作相结合的方法来疏通经络、滑利关节、强筋健骨。传统养生功法有太极拳、八段锦和易筋经等。

1. 太极拳 是在传统养生法"导引术"和"吐纳术"的基础上发展而来的,能通经活络,延缓身体各组织器官结构和功能上的退行性变化,起到强身健体、延缓衰老的作用。太极拳采用腹式呼吸的方法,意识、呼吸和动作密切结合,全身各部位协调运动发劲。太极拳男女老幼皆宜,不受时间和季节的限制,但其良好的养生保健功效,要经过长期的锻炼才能发挥出来。

2. 八段锦 最早记载见于宋代,曾是民间流行的健身方法之一,男女老幼皆可锻炼。八段锦有八式,即两手托天理三焦、左右开弓似射雕、调理脾胃需单举、五劳七伤向后瞧、摇头摆尾去心火、两手攀足固肾腰、攒拳怒目增气力、背后七颠百病消。每节动作针对不同的脏腑,有疏通经络气血、柔筋健骨、培元补气、行气活血以及协调五脏六腑等功能。

3. 易筋经 也是一种意念、呼吸、动作紧密结合的保健强身的导引方法,相传为天竺和尚达摩在少林寺面壁坐禅九年所创。易筋经包括内功和外功两种锻炼方法,各有 12 势。在练功时要求精神放松,形意合一;呼吸自然,贯穿始终;刚柔相济,虚实相兼;循序渐进,以人为本。

（四）饮食调养

饮食调养习称"食养""食疗",是泛指利用饮食来达到营养机体、增进健康,进而辅助治疗疾病的活动。《素问·五常政大论》说"谷肉果菜,食养尽之",孙思邈在《千金要方·食治篇》中则指出"食能祛邪而安脏腑,悦神,爽志,以资气血"。说明食物不仅维持人体的正常生命活动,还具有调理补养及治疗作用。

1. 饮食有节 指饮食要有节制,不能随心所欲,要讲究吃的科学方法。《黄帝内经》中说:"饮食有节……故能形与神俱,而尽终其天年,度百岁乃去。"一是饮食要适量。过饱则伤及脾胃,过饥则致机体营养不足。人们吃东西不要太多,也不要太少,要恰到好处,饥饱适中。只有这样,才不致因饥饱而伤及五脏。二是饮食应定时。"不时,不食",这是孔子的饮食习惯,即不到吃饭的时间就不吃东西,这是非常正确的。

2. 合理配餐

（1）种类多样:饮食物的种类多种多样,所含营养成分各不相同,只有做到合理搭配,才能使人得到各种不同的营养,以满足生命活动的需要。因此,全面的饮食,适量的营养,乃是保证生长发育和健康长寿的必要条件。早在两千多年前,《素问·脏气法时论》中就指出:"五谷为养,五果为助,五畜为益,五菜为充,气味合而服之,以补精益气。"其中,以谷类为主食品,肉类为副食品,用蔬菜来充实,以水果为辅助。人们必须根据需要,兼而取之。这样调配饮食,才会供给人体需求的大部分营养,有益于人体健康。

（2）五味调和:中医将食物的味道归纳为酸、苦、甘、辛、咸五种,统称"五味"。五味与五脏有密切的关系,即酸入肝,苦入心,甘入脾,辛入肺,咸入肾。饮食调配得当,五味和谐,则有助于机体消化吸收,滋养脏腑、筋骨、气血,因而有利于健康长寿。反之,长期偏食,就会引起机体阴阳平衡失调导致疾病。饮食不当还会加重病情，如肝属木，辛味归肺属金，金克木，所以肝病应忌食辛味食物，否则会使肝病更盛，病必加剧。

（3）寒热调和：饮食物也有寒热温凉的不同性质，若过分偏嗜寒或热，能导致人体阴阳的失调，发生某些病变。如多食生冷、寒凉之物，可以损伤脾胃阳气，使寒湿内生，出现腹痛、泄泻等症；多食油煎、温热之物，可以损伤脾胃阴液，使肠胃积热，出现口渴、口臭、嘈杂易饥、便秘等病症。因此，饮食必须注意寒热，不可凭自己的喜恶而偏嗜过寒过热之品。

3. 饮食卫生　自古以来，饮食卫生一直为人们所重视，把注意饮食卫生看成是养生防病的重要内容之一。一是要饮食新鲜。新鲜、清洁的食品，可以补充机体所需的营养，饮食新鲜而不变质，其营养成分很容易被消化、吸收，对人体有益无害。食品清洁，可以防止病从口入，避免被细菌或毒素污染的食物进入机体而发病。二是要以熟食为主。食物更容易被机体消化吸收，同时，也使食物在加工变热的过程中，得到清洁、消毒，祛除一些致病因素。

4. 常用食物的分类及性能　饮食疗法的种类有粥、汤、米、面以及膏滋、菜肴、饮品等。按饮食性质分为温性、热性、寒性、凉性和平性五大类（表5-1~ 表5-5）。

表 5-1　温性食物性能表

品名		性味	功用	适应证	使用注意
粮食类	糯米	甘温	补中益气暖脾胃	脾胃气虚，胃寒疼痛，气短多汗	热证、脾不健运证禁用
	高粱	甘温	温中健脾涩肠止泻	脾胃虚弱，腹泻便溏	实热中腹胀满者禁用
蔬菜类	大葱	辛温	散寒解表通阳	外感风寒，头痛鼻塞，阴寒腹痛	表虚多汗者慎用
	韭菜	辛温	温中行气温肾	胃寒呕吐，呃逆，肾虚阳痿	阴虚内热，目疾及疮疡者慎用
	胡荽	辛温	发表透疹芳香开胃	麻疹不透，外感风寒，消化不良	麻疹已透或虽未透出而热毒壅滞者不宜食用
	茴香	辛温	祛寒止痛理气和胃温肾暖肝	下腹冷痛，胃寒胀痛，呕吐，肾虚腰痛	阴虚火旺者禁用
果品类	桃	甘酸温	生津润肠活血消积益气血润肤色	津伤肠燥便秘，瘀血肿块，气血不足，阴虚盗汗	不宜长期食用，容易使人生内热
	石榴	甘酸涩温	涩肠止泻止咳	久泻久痢，崩漏便血，肺痨咳嗽，口舌生疮	多食易伤肺损齿；果皮有毒
	樱桃	甘酸温	益肾健脾祛湿	脾虚泄泻，肾虚腰腿疼痛	
	桂圆	甘温	补益心脾养血安神	气血不足，心脾两虚，心悸，失眠，健忘，脾虚泄泻	湿滞气壅中满及痰火者禁用
	荔枝	甘酸温	养血健脾行气消肿	病后体虚，脾虚泄泻，食少，瘰病，疔肿	阴虚火旺者慎用
	杨梅	甘酸温	生津解渴和胃消食	津伤口渴，腹胀，吐泻	多食助湿生痰，损齿
	松子	甘微温	润燥养血祛风	肺燥干咳，大便虚秘，诸风头眩，骨节风，风痹	便溏，滑精，痰饮体质者慎用

品名		性味	功用	适应证	使用注意
禽肉类	鸡肉	甘温	温中益气 补精添髓	脾虚食少,泻痢,水肿,崩漏,产后诸虚乳少,病后虚损	实热证,邪毒未清者慎用
	鹅卵	甘温	补五脏 补中气	虚羸,消渴	不宜多食
	鹿肉	甘温	补肾助阳 益气养血 祛风	虚劳羸瘦,腰膝酸软,阳痿,中风	素有痰热,胃中有火,阴虚火旺吐血者慎用
	羊乳	甘微温	补虚润燥 和胃 解毒	虚劳羸瘦,消渴,反胃呕逆,口疮	痰湿积饮者慎用
水产类	鳝鱼	甘温	益气血 补肝肾 强筋骨 祛风湿	虚羸瘦弱,腰膝酸软,产后恶露不尽,风寒湿痹	虚热及外感病者慎用
	河虾	甘微温	补肾壮阳 通乳 托毒	肾阳虚,宫寒不孕,缺乳,寒性脓疡	皮肤过敏者慎用
	海虾	甘咸温	补肾壮阳 通乳	肾虚阳痿,乳汁不下	皮肤过敏者慎用
调味类	花椒	辛温 小毒	温中止痛 杀虫	脾胃虚寒,脘腹冷痛,吐泻,蛔虫腹痛	阴虚火旺者禁用;孕妇慎用
	大蒜	辛温	温中消食 解毒杀虫	脘腹冷痛,泻痢,食欲不振,外感疫毒,风寒,痈疖肿毒,癣疮,钩虫病,蛲虫病	阴虚火旺,目疾,口喉疾者慎用
	醋	酸苦温	散瘀止血 安蛔 解毒	产后血晕,癥瘕积聚,出血证,虫积腹痛,鱼肉菜毒	脾胃湿重,外感初起,筋脉拘急者禁用
	白酒	甘苦 辛温	温通血脉 引行药势	寒滞经脉,瘀血内阻,胸痹,跌打损伤,瘀血肿痛,风寒湿痹	热证,阴虚内热,失血,湿热甚者禁用
	赤砂糖	甘温	补血养肝 活血散瘀	血虚证,产后恶露未尽	痰湿偏盛,消渴,龋齿者禁用

表 5-2 热性食物性能表

品名		性味	功用	适应证	使用注意
蔬菜类	辣椒	辛热	温中散寒 健胃消食 祛风	寒凝腹痛吐泻,纳少,风寒湿痹	热证,阴虚火旺,出血诸证禁用
禽肉类	羊肉	甘热	温中暖胃 益气补虚 温肾助阳	脾胃虚寒,纳少反胃,气血亏虚,虚劳羸瘦,肾阳亏虚,腰膝酸软	外感时邪,有宿热者禁用;孕妇不宜多食
调味类	胡椒	辛热	温中止痛 开胃 解毒	胃寒疼痛,吐泻,食欲不振;鱼蟹中毒	阴虚内热,血证,痔疮及孕妇禁用

表 5-3　凉性食物性能表

	品名	性味	功用	适应证	使用注意
粮食类	大麦	甘凉	和胃消食利水	食积腹胀,小便淋漓疼痛	身体虚寒,大便溏薄者少食或不食
	小麦	甘凉	养心益肾健脾和胃除烦止渴	脏躁,烦热,失眠健忘,虚热盗汗,小便淋涩,泄泻,消渴	无
	荞麦	甘凉	健脾除湿消积下气	湿热泻痢,妇女白带,肠胃积滞,腹痛胀满	不宜久食;脾胃虚寒者禁用
蔬菜类	黄瓜	甘凉	清热利水解毒	热病口渴,小便短赤,水肿尿少,水火烫伤	中寒吐泻及病后体弱者禁用
	茄子	甘凉	清热解毒活血消肿	疮病肿毒,皮肤溃疡,肠风下血,跌仆肿痛	虚寒腹泻不宜多食
	萝卜	辛甘凉	消食下气清热化痰凉血止血	食积气胀,腹泻痢疾,痰热咳嗽,咽痛失音,咳嗽痰多,消渴口干,衄血咳血	脾胃虚寒,大便溏薄者不宜多食
	豆腐	甘凉	和中益气生津润燥清热解毒	脾胃虚弱,食少腹胀,肺热咳嗽,消渴,目赤肿痛	痛风者慎用
	芹菜	甘凉	清热平肝祛风利湿	肝阳上亢,头痛头晕,小便不利	脾胃虚寒,大便溏薄者不宜多食
	菠菜	甘凉	养血止血润燥止渴	血虚头晕,两目干涩,便秘,痔瘘便血,消渴	脾虚泄泻不宜多食;石淋者禁用
	豇豆	甘咸平	健脾和胃补肾涩精	脾胃虚弱,吐泻下痢,肾虚腰痛,遗精带下	气滞便秘者禁用
	绿豆芽	甘凉	清热消暑解毒利尿	暑热烦渴,酒毒,小便不利,目翳	脾胃虚寒者不宜久服
果品类	枇杷	甘酸凉	清肺止咳润燥和胃	肺热咳嗽,胸闷多痰,胃热口干,胃气不足,呕逆食少	不宜多食
	苹果	甘酸凉	和胃生津除烦	脾胃虚弱,食后腹胀,咽干口渴,热病心烦	无
	草莓	甘酸凉	清暑生津健胃消食	风热咳嗽,咽喉肿痛,喑哑口干,纳少腹胀	无
	橙	甘酸凉	宽胸止呕解酒利水	胸膈满闷,恶心欲吐,伤酒	脾阳虚者不可多食
	柑	甘酸凉	生津止渴醒酒利尿	热病口渴,咳嗽,醉酒	脾胃虚寒者不宜多食
	茶叶	苦甘凉	清热利尿消食	小便不利,痢疾,烦渴,食欲不振,暑热烦渴,痈肿疮毒	脾胃虚寒,大便溏薄者禁用绿茶
禽肉类	鸭蛋	甘凉	滋阴清肺	阴虚肺燥咳嗽,咽干喉痛	脾阳虚,寒湿泻痢,食后气滞痞闷者禁用
	兔肉	甘凉	补中益气清热止咳	脾胃虚弱,身体瘦弱,疲倦乏力,食少,消渴口干	脾胃虚寒者禁用
调味类	麻油	甘凉	润肠通便解毒生肌	肠燥便秘,蛔虫,虫积腹痛,疮肿溃疡,皮肤皲裂	脾虚便溏者禁用

表 5-4　寒性食物性能表

品名		性味	功用	适应证	使用注意
粮食类	绿豆	甘寒	消暑利尿 清热解毒	暑热烦渴,尿赤,泻痢,丹毒,痈肿,药物及食物中毒	脾胃虚寒滑泻者慎用
蔬菜类	冬瓜	甘淡 微寒	清热利水 生津止渴 润肺化痰 解暑	水肿,脚气,胀满,喘咳,暑热烦闷,消渴,疮疡痈肿	脾胃虚寒者不宜过食
	苦瓜	苦寒	清热祛暑 明目 解毒	伤暑发热,热病口渴,目赤肿痛,热痢,疮痈肿毒	脾胃虚寒者慎用
	藕	甘寒	清热生津 凉血散瘀 止血	热病烦渴,热淋,出血证	寒证禁用;脾胃虚寒者忌食生藕
	番茄	甘酸 微寒	生津止渴 健胃消食	热病发热,口干渴,食欲不振	石淋,脾胃虚寒者不宜多食
	茭白	甘寒	清热生津 通利二便	烦热口渴,小便不利,黄疸,大便秘结,乳汁不下	脾虚泄泻者慎用
	芦笋	甘寒	清热生津 利尿通淋	热病口渴,心烦,淋病,小便不利	脾胃虚寒者慎用
	竹笋	甘寒	清热化痰 解毒透疹 利膈下气	发热口渴,咳嗽痰多色黄,麻疹初起,肥胖,食滞腹胀	脾胃虚弱者慎用
	荸荠	甘寒	清热化痰 清热生津 消积	肺热阴虚,咳嗽多痰,热病口渴,食积不消	脾胃虚寒及血虚者慎用
果品类	梨	甘酸寒	清热生津 止咳消痰	热病津伤口渴,肺热咳嗽,便秘	脾虚便溏,寒咳,胃寒呕吐及产后禁用
	柿子	甘涩寒	清热润肺 生津止渴	肺热咳嗽,口干,口渴	勿过量食用;阳虚体弱,产后,便秘,血虚,脾胃虚寒者禁用
	香蕉	甘寒	清肺解毒 润肠通便	肺热咳嗽,热病烦渴,便秘,痔疮	脾虚便溏不宜多食
	甘蔗	甘寒	清热和胃 生津润燥 解酒	胃热呕吐,肺热干咳,热病烦渴,大便燥结,醉酒	脾胃虚寒者慎用
	西瓜	甘寒	清热解暑 生津止渴 利尿除烦	暑热、热病伤津烦渴,小便不利	中寒湿盛者慎用
	桑葚	甘寒	滋阴补血 生津润肠	阴血亏虚眩晕,失眠,须发早白,血虚肠燥便秘	脾胃虚寒便溏者禁用
	芒果	甘酸 微寒	益胃生津 止呕止咳	口渴,呕吐,食少,咳嗽	饱餐后,过敏体质者禁用
	甜瓜	甘寒	清热解暑 除烦止渴 利尿	暑热烦渴,小便不利	脾胃虚寒,腹胀便溏者禁用

品名		性味	功用	适应证	使用注意
水产类	螃蟹	咸寒	清热散瘀 消肿解毒	湿热黄疸,产后瘀滞腹痛,跌打损伤	脾胃虚寒者慎用
	海带	咸寒	消痰软坚 利水退肿	瘿瘤,瘰疬,脚气水肿	脾胃虚寒者禁用
	紫菜	甘咸寒	化痰软坚 利咽止咳 除烦利湿	瘿瘤,咽喉肿痛,咳嗽,烦躁失眠,水肿,小便淋痛	脾胃虚寒者禁用,不可多食

表 5-5 平性食物性能表

品名		性味	功用	适应证	使用注意
粮食类	粳米	甘平	健脾和胃 除烦止泻	脾胃虚弱,纳呆,泄泻,乏力	无
	红薯	甘平	补中和血 益气生津 通利大便	脾胃虚弱,烦热口渴,大便秘结	中满者不宜多食
	黑大豆	甘平	补肾益阴 健脾利湿 祛风解毒	肾虚消渴多饮,脾虚浮肿,风湿痹痛,四肢拘挛,食药中毒	脾虚腹胀,肠滑泄泻者慎用
	玉米	甘平	和中开胃 除湿利尿	食欲不振,水肿,小便不利	无
	黄豆	甘平	补脾益气 解毒消肿	诸虚劳损,疮痈肿毒	不宜多食
	赤小豆	甘酸平	利水消肿 解毒排脓	水肿腹满,脚气浮肿,热毒疮痈,痄腮,丹毒,湿热黄疸	阴虚津伤者慎用
蔬菜类	茼蒿	辛平	调和脾胃 利小便 化痰止咳	脾胃不和,小便不利,痰多咳嗽	无
	土豆	甘平	健脾益气 解毒消肿	胃痛,痄腮,痈肿	无
	胡萝卜	甘平	健脾和胃 滋肝明目	脾虚食欲不振,体虚乏力,视物昏花	不宜多食
	芋头	甘辛平	消核散结	瘰疬痰核	食滞胃痛,肠胃湿热者禁用
	白菜	甘平	通利肠胃 养胃利尿	胃热阴伤,口干食少,小便不利	无
	蘑菇	甘平	健脾开胃	脾胃虚弱,食欲不振,久病体弱,乳汁减少	无
	木耳	甘平	益气和血 润肺止咳 止血	气血亏虚,肺虚久咳,咳血,产后血虚,崩漏	脾虚便溏者慎用
	银耳	甘平	滋补润肺 养胃生津	虚劳久咳,痰中带血,胃阴不足,咽干口燥,大便秘结	无

品名		性味	功用	适应证	使用注意
果品类	橘子	甘酸平	开胃理气 润肺止渴	食欲不振,恶心,呕吐,妊娠恶阻,咳嗽痰多,胸闷,消渴	不宜多食,食多可生痰化火
	菠萝	甘酸平	清暑解渴 消食利尿	中暑发热烦渴,消化不良	过敏体质者禁用
	葡萄	甘酸平	补益气血 强壮筋骨 通利小便	气血两虚,心悸失眠,神疲,盗汗,痿痹,水肿,小便不利	不宜过食
	落花生	甘平	补脾和胃 养血润肺	脾胃失调,肺燥咳嗽,气血亏虚,体弱便秘	腹泻便溏者慎用
	芝麻	甘平	补益肝肾 养血通便	精血亏虚,须发早白,头晕,便秘	脾虚便溏者慎用
	莲子	甘涩平	补脾止泻 益肾涩精 养心安神	脾虚久泻久痢,肾虚遗精、滑泄、小便不禁,心烦失眠	中满痞胀,大便燥结者禁用
	南瓜子	甘平	杀虫、下乳 利水消肿	虫证,产后缺乳,产后手足浮肿	一次不可多食
禽肉类	猪肉	甘平	补气养血 滋阴润燥	体质虚弱,营养不良,肌肤枯燥,消渴	湿热,痰滞内蕴者慎用
	牛肉	甘平	补气养血 强筋健骨	气血亏虚,营养不良,筋骨酸软,腰膝酸软	无
	鸭肉	甘咸平	滋阴养胃 利水消肿	骨蒸痨热,咳嗽,水肿	外感风寒,脾虚泄泻禁用
	鹅肉	甘平	益气补虚 和胃止渴	脾胃虚弱,消瘦乏力,少食,消渴	湿热内蕴,疮疡者禁用
	鸡蛋	甘平	滋阴养血 养血安神	气血不足,失眠烦躁	无
	鹌鹑	甘平	健脾益气 清利湿热	脾胃虚弱,食欲不振,湿热下痢,湿痹	无
	牛奶	甘平	补益虚损 生津润肠	虚弱劳损,消渴,便秘	无
水产类	海参	甘咸平	补肾益精 养血润燥	精血亏损,阳痿,遗精,血虚乏力,面色萎黄,经闭,便秘	痰湿内盛,便溏者禁用
	鲫鱼	甘平	健脾开胃 利水通乳	脾胃虚弱,食欲不振,水肿,小便不利,缺乳	风热者慎用
	鲤鱼	甘平	健脾开胃 利水通乳	脾胃虚弱,食欲不振,水肿,小便不利,缺乳	风热者慎用
	海蜇	甘咸平	清热化痰 消积化滞 润肠通便	痰热咳喘,瘰疬,小儿积滞,阴虚肠燥便秘	脾胃虚寒者慎用,生食不可过量
调味类	蜂蜜	甘平	补脾润肺 润肠通便 缓急止痛	脾虚食少,肺虚燥咳,肠燥便秘,脘腹虚痛	湿热痰滞,胸腹痞满,便溏泄泻者禁用
	白砂糖	甘平	和中缓急 生津润燥	中虚腹痛,口干燥渴,肺燥咳嗽	湿重中满者慎用

5. 常见病证的饮食护理

(1) 外感证：适合食用辛散食物,起到发散、行气的作用。

(2) 热证或热性体质：适合食用寒凉性食物,具有清热泻火、凉血解毒的作用。

(3) 寒证或寒性体质：适合食用温热性食物,具有温里散寒、益火助养的作用。

(4) 虚证：温补类食物具有温中、助阳、散寒的作用,适合气虚、阳虚证;清补食物性平或偏寒凉,补而不碍脾,适合阴虚证;平补食物性平,可益气养血,适合气血亏虚之轻证。

(5) 疾病恢复期：适合平性食物,具有补益和中的作用。

(五) 节欲保精、起居养生

1. 节欲保精　广义的精是指一切精微物质,包括气血津液等物质;狭义的精指生殖之精。要使身体强壮,健康长寿,节欲保精是极其重要的。要保精,必先节欲,指对于男女间性欲要有节制。因此,张景岳认为"善养生者,必保其精。精盈则气盛,气盛则肾全,神全则身健,身健则病少,神气坚强,老而益壮,皆本乎精也"。性欲是人的正常生理要求,房事既不可无,也不应太过,但要注意适度。性欲过强,会致耗伤肾精,所欲不遂可致相火妄动而耗伤精液。对房事要做到恬淡虚无,精神内守,身体乃安。

2. 起居养生　要注意顺应自然环境的四时变化,在起居、劳逸等方面作适当的调整,才能进一步促进身体健康,精力充沛,以达到延年益寿的目的。

(1) 择地而居：居处环境,是指空气、水源、阳光、土壤、植被、住宅等居住的综合因素。古人历来重视择地而居,民间有"前池后丘""负阴抱阳"等选宅的说法。所以,选择一个空气新鲜,风景优美,水源清洁,整洁安宁的自然环境,可以使人赏心悦目,精神舒畅,体魄健壮,颐养天年。

(2) 改造环境：现在的城市面临的环境问题十分严峻,城市居民的身心健康不可避免地会受到一定影响。如城市住宅选择尽量依托自然山水,注重植树绿化、种花栽草,建造人文公园、开发天然景点等,既可美化环境,又能调节气温,降低噪声,减少污染,保持空气的新鲜。讲究环境卫生和居室清洁,注意住宅内光线、温度、湿度、气流等的变化,都有益于人体的健康。

(3) 作息有时："起居有时,作息有常""春生夏长,秋收冬藏"。人生活在自然环境中,都有内在的规律和守时的节律。我们的生活起居必须顺应这些自然规律,遵循一定的作息制度,这是中医养生的重要原则。"日出而作,日落而息",我们要早睡早起,既不能过度劳累熬夜,也不能睡懒觉不起床。良好的作息规律,使人能更好地适应环境,提高人体的抗病能力。

(4) 劳逸结合：正常的运动,可疏通气血,舒筋活络,增强体质;适当的休息,可消除疲劳,恢复活力。所以在日常生活中,劳逸结合是非常重要的。过劳包括劳力过度、劳神过度和房劳过度三个方面。劳力过度易耗伤气血,轻则倦怠乏力,少气懒言,精神疲惫,肌肉消瘦;重则筋骨、肌肉劳伤,引起腰痛、关节疼痛等。劳神过度易伤心脾,导致心血耗伤,心神失养而心悸、健忘、失眠、多梦;脾气受损而纳呆、腹胀、倦怠、便溏等。房劳过度易伤肾精,可见腰膝酸软、眩晕耳鸣、精神萎靡、遗精、早泄等。同时,要避免过逸。贪逸无度,不进行适当的体力或脑力劳动,不参加体育锻炼,易使气血运行不畅,脾胃功能减弱,精神不振,体质衰退。

(5) 慎避外邪：一些对人体有害的因素,一定要加以避免和防范。《素问·上古天真论》说："虚邪贼风,避之有时,恬淡虚无,真气从之,精神内守,病安从来。"所以顺四时而适寒暑,乃是慎避外邪的主要内容。早春宜捂,不可急于减衣,以助阳气的升发;夏日首防中暑,又防因暑取凉,而致感寒;长夏防湿;秋季及时加衣,避风寒,防干燥;冬季重在避寒,养阴护阳,衣着要保暖。

知识小结

《养生》自我检验单

姓名:	专业:	班级:	学号:
养生的基本原则			
养生的主要方法			

护考直击

1. 养生的基本原则。
2. 养生的主要方法。

扫码练一练

（陈铭佳）

第六章　常用治疗技术

第一节 经络

学习目标

知识目标

掌握经络的概念、十二正经的名称、走向交接规律、四肢部分布规律、表里关系。

熟悉经络系统的组成、经络的生理功能及临床应用、奇经八脉的组成。

了解十二正经的流注次序。

能力目标

能够背诵十二正经的名称。

能够画出十二正经走向交接规律图。

能够说出十二正经在四肢部分布规律及表里关系。

素养目标

培养空间思维能力。

本节思维导图

经络是人体组织结构的重要组成部分,人体气血津液的运行、脏腑器官的功能活动以及相互的联系和协调,均须通过经络系统的运输传导、联络调节功能得以实现,并使之成为一个有机的整体。

经络学说是中医理论体系的重要组成部分,是研究人体经络系统的组织结构、生理功能、病理变化及其与脏腑形体官窍、气血津液等相互关系的学说。

一、经络概念及组成

(一)经络的概念

经络是人体运行气血,联络脏腑形体官窍,沟通上下内外的通道。经络是经脉和络脉的总称。"经",指经脉,是经络系统的主干,多循行于深部,纵行于固定的路径。"络",即网络的意思,是经脉的分支,分布于人体的深部和浅部,呈纵横交错网络状分布全身。经脉和络脉,相互沟通联系,将人体所有的脏腑、形体、孔窍紧密联结成一个统一的有机整体。

(二)经络系统的组成

人体经络系统(图 6-1),是由经脉系统和络脉系统组成。经脉系统分为正经和奇经两类。正经有十二条,即手、足三阴经和手、足三阳经,合称为"十二正经"。十二正经有一定的起止,一定的循行部位和交接顺序,在肢体的分布和走向有一定的规律,与脏腑有直接的属络关系,是人体气血循行的主要通道。奇经有八条,即任脉、督脉、冲脉、带脉、阴跷脉、阳跷脉、阴维脉、阳维脉,合称为"奇经八脉",奇经主要具有统率、联络和调节十二正经的作用。

二、十二正经

(一)命名与分布规律

十二正经是经络系统的核心部分,分为手三阴经、手三阳经、足三阴经、足三阳经。它们对称地分布于人体的两侧,分布循行于上肢或下肢的内侧或外侧,每一条经脉又分别属于一脏或一腑(表 6-1)。

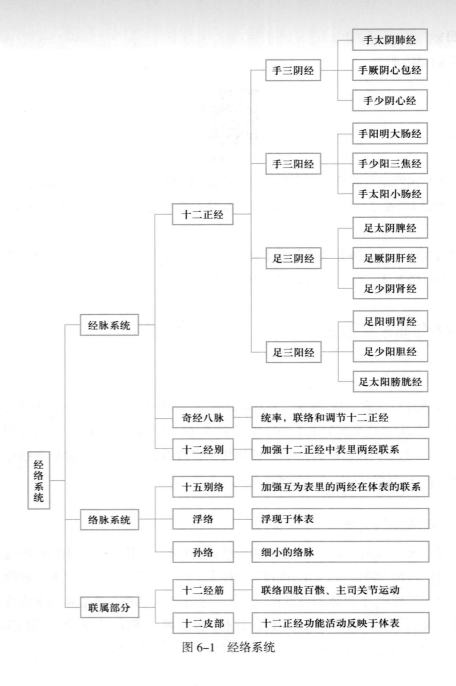

图 6-1　经络系统

表 6-1　十二正经命名与分布规律

	阴经（属脏）	阳经（属腑）	循行部位 阴经行于内侧，阳经行于外侧	
手	太阴肺经	阳明大肠经	上肢	前线
	厥阴心包经	少阳三焦经		中线
	少阴心经	太阳小肠经		后线
足	太阴脾经	阳明胃经	下肢	前线
	厥阴肝经	少阳胆经		中线
	少阴肾经	太阳膀胱经		后线

注：在下肢内侧内踝上 8 寸以下，肝经走前线，脾经走中线。

158

第六章　常用治疗技术

（二）走向和交接规律

十二正经的走向和交接有一定的规律,手三阴经均从胸部起始,经上肢内侧,终止于手指末端,与其各相为表里的手三阳经交会;手三阳经均从手指末端起始,经上肢外侧终止于头面部,与其同名的足三阳经交会;足三阳经均从头面部起始,过躯干,经下肢外侧而终止于足趾部,与其各相为表里的足三阴经交会;足三阴经均起于足趾,经下肢内侧,过腹部抵达胸部,各与手三阴经交会。

（三）表里关系

手足三阴、三阳经,通过经别和别络的互相沟通,组成六对表里相合的关系,如表6-2。

表6-2 十二正经表里相合关系

阴经（里）	阳经（表）
手太阴肺经	手阳明大肠经
手厥阴心包经	手少阳三焦经
手少阴心经	手太阳小肠经
足太阴脾经	足阳明胃经
足厥阴肝经	足少阳胆经
足少阴肾经	足太阳膀胱经

（四）流注次序

十二正经中的气血运行循环贯注,首尾相接,环流不止,周而复始。其流注次序如图6-2。

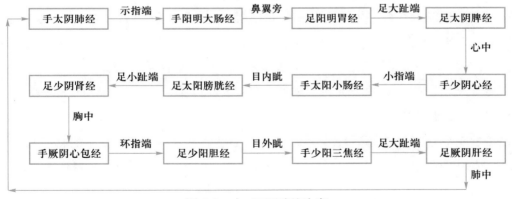

图6-2 十二正经流注次序

【知识拓展】

"十二经别"是从十二正经分出的较大的分支,分别起于四肢,循行于人体脏腑深部,上出于颈项浅部。其中阳经之经别从本经别出循行体内后,仍回到本经;阴经之经别从本经别出循行于体内,而与相表里的阳经相合,起到加强十二正经中表里两经联系的作用。十二经别还可到达某些正经未循行到的形体部位和器官,以补正经之不足。

"十二经筋"是十二正经之气结、聚、散、络于筋肉、关节的体系，其主要作用是联络四肢百骸，主司关节运动，以保持人体正常的运动功能。

"十二皮部"是十二正经的功能活动在体表一定的皮肤部位的反映区，也是经络之气的散布所在，是机体的卫外屏障。

络脉是经脉的分支，多数无一定的循行路径，并有别络、浮络和孙络之分。别络是较大的络脉，十二正经、督脉、任脉各别出一支，再加上脾之大络，合为"十五别络"。别络的主要功能是加强互为表里的两条经脉之间在体表的联系。络脉中行于浅表部位的称为"浮络"。络脉中最细小的分支称为"孙络"，遍布全身，难以计数。经和络组成经络系统的主体（图6-1）。

三、奇经八脉

奇经八脉是督脉、任脉、冲脉、带脉、阴跷脉、阳跷脉、阴维脉、阳维脉的总称。"奇经"是十二正经之外的特殊通路，与十二正经不同，既不直属脏腑，又无表里相配，它们的分布又不像十二正经那样规则，而是纵横交叉于十二正经之间，其生理功能主要是沟通十二正经之间的联系，并对十二经气血有蓄积和渗灌的调节作用。

【知识拓展】

奇经八脉的循行和作用

八脉之中，督、任、冲三脉均起于胞中，同出会阴，称为"一源三歧"。其中任脉行于胸腹部正中，上抵颏部，能总任一身阴经，称为"阴脉之海"；督脉行于腰背正中，上至头面，能总督一身阳经，称为"阳明之海"；冲脉并足少阴经挟脐上行，环绕口唇，至目眶下，并通过其分支行脊柱，通督脉，上至头，下至足，贯穿全身，成为气血的要冲，能调节十二正经的气血，故称为"十二经之海"，亦称"血海"。带脉起于胁下，围腰一周，犹如束带，能约束纵行诸脉；阴跷脉起于足跟内侧，随足少阴肾经上行，行至内眦与阳跷脉会合；阳跷脉起于足跟外侧，伴足太阳膀胱经上行，至目内眦与阴跷脉会合，沿足太阳经上额，于项后会于足少阳经。二跷脉主宰一身左右的阴阳，共同调节肢体的运动和眼睑开合功能；阴维脉起于小腿内侧，沿腿股内侧上行，与六阴经相联系，至咽喉与任脉会合，主一身之里；阳维脉起于足跗外侧，沿股膝外侧上行，与六阳经相联系，至项后与督脉会合，主一身之表。二维脉维络一身表里之阴阳，进一步加强了机体的统一性。因督、任二脉有专穴，故与十二正经并称"十四经"。

奇经八脉对加强人体各经脉之间的联系、调节其气血的盛溢有极重要的作用，同时又与肝、肾、女子胞、脑、髓等脏腑在生理病理上有较密切的联系。

四、经络的生理功能及临床应用

（一）经络的生理功能

经络的功能活动主要表现在以下几个方面。

1. 沟通表里上下,联系脏腑器官　十二正经及其分支纵横交错,能出入表里,通达上下,又相互属络脏腑,连接肢节,奇经八脉联系沟通于十二正经,从而使人体的各个脏腑组织器官有机地联系起来,机体内外、上下保持协调统一,构成一个有机的整体。

2. 通行气血,濡养脏腑组织　经络可传输气血,是气血运行的主要通道,能使气血通达全身,以发挥营养组织器官,抗御外邪,保卫机体的作用,从而维持人体各脏腑组织器官的正常生理活动。所以《灵枢·本脏》说:"经脉者,所以行血气而营阴阳,濡筋骨,利关节者也。"

3. 感应传导作用　经络系统对于针刺或其他刺激有感觉传递和通导作用,针刺中的"得气"现象和"行气"现象就是经络传导感应的表现。

4. 调节机体平衡　经络能运行气血和协调阴阳,使人体功能活动保持相对的平衡。当人体发生疾病,出现气血不和及阴阳失调时,即可运用针灸等治法,激发经络的调节作用,以"泻其有余,补其不足,阴阳平复"(《灵枢·刺节真邪》)。

(二) 经络的临床应用

经络学说应用于临床,用以说明人体的病理变化,指导疾病的诊断、治疗及预防。

1. 说明病理变化　在正常情况下,人体脏腑之间的相互沟通,彼此联系,是通过经络的传注作用而实现的。但在疾病的情况下,经络却是传注病邪,反映病变的途径。外邪侵犯人体,常以经络为途径,从皮毛腠理内传五脏六腑,脏腑之间又因经络的沟通联系而使病变相互影响。如肝病影响脾胃,心火可下移于小肠等。此外,内脏病变可以通过经络的传导,反映于体表的特定部位或与其相应的孔窍。如肝火上炎,可见目赤肿痛;心火上炎可见舌尖红赤、糜烂;真心痛,不仅表现为心前区疼痛,且常放射到上肢尺侧缘,这是因为手少阴心经行于上肢内侧后线之故。

2. 指导疾病的诊断　应用经络学说诊断疾病,主要体现在通过经络的循行部位,判断病位的经络脏腑所在。

(1) 根据经络的特异联系作为诊断的依据:由于经络有一定的循行部位和属络脏腑,可以反映所属脏腑的病症。如心火上炎引起舌尖赤痛;肝火上炎引起两目红赤;肾虚可致耳聋、足跟痛等。

(2) 根据经络循行部位作为病候诊断的依据:根据经络循行的部位及所属脏腑的规律,对疾病症状和体征所出现的个体部位进行分析,可以判断它和哪些经络有关,如两胁疼痛,多为肝胆疾病;缺盆中痛,常是肺脏的病变。又如头痛,痛在前额,多与阳明经有关;痛在两侧,多与少阳经有关;痛在后头部及项部,多与太阳经有关;痛在巅顶,多与厥阴经有关。

(3) 根据经络所属穴位异常反应作为诊断疾病的依据:机体患病时,常在体表的某些穴位或部位出现病理性反应,或表现为压痛,或呈现为结节状、条索状的反应物,或局部出现形态变化等,这些有助于疾病的诊断。如胃肠疾病患者常在足三里、上巨虚等穴出现压痛;肺脏疾病患者常在肺俞、中府等穴有压痛或出现结节;肠痈可在阑尾穴有压痛等。

3. 指导临床治疗　经络学说广泛地指导临床各科的治疗,特别是对针灸、推拿和药物治疗,更具有指导意义。针灸与推拿治疗常采用"循经取穴"的方法治疗某一脏腑组织的病证。如胃病取胃经的足三里穴;肝病取肝经的期门穴等。针刺麻醉、耳针疗法等都是在经络理论的指导下创立和发展起来的。药物治疗也是以经络为基础,根据某些药物对某一脏腑经络具有特殊选择性作用,因而产生了"药物归经"理论,对临床用药有一定的指导作用。如治疗头痛,属太阳经头痛用羌活;属阳明经头痛用白芷;属少阳经头痛用柴胡,属厥阴经头痛用藁本等。

4. 预防疾病　临床可以通过调理经络达到调整脏腑气血、预防疾病的目的。如常灸足三里穴,可以强身、防病、益寿;灸风门穴可以预防感冒;灸足三里、悬钟穴可预防中风等。

知识小结

《经络》自我检验单

姓名:	专业:	班级:	学号:
经络的概念及组成			
十二正经			
奇经八脉			

经络的生理功能及临床应用	

护考直击

1. 经络的概念及分类。
2. 十二正经。
3. 奇经八脉。
4. 经络的生理功能及临床应用。

执考模拟题

扫码练一练

（赵　斐）

第二节　腧穴

学习目标

知识目标
掌握腧穴的定位方法、常用腧穴的定位。

熟悉腧穴的含义、分类、作用,常用腧穴的主治。

能力目标

能够说出腧穴定位方法。

能够在身上找出常用腧穴。

素养目标

培养精益求精的工匠精神。

本节思维导图

经络与腧穴是针灸推拿的基础。腧穴是人体脏腑经络之气输注于体表的部位,也是针灸推拿及其他一些外治法施术的部位。腧穴通过经络与脏腑密切联系,脏腑的生理、病理变化可以反映到腧穴,同样对腧穴给予各种适当的刺激,可以调整脏腑的生理功能和病理变化。

一、腧穴的分类

腧穴分为经穴、经外奇穴、阿是穴三类。

(一)经穴

经穴指分布在十二正经和任、督二脉循行路线上的腧穴,亦称为"十四经穴",简称"经穴"。经穴有明确的固定位置和专用名称,是腧穴的主要部分,目前比较公认的经穴有 361 个。经穴的主治范围广泛。

(二)经外奇穴

经外奇穴指未归属于十四经脉、有明确位置,又有专用名称的腧穴,也称"奇穴""经外穴"。奇穴的主治范围窄,但是对疾病治疗具有特异性。

(三)阿是穴

阿是穴指既无固定部位,又无具体名称,而是在人体患病处以痛点或其他反应点为穴,又称"天应穴""不定穴"。

二、腧穴的作用

腧穴有接受刺激、防治疾病的作用。腧穴是气血输注的部位,也是邪气所客之处,又是针灸防治疾病的刺激点。通过针刺、艾灸等对腧穴的刺激可通其经脉,调其气血,使阴阳归于平衡,脏腑趋于和调,从而达到扶正祛邪的目的。腧穴的主治作用有以下三个方面的特点。

（一）近治作用

这是经穴、奇穴和阿是穴所共有的主治特点，即腧穴都能治疗其所在部位及邻近部位的病证，即"腧穴所在，主治所在"。如胃部的中脘、梁门等穴，均能治胃病；眼区的睛明、承泣、四白各穴，均能治眼病；耳区的听宫、听会、翳风诸穴，均能治耳病。

（二）远治作用

这是经穴，尤其是十二正经在四肢肘、膝关节以下腧穴的主治特点。这些穴位不仅能治局部病证，而且能治本经循行所到达的远隔部位的病证。这就是常说的"经脉所过，主治所及"。如合谷穴，不仅能治上肢病证，而且能治颈部和头面部病证，足三里穴不但能治下肢病证，而且能治胃肠以及更高部位的病证等。

（三）特殊作用

除了上述近治和远治作用外，腧穴还具有双向调整、整体调整和相对的特殊治疗作用。很多腧穴都有双向调整作用，如天枢穴，便秘时针刺能通便，泄泻时针刺则可止泻；内关穴，心动过速时针刺能降低心率，心动过缓时针刺则可提高心率。有些穴位还能调治全身性的病证，这在手足阳明经穴和任督脉经穴更为多见，如合谷、曲池、大椎可治外感发热；足三里、关元具有强壮保健作用。有些穴位的治疗作用还具有相对的特异性，如至阴穴可矫正胎位；阑尾穴可治阑尾炎等。

三、腧穴的定位方法

临床应用针灸推拿治疗疾病时，腧穴定位的准确与否，直接影响治疗效果。临床常用的腧穴定位方法有体表标志定位法、骨度分寸定位法、手指同身寸定位法及简便取穴法四种。

（一）体表标志定位法

体表标志定位法是指以体表解剖学的各种体表标志为依据来确定腧穴位置的方法。体表解剖学标志，可分为固定标志和活动标志两种。

1. 固定标志　指不受人体活动的影响而固定不移的标志，如人体的毛发、指（趾）甲、五官、乳头、肚脐及各部位由骨骼和肌肉形成的凹陷和隆起。例如，眉头定攒竹；脐中旁开2寸定天枢；两眉之间定印堂等。

2. 活动标志　指利用关节、肌肉、皮肤随活动而出现的凹陷、突起或皱纹等，作为取穴标志的一种方法。例如，张口在耳屏前凹陷处取听宫。

（二）骨度分寸定位法

骨度分寸定位法指以体表骨节为主要标志，折量全身各部的长度和宽度，定出分寸，作为腧穴定位的方法。详细的骨度分寸如图6-3、表6-3。

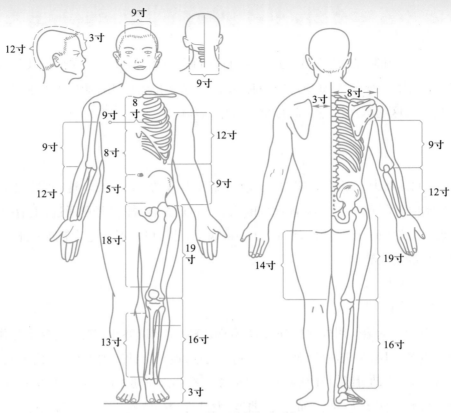

图 6-3　常用骨度分寸示意

表 6-3　常用骨度分寸折量表

部位	起止点	折量分寸	度量法
头面部	前发际正中→后发际正中	12寸	直
	眉间(印堂)→前发际正中	3寸	直
	后发际正中→第七颈椎棘突下(大椎)	3寸	直
	前额两发角(头维)之间	9寸	横
	耳后两乳突(完骨)之间	9寸	横
胸腹胁部	胸骨上窝(天突)→胸剑联合中点(歧骨)	9寸	直
	胸剑联合中点(歧骨)→脐中	8寸	直
	脐中→耻骨联合上缘(曲骨)	5寸	直
	两乳头之间	8寸	横
背腰部	肩胛骨内缘→后正中线	3寸	横
上肢部	腋前、后纹头→肘横纹(平肘尖)	9寸	直
	肘横纹(平肘尖)→腕掌(背)侧横纹	12寸	直
下肢部	耻骨联合上缘→股骨内上髁上缘	18寸	直
	胫骨内侧髁下方→内踝尖	13寸	直
	股骨大转子→腘横纹	19寸	直
	腘横纹→外踝尖	16寸	直

（三）手指同身寸定位法

此法是依据患者本人手指所规定的分寸以量取腧穴的方法,如图 6-4。

1. 中指同身寸　以患者中指中节桡侧两端横纹头之间的距离为 1 寸。

2. 拇指同身寸　以患者拇指的指间关节的宽度作为 1 寸。

3. 横指同身寸(一夫法)　让患者将示指、中指、环指和小指并拢,以中指中节横纹为准,其四指的宽度作为 3 寸。

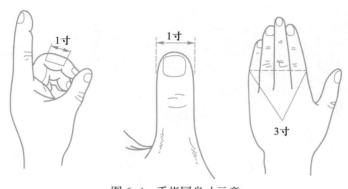

图 6-4　手指同身寸示意

（四）简便取穴法

简便取穴法指应用一种简便易行的定位方法取穴,这些方法都是在长期的临床实践中总结出来的。如两虎口平直交叉,示指尖下取列缺;两耳尖直上连线与头部正中线之交点处取百会等。

四、常用腧穴

十四经常用腧穴如图 6-5。

（一）手太阴肺经常用腧穴

本经共 11 穴,本经穴主治喉、胸、肺部病证,以及本经循行部位的病证。

【知识拓展】

手太阴肺经歌诀

LU 十一是肺经,
起于中府少商停,
胸肺疾患咳嗽喘,
咳血发热咽喉痛。

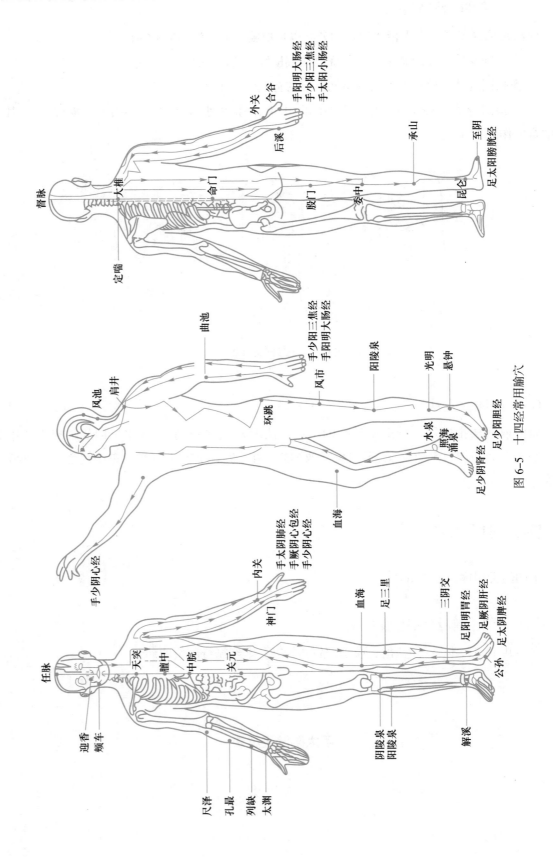

图 6-5　十四经常用腧穴

1. 尺泽

定位：肘横纹中，肱二头肌肌腱桡侧凹陷处。

主治：咳嗽、咯血、胸闷气喘、咽喉肿痛、急性吐泻、小儿惊风、肘臂挛痛等。

操作：直刺0.8~1.2寸，或点刺放血；可灸。

2. 列缺

定位：前臂桡侧缘，桡骨茎突上方，腕横纹上1.5寸。

主治：咳嗽、气喘、头痛、项强、咽喉肿痛、牙痛、口眼㖞斜、手腕酸痛等。

操作：向上斜刺0.3~0.5寸；可灸。

视频：尺泽

视频：列缺

（二）手阳明大肠经常用腧穴

本经共20穴。本经腧穴主治热性病证，头面、五官、咽喉、胃肠病证，以及本经循行部位的病证。

【知识拓展】

手阳明大肠经歌诀

LI 二十手大肠，

起于商阳止迎香，

头面眼鼻口齿喉，

皮肤身热与胃肠。

1. 合谷

定位：微握拳，在手背第一、第二掌骨之间，当第二掌骨桡侧中点处。

主治：感冒、发热、头痛、咽喉肿痛、失音、牙痛、面肿、鼻衄、目赤肿痛、耳聋耳鸣、牙关紧闭、晕厥、口眼㖞斜、上肢瘫痪、多汗、腹痛、吐泻、便秘、痛经、难产、风疹等。

操作：直刺0.5~1寸；可灸。孕妇慎用。

2. 迎香

定位：在鼻翼外缘中点旁，当鼻唇沟中。

主治：① 鼻塞、鼻渊；② 口歪、面瘫。

操作：直刺或平刺0.3~0.5寸；不宜灸。

视频：合谷

视频：迎香

（三）足阳明胃经常用腧穴

本经共45穴。本经腧穴主治胃肠病和头面、目、鼻、口、齿病和神志病，以及经脉循行部位的其他病证。

视频：四白

视频：天枢

170

视频：犊鼻

视频：足三里

足阳明胃经歌诀

ST 四五是胃经，

起于承泣厉兑停，

胃肠血病与神志，

头面热病皮肤病。

1. 四白

定位：目正视，瞳孔直下，当眶下孔凹陷处。

主治：目赤肿痛，视物不清。

操作：直刺或斜刺 0.3~0.5 寸，不可深刺。

2. 天枢

定位：腹中部，脐中旁开 2 寸处。

主治：腹痛、腹胀、泄泻、痢疾、便秘、肠痈、痛经、月经不调等。

操作：直刺 0.8~1.2 寸；可灸。

3. 犊鼻

定位：屈膝，在膝部髌骨与髌韧带外侧凹陷中。

主治：膝痛、关节屈伸不利。

操作：向后内斜刺 0.8~1.5 寸；可灸。

4. 足三里

定位：小腿外侧，犊鼻穴下 3 寸，距胫骨前缘一横指处。

主治：本穴为全身保健要穴；胃痛、腹痛、腹胀、呕吐、泄泻、痢疾、便秘、疳积、黄疸、下肢不遂、瘫痪、膝胫酸痛、头晕耳鸣、心悸气短、失眠多梦、体虚羸瘦、癫狂、昏厥、乳痈、产后血晕、遗尿、水肿等。

操作：直刺 1~2 寸；可灸。

（四）足太阴脾经常用腧穴

本经共 21 穴。本经腧穴主治脾胃病证、妇科病证、前阴小便病证，以及本经循行部位病证。

【知识拓展】

足太阴脾经歌诀

SP 二一是脾经，

起于隐白大包终，

脾胃肠腹泌尿好，

五脏生殖血舌病。

三阴交

定位：小腿内侧，内踝尖上 3 寸，胫骨内侧缘后方处。

主治：腹胀、肠鸣、泄泻、月经不调、崩漏、带下、痛经、闭经、不孕、难产、阴挺、阳痿、遗精、早泄、外阴瘙痒、遗尿、小便不利、失眠多梦、下肢痿痹等。

操作：直刺 1~1.5 寸；可灸。孕妇慎用。

视频：三阴交

（五）手少阴心经常用腧穴

本经共 9 穴。本经主治心、胸、神志病证，以及本经循行部位的病证。

【知识拓展】

手少阴心经歌诀

HT 九穴是心经，

起于极泉止少冲，

神志血病痛痒疮，

烦热悸汗皆可用。

神门

定位：腕掌横纹尺侧端，当尺侧腕屈肌肌腱的桡侧凹陷处。

主治：失眠健忘、心烦、心悸、心痛、癫狂痫、痴症等。

操作：直刺 0.2~0.5 寸；可灸。

视频：神门

（六）手太阳小肠经常用腧穴

本经共 19 穴。本经腧穴主治头颈、耳目、咽喉病证，热性病证，神志病证，以及本经循行部位的病证。

【知识拓展】

手太阳小肠经歌诀

SI 十九手小肠，

少泽听宫起止详，

头项耳目热神志，

痒疮痈肿腋病良。

1. 后溪

定位：手掌尺侧，微握拳，当小指第五掌指关节后的远端掌横纹头赤白肉际。

主治：头项强痛、肩背腰痛、耳鸣耳聋、目赤生翳、落枕、痴症、癫痫、手指挛痛等。

操作：直刺 0.3~0.5 寸；可灸。

视频：后溪

2. 听宫

定位：面部，耳屏前，下颌骨髁状突的后方，张口时呈凹陷处。

主治：耳鸣、耳聋、聍耳、牙痛、头痛、癫狂等。

操作：张口，直刺 0.5~1 寸；可灸。

（七）足太阳膀胱经常用腧穴

本经共 67 穴。本经腧穴主治头目、项背、腰腿部病证，与背部十二俞穴相应的脏腑病证，热性病证，以及本经循行部位的病证。

【知识拓展】

足太阳膀胱经歌诀

BL 六七膀胱经，

起于睛明至阴终，

脏腑头面筋痔腰，

热病神志身后凭。

1. 肾俞

定位：第 2 腰椎棘突下，旁开 1.5 寸。

主治：腰痛、阳痿、遗精、早泄、不育、不孕、水肿、月经不调、痛经、带下、遗尿、小便不利、耳聋耳鸣、肾虚气喘等。

操作：直刺 0.5~1 寸；可灸。

2. 委中

定位：腘横纹中央，当股二头肌肌腱与半腱肌腱的中央处。

主治：腰背疼痛、腰腿扭伤、小腿挛急、下肢瘫痪、痹证、腹痛、急性吐泻、高热抽搐、中风昏迷、膝痛等。

操作：直刺 1~1.5 寸，可用三棱针点刺腘静脉放血；可灸。

（八）足少阴肾经常用腧穴

本经共 27 穴。本经腧穴主治前阴、妇科、咽喉、肺、肾、神志方面病证，以及本经循行部位的病证。

【知识拓展】

足少阴肾经歌诀

KI 二七是肾经，

起于涌泉止俞府，

172

肝心脾肺膀胱肾,

肠腹泌尿生殖喉。

涌泉

定位：足底部,跷足时足前部凹陷处,约当足底第二、第三趾趾缝纹头端与足跟连线的前 1/3 与后 2/3 交点上。

主治：晕厥、小儿惊风、癫证、癔症、足心热、头顶痛等。

操作：直刺 0.5~1 寸;可灸。

（九）手厥阴心包经常用腧穴

本经共 9 穴。本经腧穴主治心、胸、胃、神志病证,以及本经循行部位的病证。

【知识拓展】

手厥阴心包经歌诀

PC 九穴手厥阴,

起于天池中冲尽,

心胸肺胃效皆好,

诸痛痒疮亦可寻。

内关

定位：腕横纹上 2 寸,当掌长肌腱与桡侧腕屈肌腱之间。

主治：心悸、心痛、胸闷、胸痛、胃痛、恶心、呕吐、呃逆、失眠多梦、眩晕、头痛、热病、癫狂、癔症、中风偏瘫、肘臂疼痛等。

操作：直刺 0.5~1 寸;可灸。

（十）手少阳三焦经常用腧穴

本经共 23 穴。本经腧穴主治头面、耳目、咽喉、胸胁病证,热性病证,以及本经循行部位的病证。

【知识拓展】

手少阳三焦经歌诀

SJ 二三三焦经,

起关冲止丝竹空,

头侧耳目热神志,

腹胀水肿遗尿癃。

视频：涌泉

173

视频：内关

1. 外关

定位：腕背横纹上 2 寸，当桡骨与尺骨之间。

主治：热病、头痛、颊痛、目赤肿痛、耳鸣耳聋、胸胁疼痛、肩痛、上肢痹痛、麻木不遂等。

操作：直刺 0.5~1 寸；可灸。

2. 翳风

定位：耳垂后方，当乳突与下颌角之间的凹陷处。

主治：耳鸣、耳聋、面瘫、头痛、颊肿、牙痛、牙关紧闭、聍耳等。

操作：直刺 0.8~1.2 寸；可灸。

（十一）足少阳胆经常用腧穴

本经共 44 穴。本经腧穴主治头、耳、目、咽喉、肝胆病证，热性病证，神志病证，以及本经循行部位的病证。

【知识拓展】

足少阳胆经歌诀

GB 四十四足少阳，

瞳子髎窍阴起止详，

侧头耳目鼻咽病，

身侧神志热病良。

风池

定位：枕骨下，当胸锁乳突肌与斜方肌上端之间的凹陷处。

主治：颈项强痛、头痛、眩晕、感冒、发热、鼻塞、目赤、耳聋、耳鸣、癫痫等。

操作：针尖微下，向鼻尖方向斜刺 0.5~0.8 寸，深部为延髓，必须严格掌握针刺角度与深度。

（十二）足厥阴肝经常用腧穴

本经共 14 穴。本经腧穴主治头目、胸胁、腹部、前阴、妇科、肝胆病证，以及本经循行部位的病证。

【知识拓展】

足厥阴肝经歌诀

LR 十四是肝经，

起于大敦期门终，

肝病胆病前阴病，

肾心脾肺治亦灵。

1. 太冲

定位：足背第一、第二跖骨结合部前的凹陷处。

主治：头痛眩晕、目赤肿痛、咽痛、胁痛、黄疸、癫狂、惊风、遗尿、癃闭、月经不调、痛经、下肢痿痹等。

操作：0.5~0.8 寸；可灸。

2. 期门

定位：乳头直下，当第 6 肋间隙处。

主治：胸胁疼痛、腹胀、呕吐、咳喘、乳痈等。

操作：斜刺或平刺 0.5~0.8 寸；可灸。

（十三）任脉常用腧穴

本经共 24 穴。本经腧穴主治胸腹、头面部病证，以及相应的内脏器官病证。本经腹部关元、气海等腧穴具有强壮保健作用。

【知识拓展】

任 脉 歌 诀

二四任脉走腹胸，

起于会阴承浆停，

强壮为主次分段，

泌尿生殖作用良。

1. 中极

定位：前正中线上，脐下 4 寸。

主治：遗尿、癃闭、小便不利、月经不调、痛经、不孕、崩漏、带下、阴挺、遗精、阳痿等。

操作：直刺 0.5~1 寸；可灸。孕妇慎用。

2. 关元

定位：前正中线上，脐下 3 寸处。

主治：腹痛、久泻久痢、尿频、尿闭、遗尿、遗精、阳痿、月经不调、痛经、闭经、不孕、崩漏、带下、中风虚脱、脾胃虚寒、虚劳体弱等。本穴为固本强身保健之要穴。

操作：直刺 1~1.5 寸；可灸。

3. 气海

定位：前正中线上，脐下 1.5 寸处。

主治：腹痛、腹胀、泄泻、便秘、遗尿、遗精、月经不调、经闭、不孕、带下、身体虚弱、中风虚脱等。本穴为保健要穴。

操作：直刺 1~1.5 寸；可灸。

视频：神阙

4. 神阙

定位：在腹中部，脐中央。

主治：① 虚脱、中风脱证；② 腹痛、泄泻、脱肛；③ 水肿。

操作：不针，多用艾条、艾炷隔盐灸。

视频：中脘

5. 中脘

定位：在上腹部，前正中线上，当脐上 4 寸。

主治：① 胃痛、呕吐、吞酸、腹胀、泄泻、黄疸；② 癫狂。

操作：直刺 1~1.5 寸；可灸。

（十四）督脉常用腧穴

本经共 28 穴。本经腧穴主治腰背、头项部病证，神志、生殖方面病证，以及热性病证和相应的内脏病证。

【知识拓展】

督 脉 歌 诀

二八督脉行脊梁，

起于长强止龈交，

脑病为主次分段，

各段主治在其乡。

视频：命门

1. 命门

定位：后正中线上，第 2 腰椎棘突下。

主治：阳痿、遗精、月经不调、带下、腰痛、遗尿、泄泻等。

操作：直刺 0.5~1.5 寸；可灸。

视频：大椎

2. 大椎

定位：后正中线上，第 7 颈椎棘突下。

主治：热病、感冒、咳喘、头项肩背疼痛、骨蒸盗汗、癫痫等。

操作：向上斜刺 0.5~1 寸；可灸。

3. 百会

定位：头部，后正中线上，两耳尖连线中点。

主治：昏厥、中风失语、头痛头晕、失眠健忘、癫狂、脱肛、阴挺等。

操作：平刺 0.5~0.8 寸；可灸。

视频：水沟

4. 水沟（人中）

定位：在面部，当人中沟的上 1/3 与下 2/3 交点处。

主治：① 昏迷、晕厥、小儿惊风、癫狂痫；② 口㖞；③ 腰脊强痛。

操作：向上斜刺 0.3~0.5 寸，或指掐；不灸。

5. 印堂

定位：在额部，当两眉头的中间。

主治：① 失眠、健忘、头痛、眩晕；② 鼻衄、鼻渊；③ 小儿惊风，产后血晕。

操作：提捏局部皮肤，平刺 0.3~0.5 寸，或用三棱针点刺出血。

视频：印堂

（十五）经外奇穴

1. 太阳

定位：在颞部，当眉梢与目外眦之间，向后约一横指的凹陷处。

主治：① 头痛；② 目疾；③ 面瘫。

操作：直刺或斜刺 0.3~0.5 寸，或用三棱针点刺出血。

2. 落枕

定位：在手背侧，当第二、第三掌骨之间，掌指关节后约 0.5 寸处。

主治：① 落枕；② 手臂痛。

操作：直刺或斜刺 0.5~0.8 寸；艾柱灸 5~10 壮，或艾条灸 5~15 分钟。

视频：太阳

3. 定喘

定位：第 7 颈椎棘突下，旁开 0.5 寸处。

主治：哮喘、支气管炎、支气管哮喘。

操作：直刺 0.5~1 寸。

视频：落枕

视频：定喘

知识小结

《腧穴》自我检验单

姓名：	专业：	班级：	学号：
腧穴的含义			
腧穴的分类			
腧穴的作用			

腧穴的定位方法	
常用腧穴	

护考直击

1. 腧穴的含义及分类。
2. 腧穴的作用。
3. 腧穴的定位方法。
4. 常用腧穴。

执考模拟题

扫码练一练

（赵　斐）

第三节 推拿疗法

学习目标

知识目标
掌握常用推拿手法的动作要领及临床应用。
熟悉推拿疗法的适应证和禁忌证。

能力目标
能够说出常用推拿手法的动作要领。
能够规范操作并合理选择推拿手法。

素养目标
培养良好的心理素质。
具有团队协作精神和较强的工作责任感。
激发学生创新能力，提高解决问题的能力。

本节思维导图

推拿是中医学的一个重要组成部分，是人类古老的一种外治疗法，又是一门比较新兴、有发展前途的医疗科学。它是在中医理论的指导下，结合现代医学理论，运用推拿手法刺激患者的体表部位与穴位，以防治疾病的一种治疗方法。推拿疗法是指用手或肢体的其他部分，按各种特定的技巧动作，在人体体表施行的操作方法。

一、推拿疗法的适应证

推拿治疗适应证比较广泛，包括内科病证、骨伤科病证、妇科病证、儿科病证、五官科病证等。推拿手法操作的基本要求，应做到持久、有力、均匀、柔和，从而达到深透。在临床上，要想达到以上要求，必须经过一定时间的刻苦练习和临床实践，方能运用自如，达到《医宗金鉴·正骨心法要旨》所言"一旦临证，机触于外，巧生于内，手随心转，法从手出"的境地。

二、推拿疗法的禁忌证

推拿禁忌证包括：急性传染性疾病；诊断不明的可疑骨折、肿瘤、结核、骨髓炎等；出血性疾病；身体羸弱，以及其他病情严重的患者。

三、常用推拿手法

(一) 挤压类手法

挤压类手法是用指、掌或肢体的其他部位对患者肢体进行挤压，或对称性挤压体表。本类手法包括按法、点法、捏法、拿法等。

1. 按法　用指、掌或肘在患者体表的一定穴位或部位上着力按压，按而留之。以手指按压体表，称"指按法"；用单掌或双掌按压体表，称"掌按法"；用肘尖按压体表，称为"肘按法"。

(1) 动作要领：着力部位要紧贴体表，不可移动，用力由轻到重，不宜暴力突然按压。腹部施用按法时，应在患者呼气时徐徐向深部按压。按法常与揉法结合使用，组成"按揉"复合手法。

(2) 临床应用

部位：指按法主要用于全身各部位穴位上；掌按法适用于腰背臀及下肢部；肘按法主要用于肌肉丰厚处，如臀、股后及腰脊柱两旁。

作用：开通闭塞，解痉通络，活血止痛，放松肌肉等。

治疗：头痛、胃脘痛、肢体酸痛、麻木等病症。

2. 点法　用屈曲的指间关节突起处为着力点，按压于某一治疗点上。

(1) 动作要领：点法作用面积小，刺激性强，操作时根据病情酌情用力，不宜猛然暴力按压，尤其冠心病、高血压患者更宜注意。

(2) 临床应用

部位：适用于全身各部位，尤常用于肌肉较薄的骨缝处。

作用：开通闭塞，活血通络，解痉止痛，调整脏腑功能。

治疗：对脘腹挛痛、腰腿痛等症常用本法配合治疗。

3. 捏法　用拇指与其他手指相对用力，将治疗部位的皮肤挟持、提起并捻搓前移。

(1) 动作要领：操作时用力要由轻渐重，不得扭绞皮肤。两手用力均匀而有节奏性，勿忽轻忽重、忽快忽慢。

(2) 临床应用

部位：适用于头部、颈项部、肩部、四肢部、脊背部。

作用：舒筋活络，行气通络止痛。

治疗：小儿疳积、腹泻、消化不良，成年人消化道疾病，失眠，痛经等病证。此外，本法还有保健作用。

4. 拿法　用拇指与示指、中指二指，或用拇指与其余四指相对用力，在一定穴位或部位上进行节律性提捏。

(1) 动作要领：操作时用力宜由轻到重，不可突然加力。动作要缓和而连贯，不宜忽快忽慢，用力不宜时轻时重。

(2) 临床应用

部位：本法常用于颈项、肩部和四肢部病证。

作用：祛风散寒，开窍止痛，舒筋通络。

视频：按法

视频：点法

视频：捏法

视频：拿法

治疗：头痛、项强、感冒，四肢关节及肌肉酸痛、挛急。

（二）摩擦类手法

以掌、指或肘贴附于体表作直线或环旋移动，称摩擦类手法。该类手法主要包括推法、摩法、抹法、擦法、搓法等。

1. 推法　用指掌或其他部位着力于人体一定的部位或穴位上，作单方向直线或弧线的移动。推法可分为平推法、直推法、旋推法等。

视频：推法

（1）动作要领：平推法是推法中着力较大的一种，推的时候需用一定的压力，用力要平稳，推进速度要缓慢，要沿直线做单方向运动。直推法以肘关节的伸屈带动腕、掌、指，做单方向的直线运动，所用压力较平推法为轻，动作要求轻快连续，一拂而过，如寻拂尘之状，以推后皮肤不发红为佳。旋推法要求肘、腕关节放松，仅靠拇指做小幅度的环旋运动，不带动皮下组织运动，类似指摩法。

（2）临床应用

部位：此法接触面大，适用于背、腰、臂、腿等全身各部位经络腧穴。

作用：舒筋活络，调和营卫，消积导滞。

治疗：临床常用于治疗腰背疼痛、肢体麻木、便秘、腹胀等症。

2. 摩法　以手指指面或手掌掌面，附着于一定部位或穴位上，以腕关节为中心，连同前臂做有节律的环旋运动。用手指指面操作的，称为指摩法；用手掌掌面操作的，称为掌摩法。

视频：摩法

（1）动作要领：腕关节放松，肘关节微屈，指、掌自然伸直，动作缓和而协调。手法轻柔，仅在皮肤上操作，不带动皮下组织。频率每分钟 120 次。

（2）临床应用

部位：本法轻柔和缓，刺激量小，适用于全身各部位，为胸腹、胁肋的常用手法。

作用：和中理气，消积导滞，调节肠胃蠕动。

治疗：胃脘痛、食积胀满、气滞、胸胁屏伤及跌打损伤、关节肌肉肿痛。

3. 抹法　用单手或双手拇指螺纹面紧贴皮肤，做上下或左右往返移动，称抹法。

（1）动作要领：压力应均匀，动作宜缓和，用力宜轻而不浮，重而不滞。

（2）临床应用

部位：本法常用于头面及颈项部。

作用：开窍醒神，镇静明目。

治疗：头晕、头痛、失眠、多梦及颈项强痛等症。

4. 擦法　用手掌掌面、大鱼际或小鱼际附着在一定部位上，进行直线来回推擦。

视频：擦法

（1）动作要领：操作时腕关节伸直，手指自然伸开，以肩关节为支点，上臂主动带动手掌做前后或上下往返移动。掌下压力不宜过大，推动幅度宜大，做直线来回摩擦，不可歪斜。用力宜稳，动作均匀，呼吸自然，不宜憋气。操作时在治疗部位上应涂抹介质，如红花油、麻油等。频率为每分钟 100 次。

（2）临床应用

部位：掌擦法多用于胸胁背腹部。大鱼际擦法多用于四肢。小鱼际擦法多用于腰背部及下肢部。

作用:温通经络,行气活血,消肿止痛,健脾和胃,温肾壮阳。

治疗:掌擦法常用于治疗虚寒性腹痛、消化不良、胸胁屏伤(岔气)、肺气肿、哮喘、背痛等症。大鱼际擦法常用于治疗四肢软组织损伤。小鱼际擦法常用于治疗腰背风湿疼痛及脾肾阳虚等出现的病症。

5. 搓法　用双手掌面夹住患者肢体的一定部位,相对用力做快速搓揉,同时做上下往返移动。

视频:搓法

(1) 动作要领:双手用力要对称,搓动速度要快,但移动宜慢。

(2) 临床应用

部位:适用于腰背、胁肋及四肢部,而以上肢最为常用。

作用:调和气血,舒筋通络。

治疗:本法常作为治疗的结束手法,可治疗腰背疼痛、胁肋胀痛及四肢酸痛等。

(三) 叩击类手法

叩击类手法是用手掌、拳背、手指、掌侧面等叩打体表。拍法和击法是临床常用的手法。

1. 拍法　用虚掌拍打体表。

(1) 动作要领:操作时手指自然并拢,掌指关节微屈,使掌成虚掌,以手腕发力,平稳而有节奏地拍打体表。

视频:拍法

(2) 临床应用

部位:适用于肩背、腰臀及下肢部。

作用:舒筋通络,行气活血,解痉止痛。

治疗:风湿酸痛、局部感觉迟钝、肌肉痉挛、麻木不仁等病症。

2. 击法　用掌根、掌侧小鱼际、拳背、指尖或桑枝棒等有节奏地打击治疗部位。

视频:叩击法

(1) 动作要领:击法用劲要快速而短暂,垂直叩击体表,频率均匀有节奏。掌根击法以掌根为着力点,运用前臂的力量击打,手臂挥动的幅度可较大,一般每次击打3~5下。侧击法可单手或双手合掌操作,以肘关节为支点,前臂主动运动,击打时手掌小鱼际应与肌纤维方向垂直,动作轻快有节奏。拳击法以肘关节为支点,运用肘关节的屈伸和前臂的力量击打,着力宜平稳。指尖击法操作时,腕关节放松,运用腕关节的小幅度屈伸,以指端轻击体表,频率快如雨点落下。棒击法以手握桑枝棒下段的1/3,前臂做主动运动,使桑枝棒前段有节奏地击打施术部位。

视频:切击法

(2) 临床应用

部位:适用于巅顶、头部、肩背、腰臀及四肢肌肉丰厚部。

作用:舒筋通络,行气活血,解痉止痛。

治疗:风湿酸痛、局部感觉迟钝、肌肉痉挛、麻木不仁等病症。

(四) 摆动类手法

以指或掌、腕关节做协调的连续摆动的手法,称为摆动类手法。该类手法包括滚法、一指禅推法、揉法等。

1. 滚法　用手背尺侧及小鱼际着力于一定的部位上,通过腕关节的屈伸和前臂的旋转运动,使手掌背部近 1/2 的面积持续作用在治疗部位上。

视频:滚法

（1）动作要领:肩臂及腕关节放松,肘关节屈曲 120°~140°,小鱼际及手背尺侧紧贴皮肤,不要来回拖擦滑动。压力、摆动幅度要均匀,不要忽快忽慢,时轻时重。频率每分钟 120~160 次。

（2）临床应用

部位:本法压力大,接触面亦较大。适用于肩背、腰臀和四肢肌肉丰厚处。

作用:舒筋活络,滑利关节,缓解痉挛,增强肌肉及韧带活动能力。

治疗:风湿酸痛、麻木不仁、肢体瘫痪、运动功能障碍、颈椎病、腰椎间盘突出症等。

2. 一指禅推法　以拇指指端或螺纹面着力,前臂摆动,使所产生的功力通过拇指持续不断地作用于施术部位或穴位上。术者手握空拳,腕掌悬屈,拇指自然伸直,盖住拳眼,用拇指指端或末节螺纹面着力于体表上,沉肩、垂肘、悬腕,运用前臂的主动摆动带动腕部的横向摆动及拇指关节的屈伸活动,使功力轻重交替、持续不断地作用于经络穴位上,频率每分钟 120~160 次。

视频:一指禅推法

（1）动作要领:肩关节放松,肩胛骨自然下沉,保持腋下空松,能容纳一拳的距离,不要耸肩用力,肘关节自然下垂,略低于腕部。肘部不要向外支起,亦不宜过度内收。腕关节屈曲,自然悬垂,在保持腕关节放松的基础上,尽可能屈腕至 90°。拇指指端或螺纹面或偏锋自然着实,吸定于施术部位或穴位上,但不可拙力下压。除拇指外的其余四指及手掌放松,握虚拳,做到蓄力于掌,发力于指。拇指指端或螺纹面在吸定于体表的基础上,可沿经络或特定的路径缓慢移动,同时不可滑动或摩擦。

（2）临床应用

部位:此法接触面小,压强大,渗透性好,适用于全身各部位穴位及压痛点。

作用:舒筋活络,调和营卫,祛瘀消积,健脾和胃。

治疗:临床常用于治疗头痛、胃痛、腹痛及关节酸痛等症。

3. 揉法　用手指、掌根或大鱼际等,吸定于一定的部位或穴位上,做轻柔缓和的环旋转动。用指端揉的,称为指揉法;用掌根揉的,称为掌根揉法;用大鱼际揉的,称为大鱼际揉法。

视频:揉法

（1）动作要领:肘关节微屈,腕关节放松,手法轻柔,动作协调而有规律,带动皮下组织一起运动。频率每分钟 120~160 次。

（2）临床应用

部位:此法轻柔缓和,刺激量小,用于全身各部。其中指揉法多用于全身各部穴位;掌根揉法多用于背、腰、臀、下肢等肌肉较丰厚处;大鱼际揉法主要用于头面、胸腹部及外伤初起处。

作用:宽胸理气,消积导滞,活血祛瘀,消肿止痛。

治疗:胃痛、胸闷、胁痛、便秘、腹泻、头痛及外伤引起的红肿疼痛等。

视频:拔伸法

（五）运动关节类手法

本类手法是对关节作被动性活动的一类手法,主要包括拔伸法、摇法、扳法、抖法等。

1. 拔伸法　固定肢体或关节的一端,牵引另一端的方法。

头颈部拔伸法:患者坐位,医者位于其背后,两手拇指顶其枕骨下方,两掌根托其两侧下颌角的下方,两前臂尺侧下按其两肩的同时,两手用力向上,做相反方向的拔伸。

肩关节拔伸法:患者坐位,医者以双手握住患侧的腕或肘部,逐渐用力牵拉,嘱患者向另一侧倾斜(或有一助手帮助固定患者身体),医者用双手握住患者腕或肘部,做相反方向用力牵拉。

腕关节拔伸法:患者坐位,医者一手握其前臂下端,另一手握其手部,两手同时做相反方向的用力牵拉。

指间关节拔伸法:用一手握住被拔伸关节的近侧端,另一手捏住其远侧端,双手同时做相反方向用力牵引。

(1)动作要领:操作时用力要均匀而持久,动作要缓和,勿突然拔伸、突然放松。

(2)临床应用

部位:颈椎、腰椎及四肢关节部。

作用:舒筋活络,滑利关节,松解粘连,理筋整复。

治疗:颈、腰椎疾病,四肢关节功能障碍,小关节错位,软组织粘连。

2. 摇法 用一手握住关节近端的肢体,另一手握住关节远端的肢体,使关节做被动的环旋运动。

颈项部摇法:患者坐位,医者立于侧后方,一手托住其下颌部,另一手扶住枕后部,双手相反方向用力,做前后左右的环转摇动。

肩关节摇法:患者坐位,医者立于侧方,用一手托住肘部,另一手扶其肩部,做肩关节的小幅度环转运动,称为托肘摇法(又称小幅度摇法);若一手握住其腕部,另一手挟其肩部,做肩关节大幅度环转运动,称为肩关节大幅度摇法。

髋关节摇法:患者仰卧位,屈膝屈髋。医者立于患者一侧,一手握住患者足跟,另一手扶其膝部,做髋关节的环旋运动。

踝关节摇法:患者仰卧位,下肢自然伸直。医者一手托住患者足跟部,另一手握住其足趾部,做踝关节环转运动。

(1)动作要领:必须在各关节的生理活动范围内进行操作。操作时动作要缓慢,用力要稳,幅度由小到大。

(2)临床应用

部位:适用于四肢关节,颈椎、肩、髋、踝关节。

作用:滑利关节,松解粘连,舒筋活血。

治疗:运动功能障碍,关节疼痛、屈伸不利。

3. 扳法 用双手向相反方向或同一方向用力扳动肢体,使被扳动的关节伸展或旋转。

颈部斜扳法:患者坐位,头略前倾,颈项部放松,医者立于其侧后方,一手抵住患者侧后部,另一手抵住对侧下颌部,两手协同施力,使头向一侧转至最大幅度时,略停顿片刻,双手同时做相反方向扳动。此时颈部发出"咔嗒"一声响,表示手法成功。一般先扳患侧,后扳健侧,左右各扳一次。

扩胸牵引扳法:患者坐位,令其双手十指交叉扣住并抱于枕后部,医者站其后方,两手托其两肘部,并用一侧膝部顶其背部,嘱患者自行扩胸,待扩胸至最大限度时,医者将其两肘部向后突然拉动,同时膝部突然向前顶抵,做扩胸牵引扳法。

腰椎斜扳法:患者侧卧位,上侧的腿屈髋屈膝,下侧的腿自然伸直。医者一手抵住患者肩前部,另一手或肘部抵住臀部,两手协调施力,先将其腰椎旋转至最大限度后,两手同时用力做相反方向扳动,此时腰部发出"咔嗒"一声响,表示手法成功。一般先扳患侧,后扳健侧,左右各扳一次。

腰椎后伸扳法:患者侧卧位,两下肢并拢。医者一手托住患者两膝部,缓缓向上提起,另一手紧压在腰部患处,当腰后伸至最大限度时,两手同时用力做相反方向扳动。

(1)动作要领:操作时用力要稳,动作宜快速,两手配合要协调。扳动幅度宜小到大,在关节的生理活动范围内进行。

(2)临床应用

部位:常用于颈、胸、腰椎、髋关节及四肢各大关节。

作用:舒筋活血,滑利关节,松解粘连,理筋整复。

治疗:颈、肩、腰腿痛及脊柱侧弯、小关节错位等。

4.抖法 用双手握住患者的上肢或下肢远端,稍用力做小幅度上下连续的颤动,使关节有松动感。

(1)动作要领:手法操作时颤动幅度要小,频率要快。医者肩关节要放松,肘关节微屈,动作要有连续性,具有节奏感。

(2)临床应用

部位:适用于四肢部位,以上肢为常用。

作用:滑利关节,疏通络脉。

治疗:常作为治疗肩、肘关节功能障碍,腰腿痛的结束手法。

视频:抖法

知识小结

《推拿疗法》自我检验单

姓名:	专业:	班级:	学号:
推拿疗法的适应证			
推拿疗法的禁忌证			

挤压类手法	
摩擦类手法	
叩击类手法	

摆动类手法	
运动关节类手法	

护考直击

1. 推拿疗法的适应证和禁忌证。
2. 常用推拿手法的操作方法。

执考模拟题

扫码练一练

（赵　斐）

学习目标

知识目标

掌握艾灸疗法的分类及操作。

熟悉艾灸疗法的作用及注意事项。

了解艾灸疗法的概念、原料、补泻方法。

能力目标

能够规范完成艾灸疗法的各项操作。

素养目标

注意用火安全,培养安全意识。

尊重团队成员,发扬合作精神,增强团队凝聚力。

本节思维导图

一、艾灸疗法的概述

(一) 概念

艾灸疗法,是将艾绒放置在体表的穴位上烧灼、温熨,借助灸火的温热之力,通过经络的传导,起到温通经络、行气活血、散寒祛湿、扶正祛邪的作用,以达到防治疾病目的的一种外治法。

(二) 原料

艾,别名艾蒿,为多年生草本,叶似菊,表面深绿色,背面灰色有茸毛。气味芳香,农历四五月间采集,叶入药用。我国各地均产,以湖北蕲州产者为佳,叶厚而绒多,称为蕲艾。通过长期实践证明,三年以上的陈艾燃烧时火力持久温和,热力穿透力强,较当年采摘的新艾能起到更好的健身治病的效果。《名医别录》记载:"艾味苦,微温,无毒,主灸百病。"

(三) 作用

1. 温经通络,散寒除湿　风、寒、湿等外邪侵袭人体,会导致气血凝滞、经络受阻,出现肿胀、疼痛等症状。由于艾叶药性的温热,借助火力能深透肌层、温经行气、散寒除湿,所以临床多用于风寒湿痹、痛经、寒疝腹痛等疾病。

2. 升阳举陷,扶阳固脱　灸法能益气温阳、升阳举陷,可用以治疗气虚下陷引起的胃下垂、子宫脱垂、崩漏、脱肛等脏器下垂等证,以及脾肾阳虚,命门火衰引起的久泄、久痢、遗尿、遗精、阳痿、早泄、虚脱、休克等。《灵枢·经脉》云:"陷下则灸之。"

3. 消瘀散结,拔毒泻热　气得温则行,气行则血行。灸法的温热刺激可行气活血、调和营卫、消瘀散结,可用以治疗疮疡初起、瘰疬、各种痛症、疖肿未化脓等。疮疡溃久不愈者,灸之还有促进愈合、生肌长肉的作用。

此外,艾火的温热使皮肤腠理开放、毛窍通畅,使热有去路,从而引热外行。《医学入门·针灸》记载:"热者灸之,引郁热之气外发。"故临床可用以治疗带状疱疹、丹毒、甲沟炎等实热病及阴虚内热证。需要注意的是,因为古代的灸法以化脓灸为主,创面大难愈合,故有不少医家提出热证禁灸的观点。现代的灸法已有很大的改进,在治疗热证方面,可以辨证应用。

4. 预防疾病,保健强身　灸法可激发人体正气,增强抗病能力。古人称之为"逆灸",今人称之为"保健灸"。《扁鹊心书·须识扶阳》说:"人于无病时,常灸关元、气海、命门、中脘,虽未得长生,亦可保百余年寿矣。"民间俗语也说"若要身体安,三里常不干。"实践证明,灸法是重要的防病保健方法之一。

《灵枢·官能》记载:"针所不为,灸之所宜。"一方面表明灸法有特殊疗效,另一方面说明灸法还可补针药之不足。正如《医学入门》所云:"凡病药之不及,针之不到,必须灸之。"又因灸法取材广泛自然、操作安全简便,已成为针灸学中重要的组成部分。

二、艾灸疗法的分类及操作

艾灸的种类很多,常见艾灸疗法分类如图6-6。

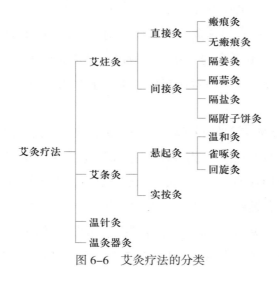

图6-6　艾灸疗法的分类

(一) 艾炷灸

用手或器具将艾绒制成一个个圆锥形艾团,称为艾炷。将艾炷置于穴位或病变部位上,点燃施灸的方法称为艾炷灸。艾炷有大炷、中炷和小炷之分(图6-7)。如蚕豆大者为大炷,用于间接灸;如黄豆大者为中炷,如麦粒大者为小炷,用于直接灸。每燃尽一个艾炷,称为一壮。施灸的壮数,需结合疾病轻重、年龄大小、身体状况而定。一般每次少则三五壮,多则数十壮亦或数百壮。

艾炷灸可分为直接灸和间接灸两类。

1. 直接灸　是将艾炷直接放置于患者皮肤上施灸的方法图 6-8。

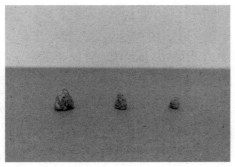

图 6-7　大炷、中炷和小炷

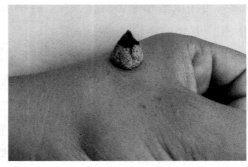

图 6-8　直接灸

施灸时如将皮肤烧伤化脓,愈合留有瘢痕者,称为瘢痕灸,又称化脓灸;施灸时不将皮肤烧伤化脓,不留瘢痕者,称为无瘢痕灸,又称非化脓灸。

(1) 瘢痕灸:施灸前先在所灸穴位部位涂以少量大蒜汁,以增强黏附和刺激作用,然后将大小适宜的艾炷放在穴位上,从上端点燃施灸。每炷必须燃尽,除去灰烬后易炷再灸,直至拟灸壮数灸完为止。施灸时,由于艾火烧灼皮肤,因此可能产生剧痛,此时可用手在施灸腧穴周围轻轻拍打,以缓解疼痛。在正常情况下,灸后 1 周左右,施灸部位产生无菌性化脓现象(脓液色白清稀)形成灸疮,经 5~6 周,灸疮自行痊愈,结痂脱落后留下瘢痕。瘢痕灸会损伤皮肤,施灸前必须征求患者同意方可使用。在灸疮化脓期间,需注意局部清洁,避免继发感染。临床上多用于治疗哮喘、风湿顽痹、瘰疬等慢性顽疾。

(2) 无瘢痕灸:施灸前先在所灸穴位部位涂以少量凡士林,便于艾炷黏附,然后将大小适宜的艾炷放在穴位上,从上端点燃施灸。当艾炷燃剩 1/3 左右而患者感到烫时,即用镊子将艾炷夹去,易炷再灸,直至拟灸壮数灸完为止。一般以局部皮肤出现红晕而不起疱为度。因皮肤无灼伤,故不化脓,不留瘢痕,易为患者所接受。临床上常用于治疗虚寒轻证、气血虚弱、皮肤疣等。

2. 间接灸法　是用药物或其他材料将艾炷与施灸腧穴皮肤之间隔开而施灸的方法,又称隔物灸或间隔灸。因间隔物的不同,可分为多种灸法,如隔姜灸、隔蒜灸、隔盐灸、隔附子饼灸等。

(1) 隔姜灸:将鲜姜切成直径 2~3 cm、厚 0.3~0.5 cm 的薄片,用针穿刺数孔,置于腧穴上,再将艾炷放在姜片上点燃施灸。如患者感觉灼热不可忍受时,可将姜片向上提起片刻,放下再灸。艾炷燃尽,易炷再灸,直至灸完应灸壮数。一般以局部皮肤出现红晕而不起疱为度。此法具有温胃止呕、散寒止痛的作用,多用于治疗寒性疾病,如感冒、腹痛、泄泻、呕吐、关节疼痛等症。

(2) 隔蒜灸:将鲜大蒜头切成厚 0.3~0.5 cm 的薄片,用针穿刺数孔,置于腧穴或肿块上(如未溃破化脓的脓头处),再将艾炷放在蒜片上点燃施灸。操作方法与隔姜灸相同。此法具有杀虫、清热解毒等作用,多用于治疗肺痨、瘰疬、未溃疮疖、蛇蝎毒虫所伤等症。

长 蛇 灸

　　隔蒜灸的另一种操作方法,名为长蛇灸或铺蒜灸,因在施灸时需沿脊椎铺敷药物,形状似长蛇,故名。操作方法:将大蒜 400~500 g,捣如泥膏状,平铺于大椎穴至腰俞穴之间的脊柱上,宽约6 cm,厚约 2.5 cm,周围用棉皮纸封固,不使蒜泥漫流。将中炷放在大椎穴至腰俞穴上点火施灸,不计壮数,直至患者口鼻内觉有蒜味为度。灸毕,用温水渗湿周围棉皮纸,除去蒜泥,脊柱往往出现水疱,宜清心静养,注意局部防护。此法多用于治疗虚劳、顽痹。

　　(3) 隔盐灸:将纯净的食盐填敷于脐部,或于盐上再置一薄姜片,上置大艾炷施灸。操作方法与隔姜灸相同。此法有回阳、救逆、固脱之功,多用于治疗急性寒性腹痛、吐泻、痢疾、中风脱证等。治疗脱证时注意需连续施灸,不拘壮数,以待脉起、肤温、证候改善。

　　(4) 隔附子饼灸:将附子研成粉末,以黄酒调和做成直径约 3 cm,厚约 0.8 cm 的附子饼,用针穿刺数孔,置于腧穴上,再将艾炷放在附子饼上点燃施灸。由于附子辛温大热,有温补肾阳的作用,故多用于治疗命门火衰而致的阳痿、早泄、遗精、宫寒不孕或疮疡久溃不敛等。

　　间接灸火力温和,具有艾灸和药物的双重作用,易于为患者接受。

(二) 艾条灸

　　用薄棉纸将艾绒卷成圆柱状长条,称为艾条。将艾条一端点燃,对准穴位或患处施灸的方法,称为艾条灸。在艾绒内加入药物细末的,称为药艾条,按所加药物的不同,又分为"雷火神针"和"太乙神针"等。艾条灸分为悬起灸和实按灸两种。

　　1. 悬起灸　将艾条的一端点燃,悬于腧穴或患处一定高度之上,使热力较为温和地作用于施灸部位(图 6-9)。根据操作方法的不同,分为温和灸、雀啄灸和回旋灸。

　　(1) 温和灸:将艾条的一端点燃,对准施灸部位,距离2~3 cm,使患者局部有温热感而无灼痛,一般每穴灸 10~15分钟,至皮肤红晕为度。对于昏厥或局部知觉减退的患者和小儿,医者可将示指、中指两指分开置于施灸部位两侧,通过医者手指的感觉来感知患部局部受热程度,以便调节艾条距离及施灸时间,防止烫伤。此法适用于一切灸法的适应证。

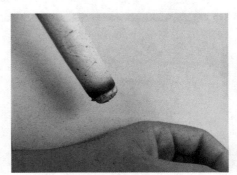

图 6-9　悬起灸

视频:温和灸

视频:雀啄灸

视频:回旋灸

　　(2) 雀啄灸:点燃艾条一端,对准施灸部位,但并不固定在一定的距离,而是如鸟雀啄食一样,一上一下地移动来施灸,一般每穴灸 5 分钟,至皮肤红晕为度。此法多用于治疗急性病、昏厥急救等病症。

　　(3) 回旋灸:点燃艾条一端,距离施灸部位 2~3 cm,左右移动或反复回旋施灸,一般可灸20~30 分钟,至皮肤红晕为度。此法用于治疗面积较大的风湿痹痛、神经性麻痹及广泛皮肤病等。

　　2. 实按灸　先在施灸穴位或患处垫上布或纸数层,然后将药艾条的一端点燃,趁热按到施术部位上,使热力透达深部,火熄灭重新点燃再按,一般以反复 7~10 次为度。艾绒里掺进的药物处方不同,常用的为太乙针灸和雷火针灸,适用于风寒湿痹、痿证和虚寒证。

(三) 温针灸

温针灸是将毫针针刺与艾灸结合应用的一种方法。适用于既需要留针,又需施灸的疾病。操作方法:先将毫针刺入腧穴,得气并行适当补泻手法,留针,在针柄上端套置一段约 2 cm 的艾条,或将艾绒捏在针柄上点燃,直到艾绒燃尽,除去残灰,稍停片刻后将针取出(图 6-10)。应注意防止灰火脱落烧伤皮肤。本法既能发挥针刺的作用,又能发挥灸法的作用,故临床应用较多。

(四) 温灸器灸

温灸器是指专门用于施灸的器具。用温灸器施灸的方法,称为温灸器灸。温灸器样式很多,临床常用的温灸器有艾灸盒。施灸时,将艾绒或艾段插入艾灸盒内点燃,置于施灸穴位或部位上进行熨灸,至皮肤红晕为度(图 6-11)。此法节省施灸者人力,患者乐于接受,妇人、小儿及畏惧灸治尤为适宜,目前临床应用较广。

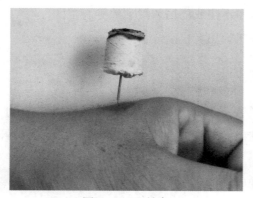

图 6-10 温针灸

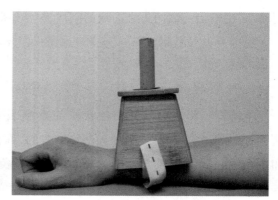

图 6-11 艾灸盒

【知识拓展】

三 伏 灸

除了艾绒,还可以将一些具有刺激性的药物涂敷于穴位或患处,敷后皮肤可起疱,或仅使局部充血潮红,称为药物灸、天灸、发疱灸。常用中药有白芥子、细辛、大蒜、斑蝥等。

目前临床应用较为广泛的三伏灸,属于天灸范畴。三伏灸是根据"春夏养阳""冬病夏治"的原理,选取延胡索、白芥子等多味中药按比例研末,用姜汁调成膏状,于每年初伏、中伏、末伏贴于相应穴位进行温热刺激,从而达到温肺祛痰、健脾补胃、增强体质、提高免疫能力等目的,尤其适宜呼吸系统疾病、消化系统疾病、慢性骨关节病的治疗。

成人一般贴 2~4 小时,儿童贴 1~2 小时,连续 3 年为一个疗程。贴药后皮肤有发热感、灼痛感,以能耐受为度。贴药后如皮肤出现水疱,应注意保护好创面,避免抓破引起感染。因所用中药,有些为有毒之品,有些对皮肤有强烈的刺激作用,故孕妇、年老体弱者、皮肤过敏者应慎用或禁用。

三、艾灸疗法的临床应用

(一)体位选择

体位选择的原则是便于操作者正确取穴,患者肢体舒适、能坚持完成施灸的全过程。一般来说,可采取卧位,体位自然,肌肉放松,施灸的腧穴明显暴露,艾炷放得平稳,燃烧时火力集中,热力易于深透肌肤,从而提高疗效。灸膝以下穴位以正坐为宜。若体位勉强,往往取穴不准,或患者不能坚持施灸而移动肢体,造成艾炷倾滑,烫伤皮肤,疗效不佳。

(二)施灸顺序

施灸顺序,一般是先上部,后下部;先背部,后腹部;先头部,后四肢;先阳经,后阴经;先小艾炷,后大艾炷。如《备急千金要方》记载:"凡灸当先阳后阴……先上后下。"《千金翼方》亦云:"凡灸法先发于上,后发于下;先发于阳,后发于阴。"但上述施灸顺序是指一般的规律,临床上需结合病情灵活应用,不能拘泥不变。如脱肛的灸治,应先灸长强以收肛,后灸百会以举陷,便是先灸下而后灸上。

(三)灸感与补泻

1. 灸感 是指施灸时患者的自我感觉。一般以患者感觉灸处局部皮肤及皮下温热或有灼痛为主,温热刺激可直达深部,经久不消,或可出现循经感传现象。

2. 灸法补泻

(1)艾炷灸的补泻:其补法是将艾炷点燃,不吹其火,待其徐徐燃尽自灭,这样火力微缓而温和,且时间较长,壮数较多,灸毕用手按一会施灸穴位,使真气聚而不散。其泻法是将艾炷点燃,用口速吹旺其火,促其快燃,火力较猛、快燃快灭,当患者感觉局部烧烫时,即迅速更换艾炷再灸,灸治时间较短,壮数较少,灸毕不按其穴,即开其穴而邪气可散。如《针灸大成》所云:"以火补者,毋吹其火,须待自灭,即按其穴;以火泻者,速吹其火,开其穴也。"

(2)艾条灸的补泻:是由现代女针灸学家朱琏提出的一种灸治手法,即强刺激为泻法,弱刺激为补法。如温和灸每穴灸10分钟以上,具有镇静、抑制作用;雀啄灸每穴灸数分钟,具有促进、兴奋作用。需要指出的是,以上的补泻手法,现代用之较少。目前临床多根据辨证原则,选用相应的经络腧穴、时间及隔物灸中所用的药物来补虚泻实。如温和灸百会穴,可补气固脱;雀啄灸涌泉穴,可滋阴泻火。

(四)灸后调养

施灸一般无任何不适之感,但也有少数患者由于体质和病情不同,开始施灸时出现低热、疲倦、口干、全身不适等感觉,一般不需处理,继续施灸即能消失。必要时可以延长施灸的间隔时间。若出现口渴、便秘、尿黄等症状,为灸火伤阴之象,可内服加味增液汤。

施灸患者要注意调养,情绪乐观,心情愉快,胸怀开朗,静心调养,戒色欲,勿过度劳累,饮食清淡而富有营养,以助疗效。民间流传的灸后调养口诀是:灸后风寒须谨避,七情莫过慎起居,切忌生冷醇厚味,唯食素淡最适宜。

如果施灸过量,时间过长,局部出现水疱,只要不擦破,可任其自然吸收,如水疱较大,可用消毒毫针刺破水疱,放出水液,再涂以甲紫药水。瘢痕灸者,在灸疮化脓期间,均应忌酒、鱼腥及刺激性食物,1个月内慎做重体力劳动,疮面局部勿用手搔抓,以保护痂皮,并保持清洁,防止感染;若灸疮脓液呈黄绿色或渗血现象可用消炎药膏或玉红膏涂敷。

(五)艾灸疗法的注意事项

1. 面部、乳头、大血管及重要脏器附近,应尽量避免施灸,特别不宜用艾炷直接灸,以免烫伤形成瘢痕。关节活动处亦不用瘢痕灸,避免化脓、溃烂,不易愈合。

2. 孕妇的腹部和腰骶部禁灸。

3. 昏迷、感觉迟钝或消失的患者,应注意勿灸过量,避免灼伤,引起不良后果。

4. 对于过劳、过饥、过饱、醉酒、大渴、大汗、大惊、大恐、大怒者,慎用灸法,以免晕灸等意外。

5. 施艾灸时,要注意用火安全,防止艾火脱落灼伤患者或烧坏衣服、被褥,灸法结束后必须将燃着的艾炷或者艾条熄灭,以防复燃事故发生。

6. 施灸的诊室,空气应保持清新,避免艾烟过浓,可以开窗,但应避免直接风吹患者。冬夏季节,室内温度应适宜,以防感冒。患者脱衣施灸,患者之间应隔屏障,以保护患者隐私。

知识小结

《艾灸疗法》自我检验单

姓名:	专业:	班级:	学号:
艾灸疗法的概念			
艾灸疗法的原料			
艾灸疗法的作用			
艾灸疗法的分类及操作			

艾灸疗法的临床应用	
艾灸疗法的注意事项	

护考直击

1. 艾灸疗法的分类及操作。
2. 艾灸疗法的临床应用及注意事项。

执考模拟题

扫码练一练

（柳　净）

第五节 刮痧疗法

学习目标

知识目标
掌握刮痧疗法的操作步骤。
熟悉刮痧疗法的注意事项。
了解刮痧疗法的工具、补泻手法。
能力目标
能够规范完成刮痧疗法操作。
素养目标
培养人际沟通能力，具有家国情怀。

本节思维导图

视频：刮痧
疗法

刮痧疗法是临床常用的一种简易治疗方法，流传甚久。多用于治疗夏秋季时病，如中暑、外感、肠胃道疾病。有学者认为刮痧疗法是推拿手法变化而来。

【知识拓展】

《保赤推拿法》载："刮者，医指挨儿皮肤，略加力而下也。"元、明时期，有较多的刮痧疗法记载，并称为"夏法"。及至清代，有关刮痧的描述更为详细。郭志邃《痧胀玉衡》曰："刮痧法，背脊颈骨上下，又胸前胁肋两背肩臂痧，用铜钱蘸香油刮之。"吴尚先《理瀹骈文》载"阳痧腹痛，莫妙以瓷调羹蘸香油刮背，盖五脏之系，咸在于背，刮之则邪气随降，病自松解。"由于本疗法无需药物，见效也快，故现仍在民间广泛应用，我国南方地区更为流行。

一、刮痧疗法的用具

刮痧疗法的用具包括光滑的瓷器边缘、硬币、刮痧板等。刮痧工具边缘必须光滑、边角钝圆、厚薄适中、无裂纹及粗糙等现象。

二、刮痧疗法的操作步骤

（一）涂抹润滑剂

刮痧时一般用润滑剂（如凡士林、甘油等）以减少摩擦和增强疗效。

（二）刮拭方法

刮痧板的边缘与皮肤之间夹角一般保持在 45°~90°，以肘关节或肩关节为支点，顺着一个方向刮拭，不可来回刮拭；循经刮拭可按经脉循行路线操作，穴位刮拭用刮板的棱角在局部操作；骨骼、关节、肌肉丰满处可采用刮痧板棱角点按刮拭。要求刮拭力量均匀适中，以患者能耐受为宜，一般刮拭至皮下出现紫红或紫黑色痧点、斑块为度。

三、刮痧疗法的补泻手法

刮痧疗法的补泻手法与刮拭的力量、角度、刮痧板的拿法有关。一般速度慢、角度小、力量小、手拿刮痧板薄的一面、刮拭顺经脉循行方向为刮痧补法。速度快、角度大、力量大、手拿刮痧板厚的一面、刮拭逆经脉循行方向为刮痧泻法。力量均匀、速度快慢适中；或力量轻、速度快，或力量重、速度慢、角度适当为刮痧平补平泻法。

四、刮痧疗法的注意事项

(一) 部位禁忌

妇女的乳头,皮肤局部有感染,囟门未合小儿的头颈部,妊娠期的妇女,下肢静脉曲张、水肿的患者要慎刮痧。

(二) 方向与力度

刮痧操作时要顺一个方向刮拭,不可来回刮拭,也不可回旋刮拭;关节部位应采取点按刮拭手法,刮拭的力量由轻到重、由小到大,切忌力度忽大忽小,速度忽快忽慢。

知识小结

《刮痧疗法》自我检验单

姓名:	专业:	班级:	学号:
刮痧疗法的操作步骤			
刮痧疗法的补泻手法			
刮痧疗法的注意事项			

1. 刮痧疗法的操作步骤。

2. 刮痧疗法的补泻手法。

3. 刮痧疗法的注意事项。

执考模拟题

扫码练一练

（赵　斐　阿依加马力·萨力）

第六节　拔罐疗法

学习目标

知识目标
掌握拔罐疗法的操作方法、临床应用。
熟悉拔罐疗法的注意事项。
了解拔罐疗法的用具。

能力目标
能够规范完成拔罐疗法操作。

素养目标
注意用火安全,提高安全意识。
具有欣赏美、创造美的能力。

本节思维导图

拔罐疗法古称"角法",又称"吸筒法",指用点火或抽气等方法使罐内形成负压,使其吸附于皮肤上,从而产生刺激,使局部皮肤充血或瘀血,以达到防治疾病目的的方法。拔罐法具有通经活络、行气活血、消肿止痛、祛风散寒等作用。适用于肺系疾病、荨麻疹、胃肠病、疮疡、妇科病、风湿痹痛、落枕、中暑、高血压、痤疮、面瘫、肥胖、腰痛等病症。拔罐疗法主要介绍火罐法,即利用燃烧的热力排出空气,形成负压吸附在皮肤上的方法。

一、拔罐疗法的用具

罐的种类很多,目前临床常用的有以下四种:陶罐、竹罐、玻璃罐、抽气罐。

(一)陶罐

使用陶土,做成口圆肚大,再涂上黑釉或黄釉,经窑里烧制的称为陶罐。陶罐有大、中、小和特小几种,里外光滑,吸拔力大,经济实用,北方农村多喜用之。

(二)竹罐

1. 材料与制作　竹罐是采用直径 3~5 cm 坚固无损的竹子,制成 6~8 cm 或 8~10 cm 长的竹管,一端留节作底,另一端作罐口,用刀刮去青皮及内膜,制成形如腰鼓的圆筒,用砂纸磨光,使罐口光滑平整即可。

2. 优点　取材方便,制作简单,轻便耐用,便于携带,经济实惠,不易破碎;竹罐吸附力大,不仅可以用于肩背等肌肉丰满之处,而且可应用于腕、踝、足背、手背、肩颈等皮薄肉少的部位,与小口径玻璃罐比较,吸附力具有明显的优势。另外,竹罐疗法在应用时可放于煮沸的药液中煎煮后吸拔于腧穴或体表,既可通过负压改善局部血液循环,又可借助药液的渗透起到局部熏蒸作用,形成双重功效,加强治疗作用。

3. 缺点　易燥裂漏气,不透明,难以观察罐内皮肤,不宜用于刺血拔罐。

(三)玻璃罐

1. 材料与制作　玻璃罐由耐热玻璃加工制成,形如球状,下端开口,小口大肚,按罐口直径及腔大小,分为不同型号。

2. 优点　罐口光滑,质地透明,便于观察拔罐部位皮肤充血、瘀血程度,从而掌握留罐时间。玻璃罐是目前临床应用最广泛的罐具,特别适用于走罐、闪罐、刺络拔罐及留针拔罐。

3. 缺点　导热快,易烫伤,容易破损。

(四)抽气罐

1. 材料与制作　抽气罐由有机玻璃或透明的工程树脂材料制成,采用罐顶的活塞来控制抽排空气,利用机械抽气原理使罐体内形成负压,使罐体吸附于选定的部位。

2. 优点　抽气罐不用火、电,排除了不安全隐患且不会烫伤皮肤;操作简便,可普遍用于个人和家庭的自我医疗保健,是目前较普及的新型拔罐器。

3. 缺点　无火罐的温热刺激效应。

二、拔罐疗法的操作方法

视频：闪火法

（一）闪火法

闪火法是用镊子夹住燃烧着的 95% 的酒精棉球，在罐内旋转 1~3 圈，并迅速扣在应拔的部位上。注意别把罐口烧热，以免烫伤皮肤。同时酒精不宜太多，防止滴到皮肤上灼伤皮肤。本法适用于所有拔罐的部位。

视频：投火法

（二）投火法

投火法是将燃着的棉球或纸片点燃后投入罐内，并迅速扣在所拔部位的方法。本法宜侧面横拔。

（三）贴棉法

贴棉法是将蘸有酒精的棉球贴在罐的中下段或底部，点燃后迅速扣在应拔的部位。

（四）滴酒法

滴酒法是将 95% 的酒精滴入罐内几滴，沿罐内壁摇匀，用火点燃后，迅速将罐扣在应拔的部位。注意勿滴酒精过多，以免烧伤皮肤。

【知识拓展】

煮 罐 法

先将完好无损的竹罐放在锅内，加水煮沸，用镊子将罐口朝下夹出，迅速用凉毛巾紧扣罐口，立即将罐扣在应拔部位，即能吸附在皮肤上。亦可放入适量的祛风活血药物，如羌活、红花、川椒、草乌等，即称药罐，多用于治疗风寒湿痹等证。

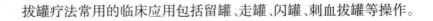

三、拔罐疗法的临床应用

拔罐疗法常用的临床应用包括留罐、走罐、闪罐、刺血拔罐等操作。

视频：留罐

（一）留罐

留罐又称"坐罐"，适用于多数疾病。即拔罐后将罐留置 5~15 分钟。罐大吸拔力强的应适当减少留罐时间；夏季及肌肤浅薄处，留罐时间也不宜过长，以免起疱损伤皮肤。

视频：走罐

（二）走罐

走罐又名"推罐"，一般用于面积较大，肌肉丰富的部位，如腰背部、大腿等处。须选口径较大的玻璃罐，罐口平滑厚实，先在罐口或走罐所经皮肤上涂以润滑油，将罐吸附好后，以手握住罐底,稍倾斜,慢慢向前推动,这样在皮肤表面上下或左右或循经,来回推拉移动数次,至皮肤潮红为度。

（三）闪罐

闪罐是将罐子拔上后立即取下,如此反复吸拔多次,至皮肤潮红为度。闪罐大多采用火罐法,且所用的罐不宜过大。多用于局部皮肤麻木、疼痛或功能减退的疾病。

视频:闪罐

（四）刺血拔罐

刺血拔罐是先用三棱针或皮肤针等,按病变部位的大小和出血量要求刺破皮肤,然后拔以火罐,以此可加强刺血法的疗效。施用本法需注意,不可在大血管上操作,以免造成出血过多。适用于急慢性软组织损伤、神经性皮炎、皮肤瘙痒和丹毒等。

四、起罐手法

一手拿住火罐,另一手将火罐口边缘的皮肤轻轻按下,待空气进入罐内后,罐即落下。切不可硬拔,以免损伤皮肤。

五、拔罐疗法的注意事项

拔罐疗法宜选择适当体位和肌肉丰厚部位,不宜在毛发多的部位操作;宜选择大小适宜的火罐,操作时动作应迅速;注意罐口勿破损或锋利;注意勿灼伤皮肤,若起疱,疱小者,一般不需处理,若疱太大,则宜挑破,并涂以甲紫;皮肤过敏、溃疡、水肿或大血管分布部位,不宜拔罐,高热抽搐者及孕妇的腹部和腰骶部也不宜拔罐。

知识小结

《拔罐疗法》自我检验单

姓名:	专业:	班级:	学号:
拔罐疗法的用具			

第六节 拔罐疗法

拔罐疗法的操作方法	
拔罐疗法的临床应用	
起罐手法	
拔罐疗法的注意事项	

1. 拔罐疗法的用具。
2. 拔罐疗法的操作方法。
3. 拔罐疗法的临床应用。
4. 拔罐疗法的注意事项。

执考模拟题

扫码练一练

（喻　薇）

203

第七节　毫针刺法

学习目标

知识目标

掌握毫针的针刺方法、针刺异常情况的处理。

熟悉针刺前的准备。

了解毫针的结构、规格与修藏。

能力目标

能够辨识针刺异常情况，并进行预防、处理。

素养目标

培养举一反三的能力。

本节思维导图

一、毫针的结构、规格与修藏

(一) 毫针的结构

毫针为古代"九针"之一,是现代临床应用最广泛的一种针具。目前,制针材料以不锈钢为主,具有较高的强度、韧性,针体滑利挺直,耐高热,防锈蚀,不易被化学物质腐蚀,故被临床广泛采用。

毫针的结构共分五个部分(图 6-12)。

1. 针尖　针的尖端锋锐部分,又称针芒。此为刺破腧穴肌肤的部位。

2. 针身　针尖与针柄之间的主体部分,又称针体。此为毫针的主体部分,是针尖皮破皮肤后,没入腧穴内相应深度的部位,针的长短和粗细规格主要指此部分。

3. 针根　针身与针柄连接的部分称为针根。此为观察针身刺入腧穴深度和提插幅度的外部标志,也是断针的多发部位。

4. 针柄　由针根至针尾的部分,多用金属丝紧密缠绕成螺旋形,便于医者手持着力,也是温针装置艾绒的部位。

5. 针尾　针柄的末端部分称为针尾。

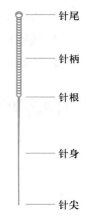

图 6-12　毫针的结构

(二) 毫针的规格

毫针的规格主要指针身的长短和粗细,计量单位为毫米(mm),毫针长短、粗细规格如表 6-4、表 6-5。

表 6-4　毫针的长短规格

寸	0.5	1	1.5	2	3	4	5
毫米	15	25	40	50	75	100	125

表 6-5　毫针的粗细规格

直径 /mm	0.45	0.42	0.38	0.34	0.32	0.30	0.28	0.26	0.24	0.22	0.20
号数	26	27	28	29	30	31	32	33	34	35	36

在临床,以 25~75 mm(1~3 寸)长和直径 0.30~0.38 mm(28~31 号)粗细规格的毫针最为常用。短针主要用于浅刺和耳针;长针多用于肌肉丰厚部位的腧穴,或透刺时应用。

(三) 毫针的修藏

现在临床多使用一次性毫针。使用前,首先,检查其包装是否完整,消毒是否超期,不符合要求者严禁使用;其次,再对针具的外观进行检查,尤其是第一次使用某种新产品时,更应仔细。检查针具时应注意以下几点。

1. 针尖端正不偏,尖中带圆,圆而不钝,形如松针,不宜过锐,无钩曲或卷毛。

2. 针身宜光滑挺直,圆正匀称,坚韧而富有弹性。针身不宜有斑驳、锈痕及弯曲现象。

3. 针柄以金属丝缠绕紧密牢固均匀为佳,针柄的长短、粗细要适中,便于持针、运针。

4. 针根要牢固,不能有剥蚀或松动现象。

除一次性毫针外,有时一套针具重复使用,用后必须将针身擦净,要注意保存,存针的器具有针盒、针管和藏针夹等,目的是防止针尖受损,针身弯曲或生锈、污染等。针具在煮沸消毒时,宜用纱布包裹结扎,以避免针尖与锅壁碰撞而引起卷毛钝折。如保存不善,不仅容易造成损坏,而且使用时会给患者增加痛苦,甚至发生不应有的医疗事故。

二、练针法

(一) 持针法

持针的方法一般以拇指、示指、中指三指夹持针柄,无名指抵住针身,进针时帮助着力,防止针身弯曲,如执毛笔状。此外根据用指的多少,又可分为如下持针法。

1. 拇示指持针法　用刺手拇指、示指夹持针柄,进行针刺的方法。

2. 拇中指持针法　用刺手拇指、中指夹持针柄,进行针刺的方法。

3. 拇示中指持针法　用刺手拇指与示指、中指夹持针柄,进行针刺的方法。

4. 持针身法　用拇指、示指捏一棉球,裹住针身近针尖处,对准穴位,快速刺入腧穴的方法。

5. 两手持针法　用刺手拇指、示指、中指夹持针柄,押手拇指、示指两指捏棉球裹住针身下段,双手配合用力将针刺入腧穴的方法。主要用于长针的操作。

(二) 练习法

毫针练习,主要是指力和手法的练习。由于毫针针体细软,需要一定的指力才能将针顺利刺入患者体内,如果强行刺入会引起患者疼痛并影响治疗效果。可以通过以下三种方法来进行练习。

1. 纸垫练针法　用松软的纸做成长约 8 cm、宽约 5 cm、厚 2~3 cm 纸垫,用线如"井"字形扎紧,软硬适度,之后可逐渐增加纸垫的硬度。练习时,左手平持纸垫或将纸垫平放于桌面上,右手拇指、示指、中指三指如持笔状,夹持 25~40 mm 毫针的针柄,先使针尖垂直抵于纸垫上,然后持针之手拇指与示指、中指前后捻动针柄,并渐加一定的压力或不捻动直接向下施加压力,待针刺透纸垫后另换一处练习,如此反复(图 6-13)。

2. 棉团练针法　用棉布包裹棉花做成棉团,再用线绳扎紧口,做成外紧内松,直径 6~7 cm 的圆球,棉团松软可以做上下提插、左右捻转、进针、出针等各种毫针操作手法的练习(图 6-14)。

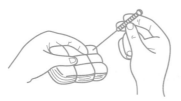

图 6-13　纸垫练针法

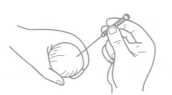

图 6-14　棉团练针法

3. 人体练针法　在纸垫和棉团练针的基础上，掌握一定的指力和针刺手法后，应在自己身体上选择一些穴位进行试针练习。要求能逐渐做到进针顺利无痛感或微痛，针身不弯，提插捻转自如，指力均匀，手法熟练。在学员之间也可以相互练针。

三、针刺前的准备

（一）思想准备

在进行针刺治疗前，医、患双方都应做好充分的思想准备，医者要聚精会神，意守神气，患者也应神情安定，意守感传，然后才可以进行针刺。

（二）体位选择

选择体位，应既便于医者正确取穴、针刺施术，又使患者感到舒适自然，并能较持久保持为原则。对初诊、精神紧张或年老、体弱、病重的患者，有条件时，应尽可能采取卧位进行针刺，以防患者感到疲劳或发生晕针等情况。临床常用的体位有以下几种：仰卧位、侧卧位、俯卧位、仰靠坐位、俯伏坐位、侧伏坐位等。

（三）针具选择

治疗前，应先仔细检查针具的质量和规格。同时，还应考虑患者的性别、年龄、体质强弱、体形胖瘦、针刺部位和病情虚实等因素。一般而言，男性、体壮、形胖、病变部位较深的患者，可选用稍粗、略长的毫针；女性、体弱、形瘦、病变部位较浅的患者，则应选较短、较细的毫针。另外，皮薄肉少之处和针刺较浅的腧穴，宜选短而细的毫针；皮厚肉丰之处和针刺较深的腧穴，则宜选长而稍粗的毫针。

临床上一般选择毫针应长于腧穴应刺的深度，进针后针根应高出皮肤 0.2~0.3 寸。

（四）腧穴揣定

腧穴定位准确与否直接关系针刺的治疗效果。定准腧穴位置后，可用指甲在腧穴上切掐"十"字形指痕，作为进针的标志。

（五）消毒准备

在进行针刺治疗前，必须进行严格消毒，包括针具及器械、医者手指、施术部位及治疗室内消毒等。

四、针刺方法

毫针操作方法包括进针法，针刺的角度、方向和深度，得气与行针，针刺补泻、留针与出针等内容。

（一）进针法

进针法是指将毫针刺入皮肤的操作方法，分为单手进针法和双手进针法两种。

1. 单手进针法　术者用右手拇指、示指夹持针柄，中指指端靠近穴位，指腹抵住针尖及针身下端，当拇指、示指向下用力时，中指随之屈曲，将针迅速刺入皮肤，直到所需深度（图6-15）。此法多用于短针的进针。

2. 双手进针法　是指左、右两手互相配合将针刺入穴位的方法，常用以下四种。

（1）指切进针法：即以左手拇指或示指或中指的爪甲切按在腧穴旁，以右手持针，紧靠指甲边缘将针刺入腧穴（图6-16）。此法适用于短针的进针。

（2）夹持进针法：即以左手拇指、示指两指夹持消毒干棉球将针身下端夹住，露出针尖，并将针尖固定于针刺穴位的皮肤表面并使针身垂直，以右手持针柄，在右手指力下压的同时，左手拇指、示指两指也同时用力，这样两手协同将针刺入腧穴（图6-17）。此法适用于长针的进针。

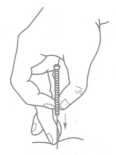

图6-15　单手进针法

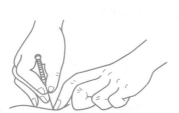

图6-16　指切进针法

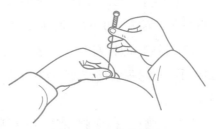

图6-17　夹持进针法

（3）舒张进针法：即以左手拇指、示指两指或示指、中指两指将所选刺腧穴部位的皮肤向两侧撑开绷紧，右手持针，使针从左手拇、示指两指或示指、中指两指的中间刺入（图6-18）。此法适用于皮肤松弛或有皱纹部位的腧穴进针，特别是腹部腧穴。

（4）提捏进针法：即先以左手拇指和示指将针刺部位的皮肤捏起，以右手持针从左手捏起部位的上端刺入（图6-19）。此法适用于皮肉浅薄部位的腧穴进针。

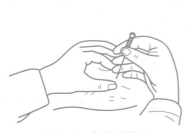

图6-18　舒张进针法

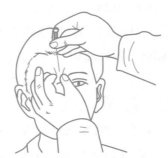

图6-19　提捏进针法

3. 管针进针法　为了减少进针时的疼痛，可利用特制的针管（用不锈钢、玻璃或塑料等材料制成的针管）代替押手进针的一种方法。此法进针方便无痛，适合比较怕痛或初次接受针刺治疗的患者。

(二)针刺的角度、方向和深度

临床上针刺的角度、方向和深度,主要根据施术部位,病情需要,患者的形体胖瘦、体质强弱、年龄大小,季节不同等具体情况灵活掌握。

1. 针刺角度　是指进针时针身与所刺部位皮肤表面形成的夹角(图6-20),其角度大小主要根据腧穴所在的部位和治疗要达到的目的而决定的。一般分为直刺、斜刺和平刺三种。

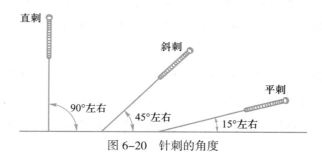

图6-20　针刺的角度

(1)直刺:即针身与皮肤表面成90°角垂直刺入。适用于全身大多数的腧穴,尤其是肌肉较丰厚部位的腧穴,如四肢、腹部、腰部的穴位多采用直刺。

(2)斜刺:即针身与皮肤表面成45°角左右倾斜刺入。主要适用于皮肉较浅薄或内有重要脏器而不宜深刺的部位,或为避开血管及瘢痕部位而采用的一种针刺方法,如胸背部的穴位多用斜刺。

(3)平刺:又称横刺,或称沿皮刺,即针身与皮肤表面成15°角左右沿皮刺入,主要适用于肌肉浅薄处的腧穴,如头部的穴位多用平刺。有时在施行透穴刺法时也用平刺。

2. 针刺方向　指进针时针尖要朝向某一方向或部位。针刺的方向往往依经脉循行的方向、腧穴所在的部位特点和治疗所要求达到的组织及治疗效果而定。

3. 针刺深度　指针身刺入腧穴部位的深浅度。在运用时,除考虑腧穴本身的结构特点外,还须根据患者的年龄、体质、病情、部位,以及经脉循行的深浅、不同时令的变化等灵活掌握。一般而言,年老体弱、小儿娇嫩之体及体弱形瘦者宜浅刺;中青年身强体壮、体强形胖者,则宜深刺。凡表证、阳证、虚证、新病者,宜浅刺;而里证、阴证、实证、久病者,宜深刺。头面、胸背等皮薄肉少部位的腧穴宜浅刺;四肢、臀、腹等肌肉丰满处的腧穴则宜深刺。由于人体与四时时令季节息息相关,因而针刺必须因时而异,一般春夏宜浅刺,秋冬宜深刺。

(三)得气与行针

1. 得气　又称针感,是指针刺入腧穴后,针刺部位产生的酸、麻、胀、重等经气感应及操作者针下的沉紧感。得气与否直接关系到针刺的治疗效果。

2. 行针　指将针刺入腧穴后,为了促使得气或调整针感的强弱及传导方向而采取的操作手法,又名"运针"。行针手法分为基本手法和辅助手法。

(1)基本手法

1)提插法:先将针刺入腧穴一定深度后,做下插上提的行针手法。将针从浅层刺向深层谓之插,由深层引退到浅层谓之提,如此反复地下插上提就构成了提插法(图6-21)。提插时指力要均匀一致,幅度不宜过大,频率不宜过快,一般每分钟60次左右,应保持针身垂直,不改变针刺的角度和方向。提插幅度大、频率快的,刺激量就大;提插幅度小、频率慢的,刺激量就小。

2)捻转法:将针刺入腧穴一定深度后,拇指、示指夹持针柄进行一前一后、左右交替旋转捻动的行针手法(图6-22)。捻转时指力要均匀,角度要适当,一般应在180°左右,不能朝一个方向捻针,以免肌纤维缠绕针身引起滞针。一般认为捻转角度大、频率快、时间长的刺激量就大;捻转角度小、频率慢、时间短的刺激量就小。

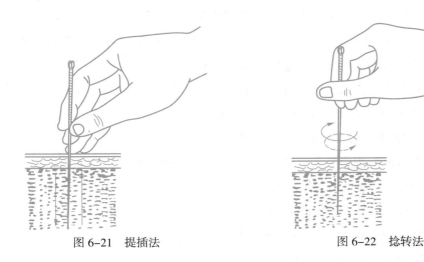

图6-21 提插法　　　　　　　　图6-22 捻转法

(2)辅助手法

1)循法:是医者用手指沿着经脉循行路径,在腧穴的上下部轻柔地循按或叩打的方法。循法可催气或激发经气循经感传,还可以减轻患者的紧张情绪,使肌肉松弛,经气通畅,缓解滞针。

2)刮法:是指针刺入一定深度后,用指甲刮动针柄的方法。操作时以拇指抵住针尾,用示指、中指指甲由下而上刮动针柄;或以示指、中指抵住针尾,拇指指甲刮动针柄。此法眼区用之较多。

3)弹法:是指将针刺入腧穴一定的深度后,用手指轻弹针柄或针尾,使针体微微振动的方法。此法有激发经气,催气速行的作用。

4)摇法:是将针刺入腧穴一定的深度后,一手持针柄将针轻轻摇动的方法。

5)飞法:是将针刺入腧穴一定的深度后,用右手拇指、示指两指执持针柄,细细捻搓数次,然后张开两指,一搓一放,反复数次,状如飞鸟展翅的催气方法。

6)震颤法:是将针刺入腧穴一定的深度后,以右手持针柄,做小幅度、快频率的提插捻转动作,使针身产生轻微震颤的方法。

(四)针刺补泻

针刺补泻是指通过针刺腧穴,并采用恰当的手法来激发经气,以达补益正气、疏泄病邪,从而调节人体脏腑经络功能,促使阴阳平衡而使机体恢复健康的方法。凡是能鼓舞人体正气,使低下的功能恢复旺盛的方法称为补法;凡是能疏泄病邪,使亢进的功能恢复正常的方法称之为泻法。临床常用补泻手法有以下6种。

1. 提插补泻　是针下得气后，在提插时以针的上下用力轻重不同来进行补泻的一种方法。

补法：以重插轻提为主，有温补的作用。在得气后，先浅后深，重插轻提，或提插幅度小，频率慢，操作时间短。

泻法：以重提轻插为主，有凉泻的作用。在得气后，先深后浅，轻插重提，或提插幅度大，频率快，操作时间长。

2. 捻转补泻　是针刺得气后，以针身左右旋转和用力强度不同来进行补泻的一种方法。

补法：针下得气后，以捻转角度小，用力轻，频率慢，操作时间短，并结合拇指向前左转用力重，指力沉重向下，拇指向后右转还原时用力轻，反复操作。

泻法：针下得气后，以捻转角度大，用力重，频率快，操作时间长，并结合拇指向后右转用力重，指力浮起向上，拇指向前左转还原时用力轻，反复操作。

3. 迎随补泻　以针刺方向与经脉循行顺逆来区分补泻的一种方法。

补法：进针时针尖顺着经脉循行的方向刺入为补法。

泻法：进针时针尖逆着经脉循行的方向刺入为泻法。

4. 呼吸补泻　是针刺时配合患者的呼吸以区分补泻的一种方法。

补法：患者呼气时进针，吸气时出针为补法。

泻法：患者吸气时进针，呼气时出针为泻法。

5. 开阖补泻　指在出针后，以是否按压针孔来区分补泻的操作方法。

补法：出针后迅速按压针孔者为补法。

泻法：出针时摇大针孔而不立即按压者为泻法。

6. 徐疾补泻　是以进针出针过程两者相对快慢来区分补泻的针刺手法，又称疾徐补泻。

补法：进针时徐徐刺入一定的深度，少捻转，疾速出针者为补法。

泻法：进针时疾速刺入应刺深度，多捻转，徐徐出针者为泻法。

（五）留针

留针是将针刺入腧穴施术后，为了加强针刺的作用和便于继续行针施术，使针留置于穴内。针刺得气后是否留针及留针时间的长短，应视患者的体质、病情、腧穴位置等情况而定。一般病证可留针 20~30 分钟，而一些慢性、顽固性、疼痛性、痉挛性的特殊病症，可适当延长留针时间，有时甚至可达数小时。对老年人、小儿及昏厥、休克、虚脱患者一般不留针。

（六）出针

出针是指行针施术完毕后或留针达到预定针刺目的和针刺效果后，将针起出的操作方法，又称起针、退针。即先以左手拇指、示指持消毒干棉球按压在针刺腧穴周围皮肤，右手持针小频率和小幅度地捻转，再将针顺势缓缓提至皮下，静待片刻后迅速将针起出。

出针后，除特殊需要外，一般都要用消毒干棉球在针孔处轻轻按压片刻，以防出血或针孔疼痛。若出针后，针孔有出血，这是由于刺破血管所致，可适当延长按压时间即可。

出针后，要检查核对针数，防止遗漏，还应询问患者针刺部位有无不适感，并注意有无晕针延迟反应现象。

五、针刺异常情况

(一)晕针

晕针是在针刺过程中患者发生的晕厥现象。

原因:多见于初次接受针刺治疗的患者,可因精神过度紧张、体质虚弱、劳累过度、饥饿、大汗、大泻、大出血后、体位不当,或因施术者手法过重,诊室内空气闷热、过于寒冷,临时的恶性刺激等,导致脑部暂时性缺血。

症状:患者在针刺过程中突然出现精神疲倦、胸闷泛恶、头晕目眩、面色苍白、心慌气短、出冷汗、脉象沉细。重者四肢厥冷,脉细弱而数或沉伏。甚则神志昏迷,猝然仆倒,唇甲青紫,大汗淋漓,二便失禁,脉微细欲绝。

处理:立即停止针刺,将针全部起出。使患者平卧,头部稍低,松解衣带,注意保暖。轻者静卧片刻,给饮温开水或糖水即可恢复。重者在上述处理基础上,可指按或针刺急救穴,如水沟、素髎、内关、足三里、涌泉等穴,也可灸百会、关元、气海等穴。若仍不省人事、呼吸细微、脉细弱者,应配合其他治疗或采取现代急救措施。晕针缓解后,仍需适当休息方能离去。

预防:主要根据晕针发生的原因加以预防。对初次接受针治或精神过度紧张者,应先做好解释安抚工作,消除其恐惧心理;体质虚弱者,尽量采取卧位,选穴宜少,手法要轻;对过累、过饥、大渴的患者,应在其休息、进食、饮水后再行针刺;注意室内空气流通,消除过热、过冷等因素。医者要随时注意观察患者的神态变化,询问其感觉,以便尽早发现晕针先兆,及时处理。

(二)滞针

滞针是指在行针时或留针后,医者感觉针下涩滞,提插、捻转、出针均感困难,而患者则感觉剧痛的现象。

原因:患者精神紧张,或因病痛,致使局部肌肉强烈痉挛;或行针手法不当,捻针朝一个方向角度过大,肌纤维缠绕于针体;或针后患者移动体位;或留针时间过长,均可引起滞针。

现象:针在体内,提插、捻转、出针均感困难,若勉强提插、捻转,则患者痛不可忍。

处理:如患者精神紧张,局部肌肉强烈痉挛,须做耐心解释,消除紧张情绪,可稍延长留针时间,或在邻近部位做循、摄、按等手法,以求松解;或在邻近部位再刺一针,或弹动针柄,以宣散气血、缓解痉挛;如因单向捻针而致者,可向相反方向将针捻回;如因患者体位移动,需恢复其原来的体位,再将针取出。切忌强行硬拔。

预防:对精神紧张者,做好针前解释工作,消除紧张情绪。同时,针刺手法要轻巧,捻转角度不要太大,更不宜连续单向捻转。选择较舒适体位,避免留针时移动体位。

(三)弯针

弯针是指进针时或将针刺入腧穴后,针身在体内形成弯曲现象。

原因:术者进针手法不熟练,用力过猛;或针下碰到坚硬组织器官;或患者在针刺过程中变动了体位;或针柄受到某种外力碰压;或滞针处理不当等。

现象：针身弯曲，针柄改变了进针时的方向和角度，提插、捻转及出针均感困难，而患者感到疼痛。

处理：出现弯针后，不可再行手法。弯曲度较小的，可按一般出针法将针慢慢退出；弯曲度过大时，应顺着弯曲方向慢慢将针起出；体位移动所致的弯针，应先帮患者慢慢恢复原来的体位，局部肌肉放松后，再将针缓缓起出；针身弯曲不止一处者，须结合针柄扭转倾斜的方向逐次分段外引。切忌强行拔针，以免引起断针。

预防：术者手法要熟练，用力均匀，指力轻巧；患者保持体位舒适，在留针过程中不要随意变动体位；针柄要防止受外物碰压；如有滞针应及时正确处理。

（四）断针

断针又称折针，是指针体折断在人体内。

原因：针具质量差，针身或针根有损坏剥蚀，针前失于检查；针刺时将针身全部刺入腧穴，强力提插、捻转，引起肌肉猛力收缩；留针时患者移动体位；外物碰撞针柄；弯针、滞针未能进行及时正确的处理；应用电针时突然加大电流等原因，均可导致断针。

现象：针身折断，其断端部分或尚露于皮肤之外，或全部没入皮肤之下。

处理：术者态度必须从容镇静，嘱患者切勿更动原有体位，以防断针陷入深层。如断端显露，可用镊子夹住断端取出；若断端与皮肤相平，可用手指按压针孔两旁，使断端暴露体外，用镊子取出。若断端完全陷入肌肉层时，视其所在部位，如果在重要脏器附近或肢体活动处，应在 X 线下定位，手术取出。

预防：针前应认真仔细检查针具，有不符合要求者，应剔出不用。针刺手法要轻巧，针身不宜全部刺入。针刺入腧穴后，嘱患者不要随意变动体位。如有弯针、滞针应及时正确处理，不可强行硬拔。应用电针时应逐渐加大电流强度，切忌突然加大电流。

（五）针刺损伤

1. 出血和血肿　　出血是指出针后针刺部位有血流出；血肿是指针刺部位出现皮下出血而引起肿痛的现象。

原因：针尖弯曲带钩，使皮肉受损，或针刺时刺伤血管。个别患者为凝血功能障碍。

现象：出针后针刺部位出血；针刺部位肿胀疼痛，继则皮肤呈现青紫、结节等。

处理：出血者，可用棉球按压较长的时间。若微量的皮下出血而引起局部小块青紫时，一般不必处理，可自行消退。若局部肿胀疼痛较剧，青紫面积大且影响活动时，可先冷敷止血，24 小时后再热敷或在局部轻轻揉按，以促使局部瘀血消散吸收。

预防：仔细检查针具，熟悉人体解剖部位，避开血管针刺。出针时立即用消毒干棉球按压针孔。对男性患者，要注意排除血友病。有凝血功能障碍者应避免行针刺治疗。

2. 创伤性气胸　　指针具刺穿胸腔且伤及肺组织，气体积聚于胸腔，从而造成气胸，出现呼吸困难等现象。

原因：主要是针刺胸部、背部和锁骨附近的穴位过深，或方向不当，针具刺穿胸腔且伤及肺组织，气体积聚于胸腔。

现象:患者突感胸闷、胸痛、气短、心悸,严重者呼吸困难、发绀、出冷汗、烦躁、恐惧、血压下降,乃至休克等危急现象。

检查:患侧肋间隙变宽,胸廓饱满,叩诊鼓音,听诊肺呼吸音减弱或消失,气管可向健侧移位。X线胸部透视可见肺组织被压缩现象。有些病情轻者,出针后并不出现症状,而是过一定的时间才慢慢感到胸闷、疼痛、呼吸困难。

处理:一旦发生气胸,应立即出针,采取半卧位休息,要求患者心情平静,切勿因恐惧而反转体位。一般漏气量少者,可自然吸收,要密切观察,随时对症处理,如给予镇咳、镇痛、抗感染药物,以防止肺组织因咳嗽扩大创口,加重漏气和感染。对严重病例如发现呼吸困难、发绀、休克等现象,应及时抢救,如胸腔排气、少量慢速输氧、抗休克等。

预防:针刺治疗时,术者必须思想集中,选好适当体位,根据患者体型肥瘦和腧穴的位置,掌握进针深度和角度,施行提插手法的幅度不宜过大。对于胸背部及缺盆部位的腧穴,最好平刺或斜刺,且不宜太深,一般避免直刺,不宜留针时间过长。肺气肿患者,胸背部针刺时尤应谨慎。

3. 刺伤内脏　是指针刺内脏周围腧穴过深,针具刺入内脏引起内脏损伤,出现各种症状的现象。

原因:主要是术者缺乏人体解剖学和腧穴学知识,对腧穴和脏器的部位不熟悉,加之针刺过深或提插幅度过大,刺入内脏而致内脏损伤。

现象:刺伤内脏的主要症状是疼痛和出血。

刺伤肝、脾时,可引起内出血,患者可感到肝区或脾区疼痛,有的可向背部放射。如出血不止,腹腔内积血过多,会出现腹痛、腹肌紧张,并有压痛及反跳痛等急腹症症状。

刺伤心脏时,可出现心前区剧烈疼痛,高度气急,发绀,昏厥,以致休克,甚则心脏骤停。如心功能损害,则见严重心律失常,心悸,胸闷,以致心力衰竭。

刺伤肾脏时,可出现腰痛,肾区叩击痛,呈血尿,严重时血压下降、休克。

刺伤胆囊、膀胱、胃、肠等空腔脏器时,可引起局部疼痛、腹膜刺激征或急腹症等症状。

处理:损伤轻者,卧床休息后一般即可自愈。如果损伤严重或出血明显者,应密切观察,注意病情变化,特别是要定时检测血压。对于休克、腹膜刺激征患者,应立即采取相应措施进行救治。

预防:学好人体解剖学和腧穴学,掌握腧穴结构,明辨穴下的脏器组织。操作时,注意凡有脏器组织、大的血管、粗的神经处都应改变针刺方向,避免深刺,行针幅度不宜过大。特别是对心脏扩大,或肝脾大的患者尤其应该注意。

4. 刺伤脑脊髓　指针刺颈项、背部腧穴过深,针具刺入脑脊髓,引起头痛、恶心等现象。

原因:脑脊髓的表层分布有督脉及华佗夹脊等许多针刺要穴,如风府、哑门、大椎、陶道、华佗夹脊等。针刺过深或进针方向不当,均可伤及脑脊髓,造成严重后果。

现象:如误伤延脑时,可出现头痛、恶心、呕吐、抽搐、呼吸困难、休克和神志昏迷等。如刺伤脊髓,可出现触电样感觉向肢端放射,引起暂时性瘫痪,有时可危及生命。

处理:应立即出针。轻者,安静休息,经过一段时间可自行恢复;重则应与有关科室如神经外科等配合,及时进行抢救。

预防:凡针刺第12胸椎以上的督脉腧穴及华佗夹脊穴,都要正确掌握进针深度和进针方向。风府、哑门,针刺方向不可向上斜刺,也不可过深。悬枢穴以上的督脉穴及华佗夹脊穴均不可过深。行针中只宜用捻转手法,尽量避免提插,禁用捣刺手法。

5. 刺伤周围神经　指针刺引起的周围神经损伤,出现损伤部位感觉异常、肌肉萎缩等现象。

原因:在有神经干或主要分支分布的腧穴上,行针手法过重,刺激时间过长。

现象:如误伤外周神经,当即出现一种向末梢分散的麻木感,一旦造成损伤,该神经分布区可出现感觉障碍,包括麻木、发热、痛觉、触觉及温觉减退等,或伴有不同程度的功能障碍、肌肉萎缩。

处理:应该在损伤后 24 小时内采取针灸、按摩、理疗、中草药等治疗措施。同时,可配合使用维生素类药物、辅酶 A 及三磷酸腺苷等,嘱患者加强功能锻炼。

预防:在有神经干或主要分支分布的腧穴上,行针手法不宜过重,刺激时间不宜过长,操作手法要熟练,留针时间不宜过长。

知识小结

《毫针刺法》自我检验单

姓名:	专业:	班级:	学号:
毫针的结构、规格与修藏			
针刺前的准备			
针刺方法			

针刺异常情况	

护考直击

1. 毫针的结构、规格与修藏。
2. 针刺前的准备。
3. 毫针的针刺方法。
4. 针刺异常情况。

执考模拟题

扫码练一练

（戴奕爽）

第八节 穴位注射法

学习目标

知识目标
掌握穴位注射法的操作方法。

熟悉穴位注射法的适应证和禁忌证、注意事项。

能力目标

能够规范进行穴位注射操作。

素养目标

培养团队协作精神。

具有崇尚劳动、尊重劳动的观念。

本节思维导图

穴位注射法是用注射器的针头代替针具刺入穴位,在得气后注入药液来治疗疾病的方法。其目的是把针刺与药水等对穴位的渗透刺激作用结合在一起发挥综合效能,对某些疾病能提高疗效。

一、穴位注射法的适应证和禁忌证

穴位注射法的适用范围非常广泛,凡是针灸的适应证大部分都可用本法治疗,如痹证、中风、痿证、扭挫伤、面瘫、三叉神经痛、坐骨神经痛、头痛、失眠等。局部有溃疡或者损伤、对注射药物过敏的患者不宜使用本法。

二、穴位注射法的操作方法

(一)评估

1. 了解患者临床表现、既往史、过敏史,排除禁忌证,评估患者针刺部位皮肤有无感染、损伤、溃疡。

2. 评估患者对疼痛的耐受程度、心理状况,安抚患者,取得患者合作。

(二)告知

1. 告知患者治疗的目的。

2. 告知患者治疗过程中会有不适,如疼痛、出血,但这些不适是可以忍受的。

(三)用物准备

皮肤消毒液、镊子、棉签、吸入药液的注射器置于治疗盘。根据药物的剂量大小和针刺的深度选用不同的注射器和针头。常用的注射器规格为 1 mL、2 mL、5 mL、10 mL、20 mL;常用针头为5~7 号普通注射针头,封闭用的长针头。

常用中草药制剂:复方当归注射液、川芎嗪注射液、生脉注射液、人参注射液、鱼腥草注射液、银黄注射液、柴胡注射液、板蓝根注射液、威灵仙注射液等。

(四) 操作流程 (图 6–23)

第一步,推治疗车至患者床前,核对患者姓名、床号,做好解释工作。

第二步,按穴位取舒适体位,暴露注射部位(注意保暖)。

第三步,正确取穴,常规消毒皮肤(用碘伏消毒两次)。

第四步,再次核对药物。

第五步,排气。

第六步,取棉签夹住,一手拇指及示指固定和绷紧穴位周围皮肤,另一手持注射器对准穴位快速刺入皮下并固定针栓。

第七步,上、下提插针头回抽。

第八步,无回血即将药液缓慢注入(观察及询问患者的感觉)。

第九步,注射完毕,快速拔针,用无菌干棉签轻压针孔片刻。

第十步,再次核对药物。

第十一步,观察注射后反应。

第十二步,分离注射器与针头置于治疗车下层弯盘内。

第十三步,协助患者整理衣着,安排舒适体位。

第十四步,整理床单位。

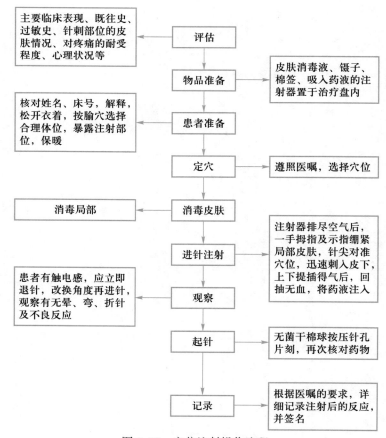

图 6–23　穴位注射操作流程

三、穴位注射法的注意事项

1. 严格执行无菌操作,注意药物配伍禁忌或刺激性强药物不宜采用。凡能引起过敏反应的药物,必须先做皮试,结果为阴性者方可使用。

2. 要熟练掌握穴位的部位,注入的深度,每穴注射的药量一般为 1~2 mL,胸骨部可注射 0.5~1 mL,腰臀部通常注射 2.5 mL,肌肉丰厚处可达 10~20 mL。

3. 药物不可注入血管内,注射时如回抽有血,必须避开血管后再注射。患者有触电感时,针体往外退出少许后再进行注射。

4. 操作前应检查各无菌物品有无过期,注射器包装有无漏气等情况,用后物品处理符合消毒隔离规范。

知识小结

《穴位注射法》自我检验单

姓名:	专业:	班级:	学号:
穴位注射法的适应证和禁忌证			
穴位注射法的操作方法			

穴位注射法的注意事项	

护考直击

1. 穴位注射法的适应证和禁忌证。

2. 穴位注射法的操作方法。

3. 穴位注射法的注意事项。

执考模拟题

扫码练一练

（喻　薇　邬巧玲）

第九节　耳穴疗法

学习目标

知识目标

掌握耳廓部表面解剖、耳穴的分布、常用耳穴及耳穴的操作方法。

熟悉耳穴的注意事项。

了解耳穴疗法的特点及穴位全息律。

能力目标

能够规范操作耳穴压丸法。

能够找出常用耳穴。

素养目标

培养欣赏美、创造美的能力。

具有崇尚劳动、尊重劳动的观念。

本节思维导图

耳穴疗法起源于中国,具有悠久的历史,早在秦汉时期成书的《黄帝内经》中记载应用耳廓治疗疾病,"耳者,宗脉之所聚也"。

一、耳穴疗法的特点

1. 适应证广　遍及内、外、妇、儿、皮肤、五官各科,治疗的各种症状和症候群达200种以上。
2. 操作方便　没有脱衣和体位的限制,更不受季节的限制。因此,比体针治疗更方便。
3. 奏效迅速、副作用小、经济安全　这些优点可以与体针媲美。特别是没有刺伤脏器、血管、神经干的危险,比体针更加安全。
4. 疗效高　耳穴疗法的疗效确切,且对疼痛性疾病也有较好疗效。

二、穴位全息律

根据穴位全息律理论,肢节、耳眼、手足、舌面等都是较大的相对独立的部位,在这些部位中,穴位的分布恰像一个缩小的整体,这样的部位称为"全息胚"。例如,耳就是一个全息胚,它包含全身各部分生理病理信息的功能,身体的变化,可以引起耳廓相应的变化,耳廓上的变化也可以引起身体相应部位的变化。因此,通过耳穴可以协助诊断全身疾病,而刺激耳穴时身体上相应的部位就会有明显的效应。

三、耳廓部表面解剖

1. 耳轮　耳廓外缘向前卷曲的部分。
2. 耳轮结节　耳轮外上方稍肥厚的结节状突起,又称达尔文结节。
3. 耳轮尾　耳轮下缘与耳垂交界处。
4. 耳轮脚　耳轮深入到耳甲腔的横行突起。
5. 对耳轮　与耳轮相对的隆起部分。
6. 对耳轮上脚　对耳轮向上的分支。
7. 对耳轮下脚　对耳轮向下的分支。
8. 三角窝　对耳轮上下脚之间构成的三角形凹窝。
9. 耳舟　对耳轮与耳轮之间的凹沟。

10. 耳屏　耳廓前面的瓣状突起,又称耳珠。

11. 对耳屏　耳垂上部与耳屏相对的隆起。

12. 屏上切迹　耳屏上缘与耳轮脚之间的凹陷。

13. 屏间切迹　耳屏与对耳屏之间的凹陷。

14. 轮屏切迹　对耳屏与对耳轮之间的凹陷。

15. 耳甲　由对耳屏和弧形的对耳轮体部及对耳轮下脚下缘围成的凹窝。

16. 耳甲艇　耳轮脚以上的耳甲部。

17. 耳甲腔　耳轮脚以下的耳甲部。

18. 耳垂　耳廓最下部无软骨的皮垂。

四、耳穴的分布

1. 耳垂　相当于头面部。

2. 对耳屏　相当于头、脑部和神经系统。

3. 轮屏切迹　相当于脑干。

4. 耳屏　相当于咽喉、内鼻和肾上腺。

5. 屏上切迹　相当于外耳。

6. 对耳轮　相当于躯干。

7. 对耳轮下脚　相当于臀部。

8. 对耳轮上脚　相当于下肢。

9. 耳舟　相当于上肢。

10. 三角窝　相当于盆腔、内生殖器。

11. 耳轮脚　相当于膈肌。

12. 耳轮脚周围　相当于消化道。

13. 耳甲艇　相当于腹腔。

14. 耳甲腔　相当于胸腔。

15. 屏间切迹　相当于内分泌系统。

五、常用耳穴的定位、功效及主治

1. 耳中(膈)

定位:在耳轮脚处,即耳轮 1 区。

功效:降逆止呕,清热凉血,利湿。

主治:呃逆、呕吐、皮肤瘙痒、血证。

2. 耳尖

定位:在耳廓向前对折的尖端处,即耳轮 6 区、7 区交界处。

功效:清热解毒,疏肝明目。

主治：发热、高血压、眼病、头昏头痛、牙痛、失眠。

3. 风溪

定位：在耳轮结节前方，指区与腕区之间，即耳舟 1 区、2 区交界处。

功效：祛风止痒，抗过敏。

主治：皮肤过敏、皮肤瘙痒、荨麻疹、湿疹、过敏性鼻炎、哮喘。

4. 交感

定位：在对耳轮下脚末端与耳轮内缘相交处，即对耳轮 6 区前端。

功效：镇惊安神，解痉镇痛，调节自主神经功能。

主治：自主神经功能紊乱诸证、失眠、多汗。

5. 神门

定位：在三角窝后 1/3 的上部，即三角窝 4 区。

功效：镇静安神，醒脑开窍，清热解毒，止痛消炎。

主治：失眠、高血压、癫痫、神经衰弱、戒断综合征。

6. 肾上腺

定位：在耳屏游离缘下部尖端，即耳屏 2 区后缘处。

功效：培元固本，回阳固脱，清热解毒，祛风除湿，消肿止痛。

主治：各种原因引起的发热疼痛、各种炎症等。

7. 皮质下

定位：在对耳屏内侧面，即对耳屏 4 区。

功效：醒脑开窍，镇静安神，回阳救逆。

主治：神经衰弱、失眠多梦、神经性头痛。

8. 胃

定位：在耳轮脚消失处，即耳甲 3 区。

功效：健脾和胃，消积化滞。

主治：消化不良等胃部疾患。

9. 大肠

定位：在耳轮脚及部分耳轮与 AB 线之间的前 1/3 处，即耳甲 7 区。

功效：调理肠腑，清热凉血。

应用：肠腑疾患，如腹泻、腹胀、便秘、痔；咳嗽，牙痛，痤疮，肤瘙痒。

10. 肾

定位：在对耳轮下脚下方后部，即耳甲 10 区。

功效：补肾益精，强腰壮骨。

主治：肾炎、膀胱炎、早衰、脱发、神经衰弱、月经不调。

11. 肝

定位：在耳甲艇的后下部，即耳甲 12 区。

功效：清热解毒，利胆明目，养血平肝，疏郁缓急，通络止痛。

主治：月经不调、痛经、更年期综合征、黄褐斑、痤疮。

12. 脾

定位：在 BD 线下方，耳甲腔的后上部，即耳甲 13 区。

功效：健脾和胃，补益中气。

主治：脾胃虚弱、便秘、腹泻、食欲不振、白带过多、崩漏。

13. 心

定位：在耳甲腔正中凹陷处，即耳甲 15 区。

功效：疏通心络，调理气血，宁心安神。

主治：心血管系统疾患、神经衰弱、口舌生疮、声音嘶哑。

14. 肺

定位：在耳甲腔中央周围，即耳甲 14 区。

功效：疏风解表，宣肺理气，止咳平喘。

主治：感冒、咳嗽、哮喘、胸闷、胸痛、声音嘶哑、咽喉炎、鼻炎等。

15. 内分泌

定位：在屏间切迹内，耳甲腔的前下部，即耳甲 18 区。

功效：清热解毒，祛风止痒，利湿止痛。

主治：内分泌失调引起的疾患、月经不调、痛经、更年期综合征、肥胖、痤疮。

16. 眼

定位：在耳垂正面中央部，即耳垂 5 区。

功效：疏风清热，通络明目。

主治：假性近视、急慢性结膜炎等。

六、耳穴疗法的操作方法

(一) 压丸法

在耳穴表面贴敷王不留行籽、油菜籽、小米、绿豆、白芥子，也可以用药丸，如六神丸、人丹、速效救心丸，也有用特制的磁珠等，并间歇揉按的一种简易疗法。由于本法既能持续刺激穴位，又安全方便，是目前临床上最常用的耳穴刺激方法（图 6-24）。

现应用最多的是王不留行籽压丸法，可先将王不留行籽贴附在 0.6 cm × 0.6 cm 大小的胶布中央，用镊子夹住，贴敷在选用的耳穴上。每日自行按压 3~5 次，每次每穴按压 5 分钟左右，以局部微痛发热为度，3~7 日更换 1 次，双耳交替。

(二) 埋针法

埋针法是将皮内针埋入耳穴以治疗疾病的方法，适用于慢性和疼痛性疾病，起到持续刺激、巩固疗效和防止复发的作用。

七、耳穴疗法的注意事项

1. 严格消毒,防止感染。因耳廓表面凹凸不平,血管丰富,结构特殊,耳腔分泌油脂也不利于胶布的贴服,有伤面或炎症部位禁止压丸和针刺。

2. 对扭伤和运动障碍的患者,压丸和针刺后应嘱其适当活动患部,有助于提高疗效。

3. 有习惯性流产的孕妇应禁针刺。

4. 患有严重器质性病变和伴有严重贫血者不宜针刺,对严重心脏病、高血压病患者不宜行强刺激法。

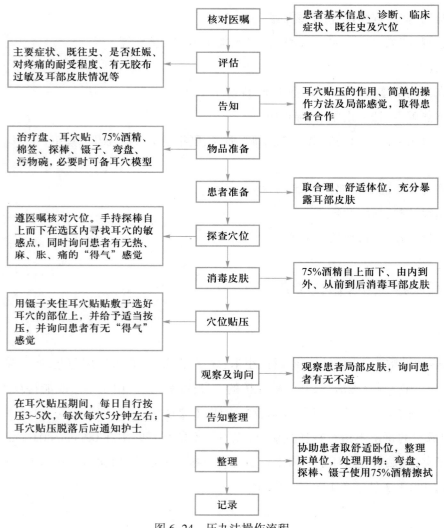

图 6-24　压丸法操作流程

《耳穴疗法》自我检验单

姓名：	专业：	班级：	学号：
耳穴疗法的特点及穴位全息律			
耳廓部表面解剖			
耳穴的分布及常用耳穴			
耳穴疗法的操作方法			

耳穴疗法的注意事项	

护考直击

1. 耳穴疗法的特点。
2. 耳穴的分布及常用耳穴。
3. 耳穴疗法的操作方法。
4. 耳穴疗法的注意事项。

执考模拟题

扫码练一练

（赵　斐）

参 考 文 献

1. 赵斐,高莉萍 . 中医护理[M].2 版 . 北京:高等教育出版社,2019.
2. 董建栋,崔剑平 . 中医护理学[M]. 北京:人民卫生出版社,2020.
3. 徐桂华,胡慧 . 中医护理学基础[M].4 版 . 北京:中国中医药出版社,2021.
4. 郑洪新,杨柱 . 中医基本理论[M].5 版 . 北京:中国中医药出版社,2021.
5. 李灿东,方朝义 . 中医诊断学[M].5 版 . 北京:中国中医药出版社,2021.
6. 梁繁荣,王华 . 针灸学[M].5 版 . 北京:中国中医药出版社,2021.
7. 赵吉平,李瑛 . 针灸学[M].4 版 . 北京:人民卫生出版社,2021.
8. 高数中,冀来喜 . 针灸治疗学[M].5 版 . 北京:中国中医药出版社,2021.
9. 施洪飞,方泓 . 中医食疗学[M].5 版 . 北京:中国中医药出版社,2021.
10. 孙秋华 . 中医护理[M].5 版 . 北京:人民卫生出版社,2022.